人人伽利略系列08

身體的檢查數值

詳細了解健康檢查的數值意義與疾病訊號

人 人 出 版

監修的話

2014年，日本「Newton Press」公司推出別冊《身體的檢查數值》，此書係過去已經發行的Newton別冊《身體通訊簿》及2003年北村聖教授（現為日本國際醫療福祉大學醫學部長）與中村丁次教授（現為日本神奈川縣立保健福祉大學校長）合著之《生活習慣病》二書內容的合輯，另外還添加了「解讀檢查結果」、「自己檢核檢查數值」、「經由檢查了解疾病」和「預防生活習慣病」四個章節的新內容。

一推出之後，只要閱讀過本書的讀者，在拿到健康檢查的報告結果時，已經不用只能仰賴醫生的診斷，自己也能自行檢核了。同時，本書對讀者們在增進身體健康方面也貢獻了棉薄之力。

不過，後來因為相繼開發出新的檢查方法，因此才有今天這本新的《身體檢查的數值》的誕生。在本書中，除了保留前一本別冊的精華內容之外，還針對各檢查項目加入「給黃燈的人的建議」以及專欄「一起來認識不同性別・年齡層容易罹患的疾病」等新的知識。

藉由本書的出版，希望國人對各種疾病的預防、診斷、治療以及臨床檢查的重要性能有更廣泛而深入的了解，更希望對各位讀者的健康有更大的幫助。

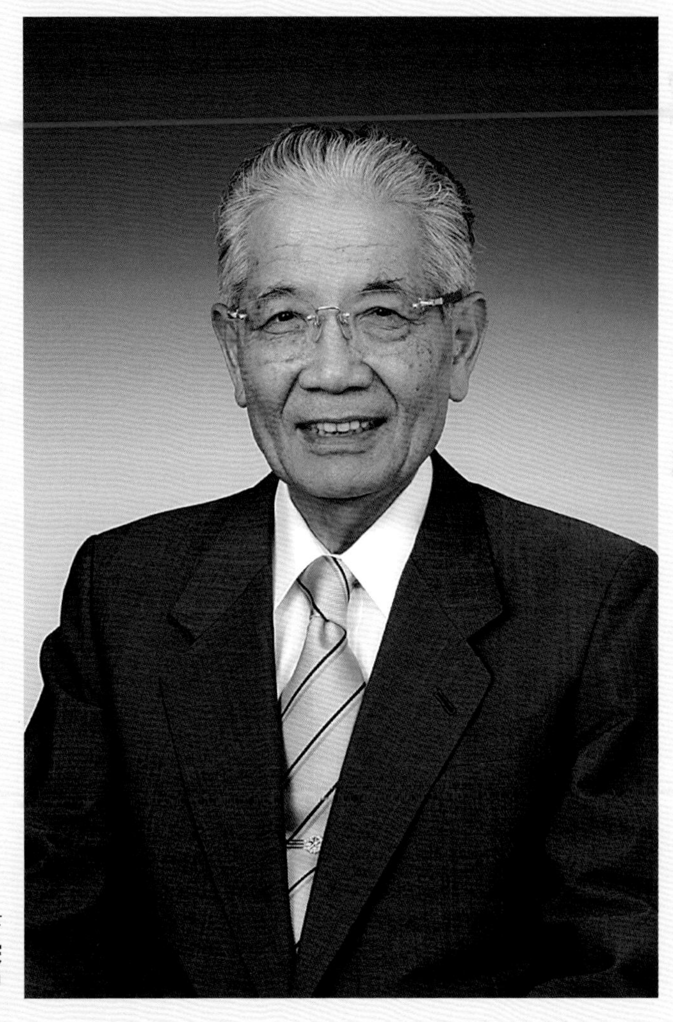

日本公益社團法人地域醫療振興協會會長 東京大學名譽博士

高久史麿

人人伽利略系列08

身體的檢查數值

詳細了解健康檢查的數值意義與疾病訊號

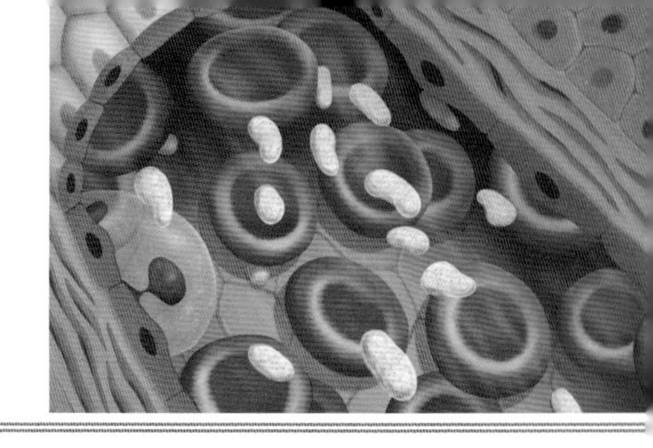

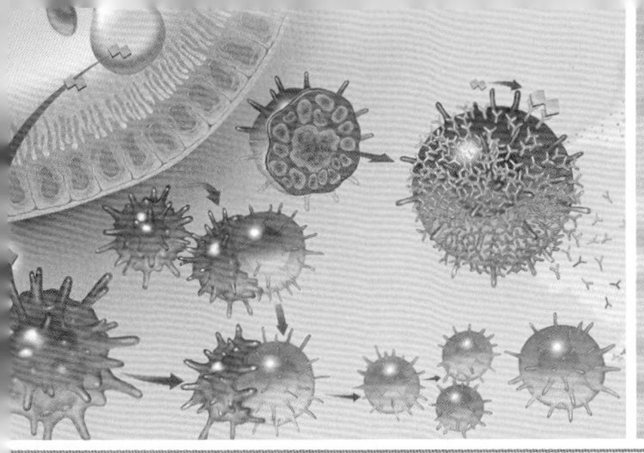

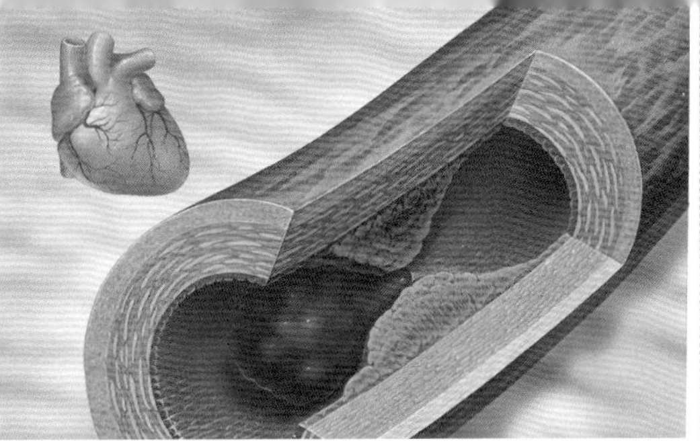

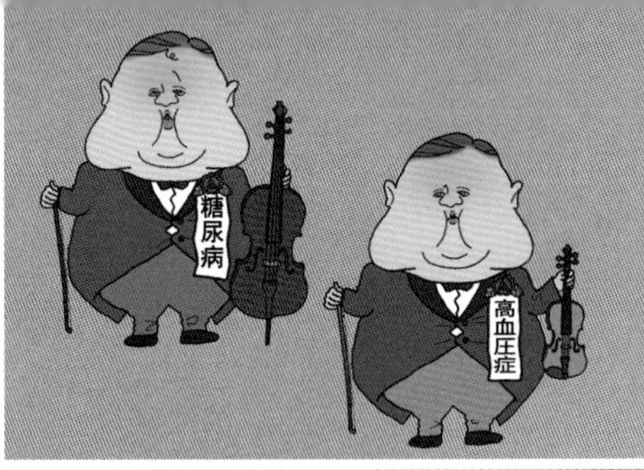

3 藉由檢查獲悉的疾病

監修 高久史麿　執筆 北村 聖

4 生活習慣病的威脅

監修 高久史麿　執筆 北村 聖

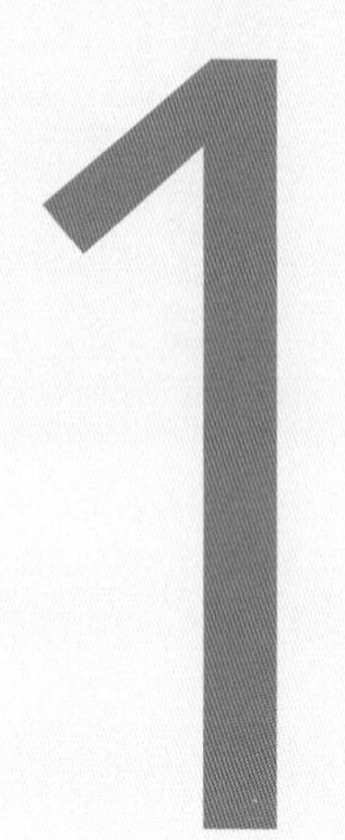

學會判讀檢

羅列著ALT、RBC等術語縮寫的檢查報

監修 **高久史麿**　執筆 **北村 聖**

在進行完健康檢查後，過了一陣子就會收到檢查報告。在報告書上總是林林總總的詳列著「γ-GTP、A1c、AST……」等檢查項目，看到這些英文術語縮寫，相信許多人會覺得艱澀難懂！但是，如果能解讀報告中的數值，也許就能發現將來可能出現的生病徵兆。在第1章中，將針對檢查數值代表的各種意義，以及檢查數值中容易被誤解的重點進行解說。

查結果

告。本篇將針對各項檢查數值的意義及訣竅進行解說。

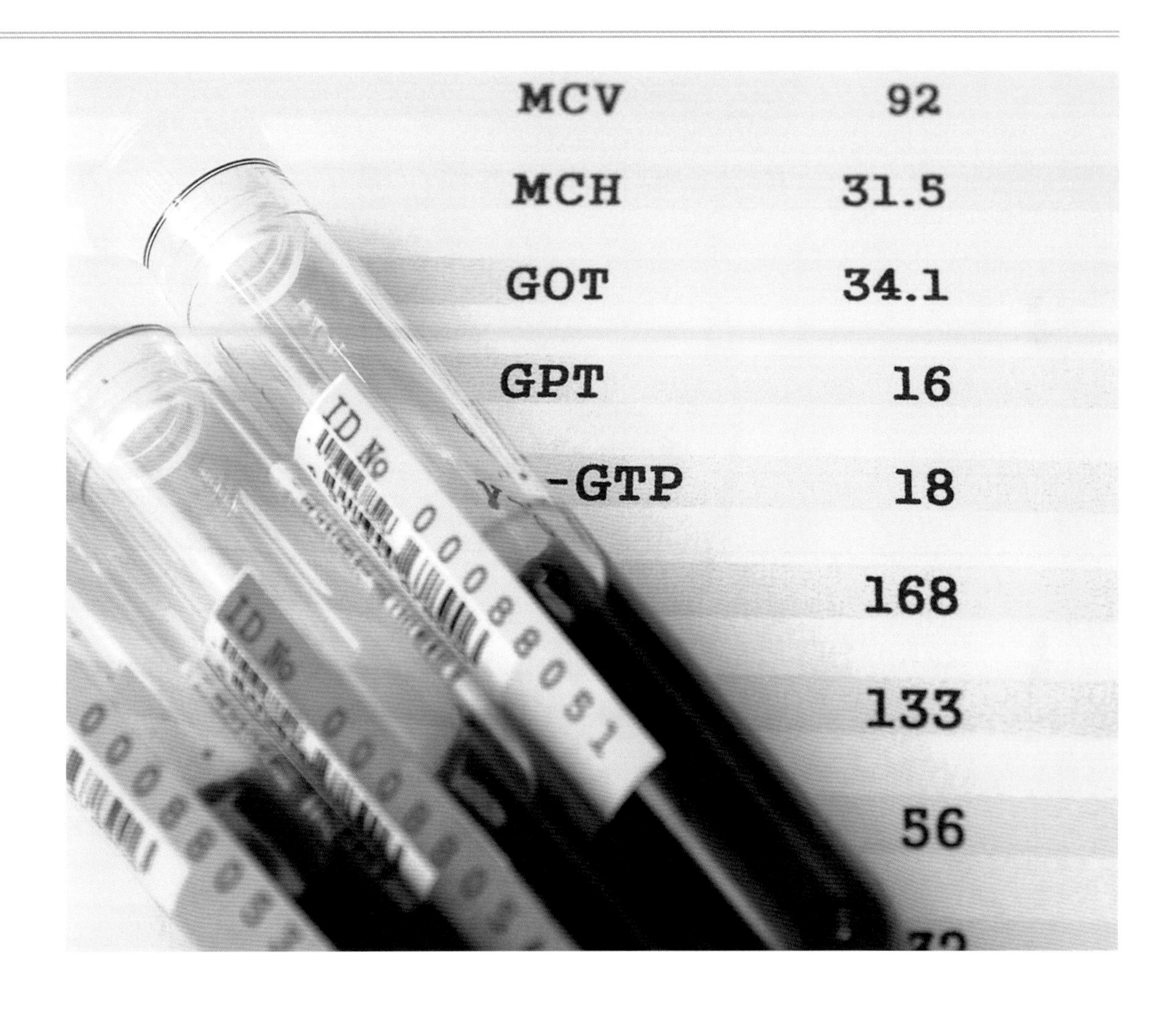

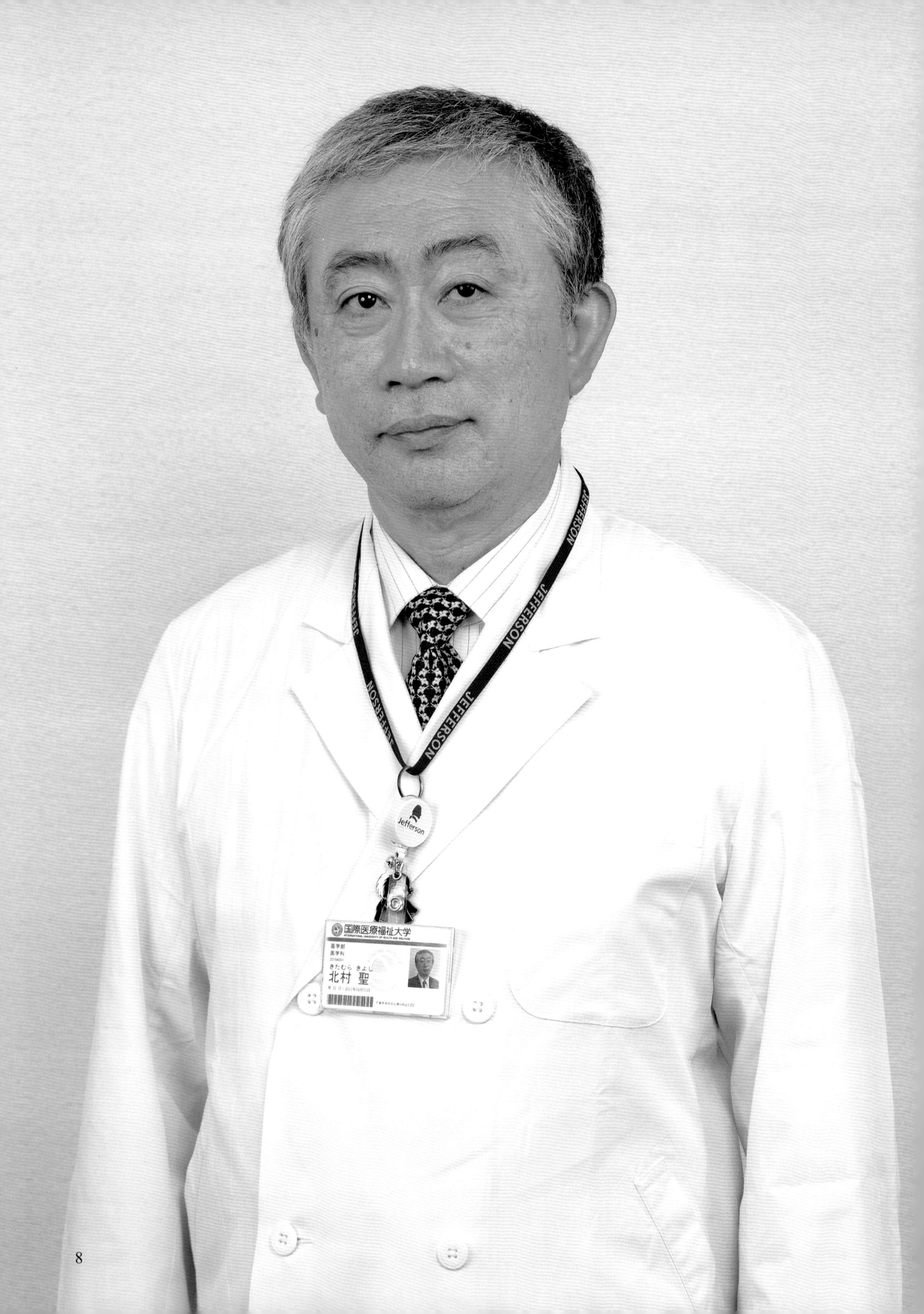
JEFFERSON
JEFFERSON
JEFFERSON
Jefferson
国際医療福祉大学
医学部
医学科
きたむら きよし
北村 聖

檢查結果的嶄新判讀方法

北村 聖

日本國際醫療福祉大學醫學部 醫學部長・教授
東京大學名譽教授

本書的特徵

想要擁有健康的生活，確實把握自己的身體狀態是非常重要的事。本書將以在健康檢查中進行的各項檢查項目為中心，以淺顯易懂的方式解說該項目是什麼樣的檢查、透過該項目的檢查結果能夠得到什麼資訊等等。此外，健康檢查的結果還是自己身體的「聯絡簿」，可從中得知各項檢查項目的數值是否正常，亦或是數值不佳的程度為何。數值不佳的情況又可分為幾個階段：略差一點、中程度不良、相當不好、嚴重不好等，在此將針對何種程度會是什麼樣的疾病，又需要注意什麼重點等都有所說明。將以往只是劃分為正常與異常的判斷，改以程度階段來表示，就是本書最大的特徵。

因此，只要閱讀本書，就能確認自己的健康狀態，也能知道是否需要立即前往醫院就診，還是只要在日常生活中多加注意即可。

本書所採用的檢查結果程度劃分，是基於最近所使用的「臨床判斷決定值」，或是簡稱「臨床判斷值」。這個臨床判斷決定值的特徵，在於將不良的數值以程度劃分，如果是達到某個數值就需要注意，又或是達到某個數值以上就是已經生病了，將各種數值畫出基準線。此外，並採用在任何機構檢驗出的數值都能適用的最大公約數為基準值。實際臨床上並不需要看到這麼細微的數字，所以對患者來說，倒不如容易記憶、或是容易理解的數字反而更為有效（「臨床判斷決定值」於14頁有詳細解說）。

臨床判斷決定值的概念是到最近才被廣為周知，各學會都使用這個數值為基準。各機構使用不同的數值並不是一件好事情，由日本厚生勞動省所主導的「健康日本21（http://www.kenkounippon21.gr.jp/）」之中，制定了一條稱為健康增進法的法律。此外，日本臨床檢查標準協議會（JCCLS）發布了全國共通的臨床判斷決定值，正積極推廣普及中。在本書中也會介紹這裡的數值。

最近，雖然也有許多由學會提案的診療基準，但都是為醫療者所設計，幾乎沒有所謂為患者設計的「療養指導基準」。本書雖然只提到檢查的部分，但希望也能成為為患者設計的指導基準的第一步。

有關檢查結果的注意事項

在本書的圖表中，將檢查結果的數值如同紅綠燈般以綠色、黃色、紅色來標示。但是，這並不是絕對的基準，請視為大概的參考數值。數值也會因人而異。此外，還需要注意以下事項。

首先綠色的部分也就是正常值，因為這是理想的狀態，所以請盡量維持這個數值。在醫學上並不會使用「正常值」這個字眼，而是以「基準值」來代表，但本書為了讓閱讀時更容易理解因此以「正常值」來表示。

為什麼在醫學上不使用「正常值」這個字眼，

檢查數值的判讀方法

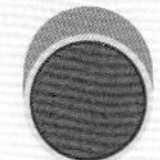
生病的狀態。請至醫療院所進行檢查，需要進一步的治療。

剛開始生病，亦或是因為不良的生活習慣進而損害身體的狀態。雖然不需要即刻的治療，但必須要改善生活習慣。也有可能是大病初期的狀態，因此需要特別注意。

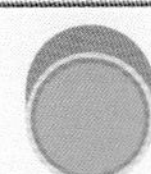
正常值（基準值），請見14～15頁的解說。

是因為擔心會讓患者誤以為只要在這個數值的範圍以內，自己就是健康的。即使數值是在正常值（基準值）的範圍內，身體還是有可能不正常。相反的，也會有認為只要稍微偏離了正常值（基準值）就代表生病、過度信賴檢查數值的問題產生。

正常這兩個字本身也有問題。有些項目的檢查值會隨著飲酒或是年齡增長而上升。在這些項目中並不是說有飲酒或是年紀大的人就不正常，或是體重較重的人就不正常。沒有辦法將正常的情形一概而論。

所謂基準值的定義是「將認為是健康的人集中起來，而包含95%的人在內的範圍」。但是，有時也會因醫院或是健檢中心等的設施不同而有不同的基準。

健康人的顯示值與是否生病之間沒有絕對的關係。以膽固醇來說，包含95%的人在內的基準值上限約是230。但是如果要說到是否已是疾病的話，只能說已知數值在220以上的人未來較有可能出現心肌梗塞或是腦梗塞的情形。因此，絕不能因為在基準值以內就掉以輕心。

黃色代表的是剛開始生病，亦或是因為不良的生活習慣進而損害身體的狀態。在觀察病情發展後就可得知是能回復正常或是進一步惡化的狀態。沒有馬上治療的需要。請理解為可能透過飲食療法、運動、改變生活習慣等而有改善的數值。此外，如果已經被診斷出疾病，而數值落在黃色的區段時，則是可能透過飲食療法、休養、運動療法等，藥物以外的治療得到恢復的程度。當然也有可能是嚴重疾病的初期階段，所以請慎重觀察看待。無論是什麼項目，都不能只靠一個就作出診斷，應該要與其他項目一起考量進行綜合判斷。

紅色的數值則代表已經確認為疾病了，所以建議至醫療院所進行進一步診斷治療。

還有，不是只有一次的檢查數值，連續幾次的檢查數值更能有正確的診斷。透過連續2～3次的檢查，也能知道身體的狀況是逐漸變好還是繼續惡化。這能為我們提供非常重要的情報。因此，如果出現讓自己非常在意的檢查結果的話，最少間隔1星期，可以的話間隔1個月以上應再次接受檢查。

此外，如果有去年、前年的健康檢查結果的話那就更好了。最近也有能夠提供連續3年份報告的檢查設施，請注意隨著時間經過的身體變化。

健康檢查的觀念

日本可說是全世界健康檢查最為進步的國家之一。除了在學校以及職場上進行的健康檢查之外，還有地區的保健所及市公所進行的健康檢查，讓多數人都能接受健康檢查。

健康檢查主要的目的就是早期發現疾病。只要

檢查數值的單位

重量
g（公克）

容量
L（公升）
mm^3（立方毫米）＝0.001mL

濃度
Eq/L（Equivalent/Liter）＝當量[※1]
例：1Eq/L就是將1莫耳[※2]的物質溶於1公升溶液中的狀態

單位
U（Unit）＝無法以重量表現的功能單位
IU（International Unit）＝國際單位
例：1IU是將1微莫耳物質A替換為1微莫耳物質B的酵素活性

比例
%（Percent）＝百分率（1Percent為100分之1）
‰（Per mille）＝千分率（1Per mille為1000分之1）
ppm（parts per million）＝百萬分率
（1ppm為100萬分之1）

壓力
mmHg（毫米汞柱）
例：1mmHg為水銀柱1毫米的壓力

d（deci）	＝10分之1	p（pico）	＝1兆分之1
m（milli）	＝1000分之1	f（femto）	＝1000兆分之1
μ（micro）	＝100萬分之1	※共通的重量・容量・濃度・單位。	
n（nano）	＝10億分之1	例：1mg為0.001g，1dL為0.1L	

早期發現、早期治療，那麼一定能比沒有接受健康檢查時來得更長壽。很多疾病都能透過早期發現、早期治療來治癒。這一點上，就與因為懷疑自己生病才至醫院進行檢查的人不同。在醫院的檢查，是確認自己是否真的生病，如果是的話又到什麼程度，再據此選擇治療法。

因此，健康檢查對於即使早期發現但沒有治療方法的疾病，以及就算早期發現但治療方法及治癒程度與生病後才開始治療時並無差別的疾病來說，健康檢查就沒有太大的意義。雖說有種看法是能夠檢查自己的部分基因，但是縱使知道自己的基因特徵，也不代表就一定能治癒。然而，假設知道自己是容易罹患糖尿病的體質，就能夠改變生活習慣，盡量留心避免導致糖尿病的行動。像這樣，健康檢查中的各項檢查，從早期發現的觀點來看還是必要的。

如果是從早期發現的觀點來看，也有否定的意見，例如說透過胸部X光檢查來確認是否有肺癌的話，一年一次的檢查中是無法早期發現的，此外，X光攝影在敏感度上也有問題。雖說也有人認為只要連肺部的CT檢查都包含在內就有意義了，但是如果要在健康檢查時做到這一步，從經濟層面上來看是非常困難的。此外，在乳癌的問題上則是利用一般健康檢查中不會執行的乳房攝影（mammography）就非常足夠了。因此最近也有非常多的機構設施都導入了乳房攝影。就如同上述，有關健康檢查的意義到目前為止，還是有部分無法明確定義，希望大家能對此有初步的理解。

如果檢查出現了異常值的話，該怎麼辦才好？

那麼，如果在健康檢查報告上出現了異常數值的話，應該要怎麼辦呢？

健康檢查報告中，為清楚表示，會在數值旁簡單加註「目前程度仍輕微，不需擔心」、「透過飲食療法調理」、「請立即前往醫院就診」等建議。但是，即使是相同的數值，從以前開始就一直不太好，與突然惡化的情形在意義上絕對不同。此外，體重較重的人與較輕的人在相同的異常值上也代表不同的意義。因此，請一定要與醫師，或是公共衛生護士等進行個別面談。特別是公司提供的健康檢查，在出現異常時就能與醫師直接面談，請積極利用，接受個別指導。

不需要因為數值只有些許異常就馬上前往大醫院重新進行檢查。可先與醫師進行個別咨詢，如果醫師建議「不能這樣放著不管，請至醫院進行詳細檢查」的話再前往即可。如果不是這種情形的話，與進行健康檢查的設施機構中配屬的醫師商談，或是前往一般內科都可以。

基於科學根據的臨床檢查

臨床醫學是醫學的一部分，也是一種科學。但是，關於臨床醫學的判斷，往往是基於醫師的經驗，在檢查項目的選擇以及結果的判斷上不一定有效的被使用。特別是健康檢查也是這樣，在經濟狀況允許之下通常都會希望檢查一下比較好。但是實際上檢查的有效性是由疾病的盛行率以及檢查的敏感度與特異性決定的。就算是敏感度再怎麼好的檢查，若是原本的患者數不多，也不算有效。

檢查，是在診察及問診時，提高得知當事人疾病準確率最有效的方法。透過腫瘤標記（tumor marker）進行的癌症診斷或是腦部MRI等因為本來的盛行率就不高，所以即使進行健康檢查可能也沒有太大的用處。因此，健康檢查並不是用來確定某一個疾病，而是應該視為確認身體是否健康的有效檢查。如果可能的話，建議定期且連續，每年進行1～2次為佳。如果是好幾年才進行1次的話就沒什麼意義了。

不管是癌症或是其他的疾病，都有可能在兩次的健康檢查之間發病且惡化，所以建議最少還是需要每年定期檢查1次。

現在基於科學根據的臨床檢查（evidence based diagnosis或是evidence based laboratory medicine）概念為本，什麼樣的檢查對於什麼樣的疾病較為有效，都已經過科學的驗證了。

確認你的檢查數值！

下表，是針對健康檢查的各檢查項目，為讓各位容易對照出自己的檢查結果（數值）究竟是正常或是落入疾病範圍所整理的一覽表。那麼，趕快將你自己的檢查報告放在旁邊，確認自己的身體狀態吧。

檢查項目	正常值	需要改善生活習慣	需要進一步診察與治療	頁碼
γ-GTP	10～50（成人男性） 9～32（成人女性）	正常值的上限～100	100以上	20～21
AST（GOT）	11～33	33～100	100以上	22～23
ALT（GPT）	6～43	43～100	100以上	22～23
ALP	80～260	80以下	260以上	24～25
總膽紅素（T-Bil）	0.2～1（鹼性偶氮膽紅素法） 0.2～1.2（酵素法、比色法）			26～27
直接膽紅素（D-Bil）	0～0.3（鹼性偶氮膽紅素法） 0～0.4（酵素法、比色法）	0.4～5	5以上	26～27
間接膽紅素	0.1～0.8（鹼性偶氮膽紅素法） 0～0.8（酵素法、比色法）	0.9～5	5以上	26～27
LDH	120～245	120以下，245～350	350以上	28～29
澱粉酶	60～200	60以下	200以上	30～31
鈣	8.5～10.5		未達8.5，10.6以上	32～33
RBC（紅血球數）	427萬～570萬（男性） 376萬～500萬（女性）	300萬以下		34～37
Hb（血紅素）	13.5～17.6（男性） 11.3～15.2（女性）		10以下，18以上	34～37
Ht（血球比容值測定）	39.8～51.8（男性） 33.4～44.9（女性）		30以下	34～37
白血球數	4,000～8,000	1,000～3,000	1,000以下，10,000以上	38～39
血小板數	15萬～35萬 （自動血球計數器，靜脈血） 14萬～34萬 （試算法，微血管血）	5萬～15萬 40萬～80萬	5萬以下，80萬以上	40～41
凝血酶原時間（PT）	凝固時間：11～13秒 INR：0.9～1.1 凝血酶原比：0.85～1.15 凝血酶原活性：80～120%	13～18秒	18秒以上	42～43
活化部分凝血活酶時間（APTT）	25～40		40以上	42～43
血纖維蛋白原	200～400		200以下，400以上	42～43
血糖	70～110 （靜脈空腹血漿血糖值）	110～126	60以下，126以上（空腹時血糖） 200以上（平時血糖）	44～47
口服葡萄糖耐量試驗	未達110（空腹時） 未達140（耐量試驗2小時值）	110~126未達（空腹時） 140~200未達（耐量試驗2小時值）	126以上（空腹時） 200以上（耐量試驗2小時值）	44～47
糖化血紅素（HbA1c）	4.3～5.8（JDS） 4.6～6.2（NGSP）	異常低值	異常高值	48～49
紅血球沉降速率（E.S.R.）	2～10（成人男性） 3～15（成人女性）	2以下（成人男性），3以下（成人女性） 正常值的上限以上～25	25以上	50～51
CRP（C反應蛋白）	0.3以下（成人）	0.3～1	1以上	50～51
血壓	收縮壓129以下 或是 舒張壓84以下	收縮壓140～159或是 舒張壓90～99， 收縮壓130～139或是 舒張壓85～89	收縮壓160以上或是 舒張壓100以上， 收縮壓140以上且 舒張壓未達90	52～53
低密度脂蛋白膽固醇（LDL-C）	60～140	60以下，140～180	180以上	56～59

檢查項目	正常值	需要改善生活習慣	需要進一步診察與治療	頁碼
高密度脂蛋白膽固醇（HDL-C）	40～65	20～40，65以上	20以下	56～59
總膽固醇	130～220	80～130，220～260	80以下，260以上	56～59
血清總蛋白	6.5～8.0	6～6.5，8.0～9	6以下，9以上	60～61
血清白蛋白	3.8～5.2	3.2～3.8	3.2以下	60～61
A/G 比值（白蛋白/球蛋白比值）	1.2～2	1.2以下	2以上	60～61
UA（血清尿酸）	3～7（男性），2～7（女性）	1~3（男性），1~2（女性），7~8	1以下，8以上	62～63
BUN（血液尿素氮）	9～21	9以下，21～30	30以上	64～65
Cr（血清肌酸酐）	0.65～1.09（男性） 0.46～0.82（女性）	正常值下限以下	正常值上限以上	64～65
尿潛血	陰性		陽性（1+～3+）	66～69
尿比重	1.005～1.030	1.025以上	1.010以下（早晨第一泡尿）	66～69
尿糖	陰性（定性） 0.029～0.257g/日（定量）		1+～4+（定性） 0.5～1g/日以上（定量）	66～69
尿蛋白	陰性（定性） 0.15g/日未達（定量）	1+～2+（定性） 0.15～0.49g/日（定量）	2+～4+（定性） 0.5g/日以上（定量）	66～69
尿膽素原	±～+	2+～4+	−	66～69
化學法糞便潛血檢測	陰性	愈創木脂測試 陰性（−） 鄰妥立定法陽性 陽性（+）	愈創木脂測試 陽性（+） 鄰妥立定法 陽性（2+）	70～71
免疫法糞便潛血檢測	20～50	50以上		70～71
游離甲狀腺素	0.9～1.8	1.8～8，0.4～0.9	0.4未達，8以上	72～73
游離三碘甲狀腺素	2.0～4.0	4.0～20	2.0未達，20以上	72～73
TSH（甲狀腺刺激素）	0.34～3.5（RIA固相法） 0.523～4.19（ECLIA）		0.34以下，3.5以上（RIA固相法） 0.523以下，4.19以上（ECLIA）	72～73
HBs 抗原・抗體	陰性		陽性	74～75
HBe 抗原・抗體	陰性		陽性	74～75
BMI	18.5～25未達	25～30未達	18.5未達，30以上	80～83
腹圍	85cm未達（男性），90cm未達（女性）		85cm以上（男性），90cm以上（女性）	80～83
CK（肌酸激酶，Creatine Kinase）	57～197（男性） 32～180（女性）	正常值下限以下，正常值上限~500	500以上	84～85
BE：鹼基評估	−2～2		−2以下，2以上	88～89
P_aO_2	88～102		88以下	88～89
P_aCO_2	36～44		36以下，44以上	88～89
動脈血 pH	7.38～7.41		7.38以下，7.41以上	88～89
血漿 HCO_3^- 濃度	22～26		22未達，26以上	88～89
鐵（血清鐵）	64～187（男性） 40～162（女性）		64以下（男性），40以下（女性） 187以上（男性），162以上（女性）	90～91
總鐵結合能	253～365（男性） 246～410（女性）		253以下（男性），246以下（女性） 365以上（男性），410以上（女性）	90～91
鐵蛋白	39.4～340（男性） 3.6～114（女性）		39.4以下（男性），3.6以下（女性） 340以上（男性），114以上（女性）	90～91
不飽和鐵結合能	104～259（男性） 108～325（女性）		104以下（男性），108以下（女性） 259以上（男性），325以上（女性）	90～91

有關「MCV（平均紅血球容積）」請參照35頁，「白血球分類」請參照39頁，「心電圖」請參照55頁，「尿沉渣」請參照67～69頁，「血清蛋白分離」請參照87頁。

與檢查數值的和平相處之道

即使在健檢中得到「異常」的數值，談悲觀還太早了

2013年春天，日本健康檢查學會的發表引起一大話題。從健康檢查的數據中得到的「健康人的基準值」，一直以來，都比判斷高血壓及血脂異常時所使用的數值來得高。從這條新聞中，有許多的人都解讀為「部分其實是高血壓或是血脂異常的人，之後都會被診斷為健康了」。但是，根據北村聖教授所見並非如此。通過決定健康檢查所使用的數值，即可找到與檢查值和平相處之道。

協助：北村 聖 日本國際醫療福祉大學醫學部 醫學部長・教授　東京大學名譽教授

「在健康檢查時並沒有特別發現問題。這樣應該可以說是健康的吧。」這種想法是正確的。

那麼下面這種情形又如何呢？「健康檢查的數值不太好……。雖然收到需要再次檢查的指示，但是真不知道會被診斷出什麼疾病。唉，心情真沉重。」其實這樣想就錯了！在健康檢查時得到不良結果時，所知道的事情只有「你隸屬在有比較多人生病的那一個族群」而已。再次檢查的結果，也十分有可能是沒有發現任何問題。

如果，在健康檢查中能夠100%精確得知是生病或是健康的話，就不需要像這樣再次檢查了。但是，根據北村聖教授所述，這是非常困難的。「像健康檢查這種大規模的檢查，因為重視的是不錯失任何一個患有疾病的人，進而決定其判斷值。結果就是，部分健康的人也一定會被視為『異常』。因此，需要進行再次檢查把真正患有疾病的人篩選出來」（北村教授）。

只是在「健康檢查的數值不太好」的階段，就對自己的病情感到悲觀，或是相反的認為「自己應該沒問題」過度樂觀的想法都不正確。

健康檢查為什麼會變成這樣的流程機制呢？透過健康檢查值的取得方法，進一步來理解檢查值的正確活用法吧！

容易被誤解的「基準值以下」的意義

2013年春，日本健康檢查學會的發表引起一大話題。例如，高血壓的基準值為147mmHg，比以往判斷值的140mmHg來得高（兩者都是收縮壓）。此外，血脂異常（高血脂症）的基準值也是178mg/dL（男性），比以往判斷值的140mg/dL（男女共通）還要來得高。

高血壓或血脂異常等的「生活

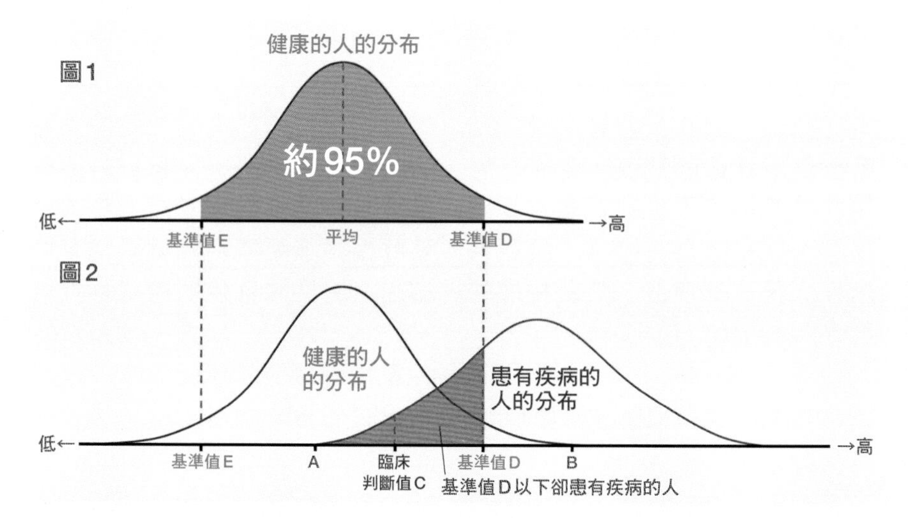

基準值與臨床判斷值的差異

圖1是顯示如何決定基準值的圖。以健康檢查受檢者的數據等為基礎，製造出健康的人的檢查值分布，將從平均±2標準差的值設為標準值。在看到這個圖後，就誤解為「只要自己的檢查值是落在基準值E～D的範圍間就是健康的」。

圖2是在圖1的圖中加上患有疾病的人的檢查值分布。這樣一來，就可以清楚看出，就算在基準值D以下，也存在著許多患有疾病的人。這種情形下，在健康檢查時就會以臨床判斷值（C）作為判斷值。此外，在治療時，也會以將檢查值維持在C以下為目標進行治療。

習慣病」，雖然沒有症狀，但卻被稱作「疾病」。這是因為如果放著不管的話，將來發生腦溢血等的可能性會增加。聽到健康檢查學會的發表後，在那些罹患高血壓或血脂異常的人中，似乎也有些人因為自己只是沒有症狀的疾病就抱持著「其實自己應該是很健康」的期待。但是，「高血壓的基準值是147」這件事，與「血壓在147以下的所有人都是健康的」意思完全不同。

此外，「高血壓的健診判斷值是較為寬鬆的147mmHg」也並非這樣的意思。這應該是因為健康檢查學會所發表的「基準值」，與多數健康檢查所使用的「臨床判斷值[※1]」被混為一談才產生這樣的誤解。

首先應該透過計算方法分別來看基準值與臨床判斷值的特徵。

基準值＝健康的人中的95%所存在的範圍

「基準值」就是以「『健康的人們』的檢查值範圍是多少」為基礎所決定的。

一般來說，來醫院的人都是擁有某種疾病，健康的人是不會去就診的。但是，健康檢查則是就算健康的人也會做健康檢查。因此基準值，就是從健康檢查的檢查結果中，將患有疾病的人的數據等刪除後，再由其檢查值數據的分布製成。

上方圖**1**是健康的人的檢查值分布模式。像這樣，健康的人的檢查值分布大多都呈山型。另外，就算是偏離平均很遠的數值，也存在少數健康的人。基準值是將偏離這個山型分布的平均很遠的數值刪除後，包含全體約95%的數值所決定[※2]。

健康的人與患有疾病的人同時存在的範圍

日本健康檢查學會所發表出來的就是這個「基準值」。舉例來說，之所以知道「血壓的基準值是147mmHg」，是因為「多數健康的人的血壓都是在147mmHg以下」。像這樣，基準值在設定時只會考量健康的人的數據，並不會參考患有疾病的人的數據。

接下來，就讓我們在基準值的分布，重疊上患有疾病的人之分布後看看。就會像上方圖**2**一樣，呈現出在2個山型的分布中有部分重疊[※3]。

從這張圖可以看出，「檢查值在A以下的人為健康，B以上則是生病」。然後，「在A～B的範圍間，同時存在著健康的人與患有疾病的人」這樣來看應該比較適當。如果光看基準值D，然後解釋為「健康的人大多在D以下＝D以下的人全部都健康」的話，那就不正確了。

臨床判斷值＝不容易罹患疾病的範圍

健康的人其檢查值與罹患疾病

※1：有時也被稱為「臨床判斷決定值」或是「病態識別值」。
※2：正確來說，在平均±2標準差內的值都屬基準範圍。分布模式為正常時，約包含健康的人的95%。
※3：實際的分布形狀或重疊的程度，會隨著檢查值有所不同。

的人的檢查值所呈現的山型分布圖間大多有重疊情形。因此，如果在健康檢查中使用基準值的話，可能會有許多罹患疾病的人被忽略。因此，取而代之的就是使用「臨床判斷值」。判斷是否為高血壓的數值「140mmHg」就是其中一個例子。

臨床判斷值，是將患者以任意的檢查值分成兩個群體，再就之後的發展情形是否出現差異進行統計調查後決定。例如以血壓來說，比起140mmHg以下的群體，140mmHg以上的群體在出現罹患疾病時較容易演變為重症，或是剩餘壽命較短等有明確差別的情形時，就會將這個數值設定為「臨床判斷值」。之後，只要來院的患者的血壓超過140mmHg時就會判斷為罹病，並開始治療以期讓血壓下降至140mmHg以下。臨床判斷值代表的，就是「在這個數值以上／以下就可能不會罹患某種疾病」的數值。

這個臨床判斷值，是將健康的人的分布，與罹患疾病的人的分布重疊出現的「灰色地帶」間，為了包含更多罹患疾病的人所決定的數值。因此也會容易成為比基準值更嚴格的數值。在文章開頭的健康檢查學會的新聞會受到誤解，就是因為將這個「臨床判斷值」與「基準值」視為相同的標準所造成的。

健檢時會同時使用基準值與臨床判斷值

現在的健康檢查會針對不同的檢查分別使用基準值與臨床判斷值。例如，在12～13頁的表中，血壓的「140mmHg」以及膽固醇的「140mg/dL」等的區隔數字，就是將經驗值經過統計驗證後所訂出的「臨床判斷值」。此外，像是糖化血紅素中「4.3～5.8」這種連小數點以下都是指定的數字就是「基準值」。因為在健康檢查中兩者都被稱為是「基準值」，所以很難發現裡面其實是包含了2種數值。另外在本書中，則是將健康檢查的基準值以「正常值」代稱。

當健康檢查的檢查值超出正常值的範圍時，則很難光靠檢查結果得知究竟狀態有多危險。本書的特徵，就是將正常值以外的數值再分類為黃燈和紅燈。希望能藉此讓讀者更能活用健康檢查的結果，有助降低疾病的危險性。

注意檢查值的「變化」

「在看檢查值時，不只是要注意『是否落在正常值的範圍內』，連『數值是否出現變化』也應該需要注意」北村教授表示。

例如，就診者A的血壓以前都在100mmHg左右，但最近的檢查卻上升到130mmHg。另一方面，就診者B的血壓過去一直都維持在130mmHg左右。如果只看最新的檢查結果的話，兩人的血壓都在130mmHg左右，都是在正常值的範圍內。但是，因為A的血壓有上升的情形，所以會建議重新檢視生活習慣，並且養成頻繁確認血壓的習慣較好。像這樣，如果也有注意變化的話，也能早期發現身體的變異。

也許有些人會認為不管是110mmHg也好，或130mmHg也罷，只要在正常值的範圍內的話應該就沒問題。的確，就像是15頁中所示，健康人的檢查值分布是有幅度的，無論何者都是在基準值的範圍內。

但是，根據北村教授表示，個人檢查值的幅度比起這個只會在非常狹小的範圍間變動。例如，血壓在130mmHg，偏高但健康的

比較日本健康檢查學會的「基準值」與以往的「臨床判斷值」

	基準值	臨床判斷值
高血壓	收縮壓　147mmHg（上限） 88mmHg（下限） 舒張壓　94mmHg（上限） 51mmHg（下限）	收縮壓　140mmHg以上 舒張壓　90mmHg以上
異常血脂症（高血脂症）	男性：178mg/dL 女性：30～44歲　152mg/dL ：45～64歲　183mg/dL ：65～80歲　190mg/dL	140mg/dL以上

將日本健康檢查學會所發表的「基準值」（基準範圍），與日本高血壓學會、日本動脈硬化學會所提示「臨床判斷值」相互比較。可以得知臨床判斷值，比起基準值的包含範圍較廣。現在多數的醫院也採用臨床判斷值。

人，只要在健康的情形下血壓也只會在130mmHg前後擺動。相反的，血壓在110mmHg偏低的人，血壓也只會在110mmHg前後擺動。因此，如果檢查值比起去年出現了大幅度的變化，就算仍在正常值的範圍內，也應該要視為有原因的變化較好。

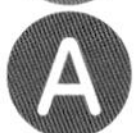

基準值，會因為年齡或性別而有所不同嗎？

在取得基準值時，會將健康的人按照每 5 歲為一個階段的年齡層，以及不同性別的群體來分類調查。雖然有部分檢查值的基準值，會隨著性別而異，但在15歲～60歲的範圍內，基準值不會有太大的差異。更高齡的人因為更缺乏數據，所以會使用病態識別值。

正確測量時要避免誤差

在健康檢查所執行的各項檢查中，可能會因為各式各樣的原因產生誤差。為了要能活用健康檢查，同時正確確認自己的健康狀態，就必須要盡可能的避免這些誤差。

首先，須要每次在相同條件下進行檢查。例如，如果是在用餐後馬上接受檢查的話，血糖值就會升高。最重要的應該要接受健康檢查實施機構的指示，每次都須要事先調整受測者也就是你自己的條件。

還有，「在檢查前即使有點犯規，只要檢查值在正常值的範圍內就好了」這樣的想法就錯了。因為當檢查值開始出現變化時，會分不清究竟是因為檢查前的一時犯規造成，或是因為長期的不正常所造成。

此外，為了消除誤差盡可能還是每次在相同的設施接受檢查較好。其實，即使是相同的檢查，檢查值的取得方式也會因設施而異，有時會偏低，有時會偏高。因此，如果在變更受檢設施，又同時出現檢查值與以往產生變異的情形時，就會難以分辨出究竟是因為設施設備不同所造成，亦或是因為身體狀況出現改變所造成的。

偽陽性、偽陰性

就像15頁的圖 **2** 所示，因為健康的人與罹患疾病的人的檢查值分布會有部分重疊，所以不管是將判斷值放在哪一個位置，都難以避免出現誤判的情形。

不管是否真的健康，將之判斷為疾病（陽性）的例子稱為「偽陽性」。相反的，不管是否真的罹患疾病，將之判斷為健康（陰性）的例子稱為「偽陰性」。「判斷值會由該項檢查的使用方法來決定『是否容許偽陽性與偽陰性的其中之一』」（北村教授）。

健康檢查的目的，是在多數的受診者之中確實找出罹患疾病的人。因此，在設定判斷值時，為了避免出現偽陰性的受診者因而較為嚴格。換句話說，就是容許一定範圍內的偽陽性出現。這種檢查就稱為篩檢試驗（screening test）。「因為篩檢試驗不會出現偽陰性，也就是能夠判斷出『沒有罹患疾病』的檢查。相對的，也就無法判斷陽性結果的人『是否有罹患疾病』。因為其中也包含了檢查結果為偽陽性的人」（北村教授）。此外，因為有許多人都會接受篩檢試驗，所以會盡量使用短時間且價格便宜的檢查。

健康檢查時出現陽性結果的人的複檢，目的就是要能確定「罹患疾病」，同時制定出治療方針。也就是說，要設定出一個不會出現偽陽性的判斷值，而能夠容許出現一定程度下的偽陰性。像這樣的檢查，一般都是設計給因某種症狀而來醫院就診的人。因為會接受這些檢查的人其實有限，就算需要花上較多時間與費用，也會希望能夠詳細檢查出罹患的疾病種類及程度。

那麼，你至今的健康檢查結果究竟是如何推算出來的呢？下一章，請將檢查報告置於手邊，隨著我們一起確認各項檢查值的代表意思與「注意燈號」的範圍。

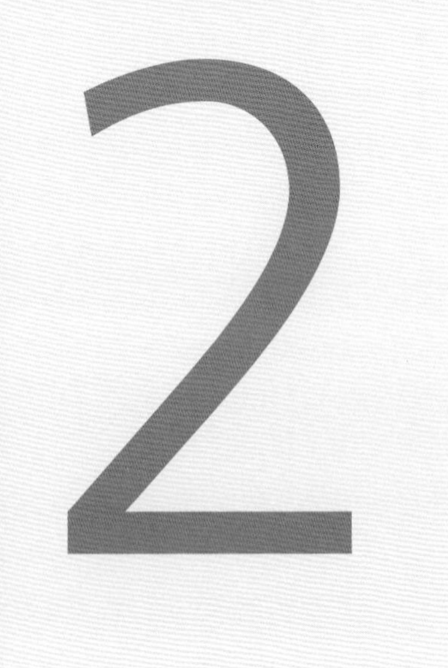

靠自己來確

血糖值、血壓……各項檢查的正常值

監修 **高久史麿**　執筆 **北村 聖**

在健康檢查中，會針對膽固醇、血壓、還有γ-GTP等進行各式各樣的檢查。各項的檢查項目，究竟是為了什麼目的而檢查的呢？該項檢查的正常值又是到哪一個範圍呢？如果被診斷出現異常值時，又可能是罹患哪種疾病呢？在第2章中，就讓我們一起針對各項檢查項目仔細探討吧。

認檢查數值吧

究竟是多少？超過的話又可能是罹患哪種疾病呢？

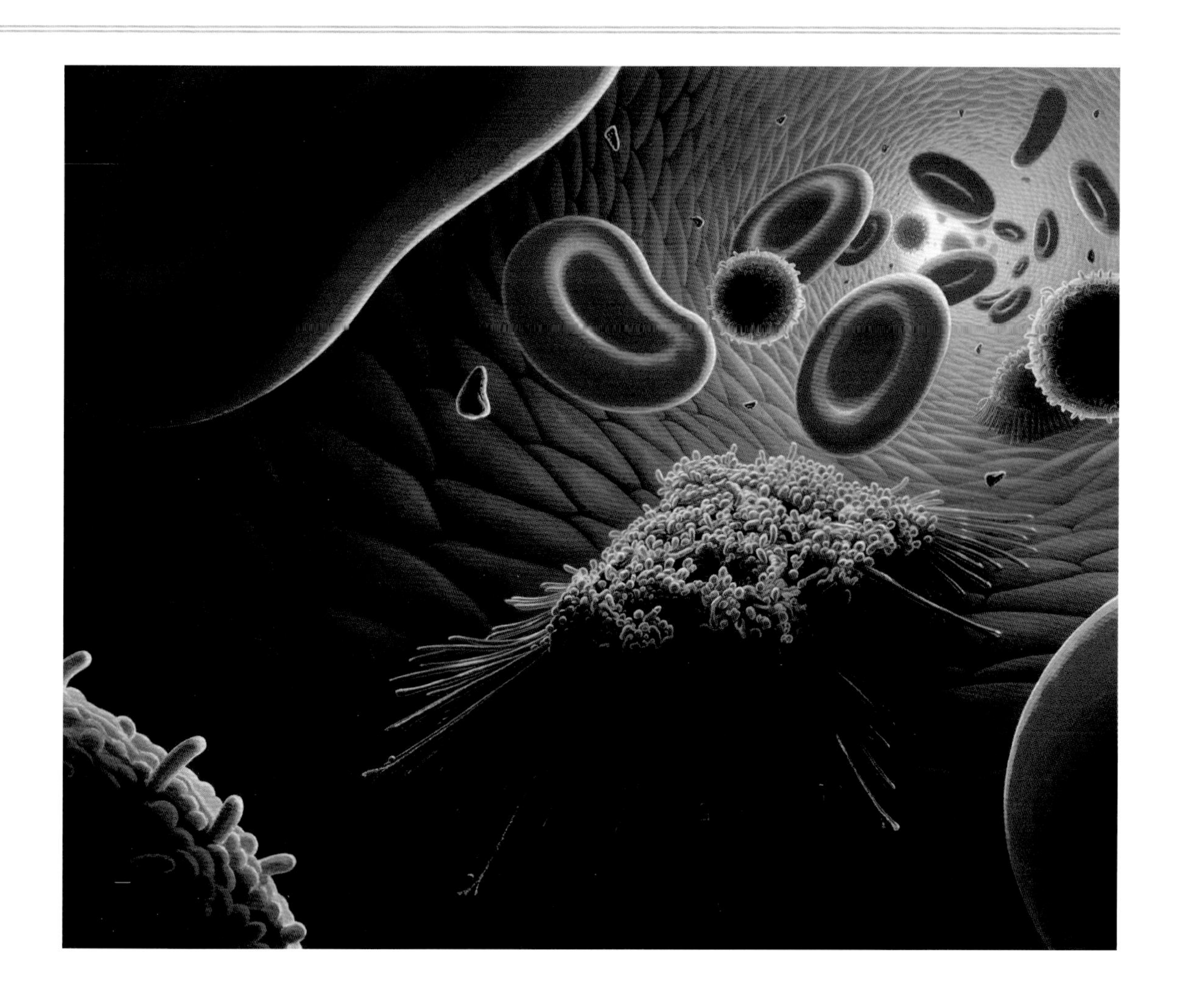

γ-GTP 喜歡喝酒的人要注意

是什麼樣的檢查?

γ-GTP(gamma-glutamyl transpeptidase，γ-麩胺醯轉移酶)是與肝臟的解毒作用有關的酵素。因為一旦肝臟或是膽管的細胞受損時，γ-GTP就會被釋放到血液中，所以也被稱為是「脫逃酵素」(escape enzyme)。因此，γ-GTP也被用作是肝臟或是膽管細胞受損的指標。就算是γ-GTP在血液中增加了，它本身也不會有任何不良的影響。

可能是罹患什麼樣的疾病呢?

γ-GTP變高時可能罹患的疾病，有肝臟的細胞被破壞的肝炎，還有脂肪累積在肝臟中的脂肪肝等，在膽道(膽管)因膽結石或是膽道癌阻塞時指數也會升高。此外，也有些人是因為天生數值就高的，也有其他的原因會導致指數變高。

在健康檢查中最重要的，就是脂肪肝。特別是喝酒的中年男性，飲酒過量所造成的酒精性脂肪肝是一大問題。而其中最重要的指標就是「γ-GTP」。一般醫生所說的「喝酒後會使檢查值變高」，幾乎所指的都是γ-GTP。另外，近年來也逐漸闡明非酒精性脂肪肝的機制，與糖尿病併發的脂肪肝也被視為一大課題。

γ-GTP的正常值，男性在50IU/L以下，女性則是32IU/L以下。「IU/L」是將在1公升中的量以國際單位(IU)來表示的數值。「IU」是測量維生素或是酵素等效力的單位。

如果γ-GTP的數值在100以下，只要減少飲酒或戒酒，很快就能回復到正常值。因為γ-GTP針對酒精較會出現快速反應，所以只要一星期不喝酒，數值就會開始下降。

數值超過100的話一定要就醫

γ-GTP的數值超過100以上的話就一定要注意。在100到200之間，代表可能出現脂肪肝。也有可能因嚴重過度飲酒呈現生病狀態。

數值在200以上時，不只是酒精，也可能因為膽結石或是膽道癌使得膽道阻塞，所以需要進行詳細的檢查。順帶一提，酒精成癮的人，γ-GTP的數值會高到數百。

雖然γ-GTP的數值幾乎不會到500以上，但如果是因為膽道阻塞所引起的黃疸等情形，就會出現這麼高的數值。如果是因為酒精導致出現500以上的數值的話，一定是非常大量的飲酒，或是急性酒精中毒，也就是處於非常危險的狀態。

γ-GTP超過100時，必須嚴格的節制飲酒或是戒酒。此外，建議還是到醫院檢查一下比較好。數值在200以上的話，就一定要去醫院做檢查。

前往醫院檢查時，除了檢查與肝臟相關的逃脫酵素(AST，ALT，ALP等)之外，還會檢查是否有黃疸。也有可能會進行腹部超音波檢查。此外，大部分都有過胖或是脂肪的問題，所以也會測量膽固醇等數值。如果出現脂肪肝的話，除了要戒酒外，還要同時進行減少熱量攝取的減重療法。膽固醇過高時，還會同時開始進行藥物治療。當然如果有膽結石或是膽管癌的話，也會進行檢查與治療。只要γ-GTP的數值上升，就必須改變生活習慣。

給黃燈的人的建議

γ-GTP在飲酒過量或是出現脂肪肝時就會成為黃燈。特別是中高年齡的對象如果γ-GTP上升的話大多都是飲酒過量，請一週要設定2天以上的「肝臟休養日」，也就是「不喝酒的日子」。例如1星期喝5杯的人，比起每天都喝上一點點，改成一天喝2杯與完全不喝酒的日子，要有幾天完全不喝酒的肝臟休養日，節制飲酒。

過胖的話，也會因為脂肪肝導致γ-GTP上升。

脂肪肝是工作的肝細胞呈現被脂肪細胞取代的狀態。如果持續惡化還會轉變成肝硬化，所以γ-GTP出現黃燈時，請一定要注意。

就算數值超過100被診斷為「疾病」時，也完全沒有藥物可以治療。「禁酒」是一定要的，同時還需要改善生活習慣，除此之外，沒有其他的治療方法。

我不喝酒，但是之前健康檢查時被指出γ-GTP的數值很高。那是為什麼？

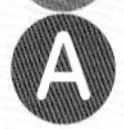
就算是完全不喝酒的人，γ-GTP的數值也有可能變高。除了肝臟病變（非酒精性脂肪肝）、膽結石、膽道系的癌症、還有原發性膽汁性肝硬化的膽道系疾病之外，服用抗癲癇藥、抗痙攣藥、精神藥物以及類固醇等也會讓γ-GTP的數值上升。

γ-GTP的數值變高的話，會出現自覺症狀嗎？

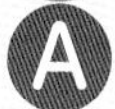
有關γ-GTP，就算數值再怎麼高都不會出現自覺症狀。當然數值在500以上時，因為肝臟受損，所以可能會有疲倦等症狀。但是這是病情惡化時的情形，在健康檢查剛開始發展為問題的階段時是沒有自覺症狀的。但是如果過度飲酒時，就算不用靠γ-GTP，本人也一定會有感覺的。

γ-GTP的數值與注意燈號

γ-GTP：γ-麩胺醯轉移酶 單位：IU/L（將1公升中的γ-麩胺醯轉移酶的量以國際單位（IU）來表示的數值）

超高度增加。在急性酒精性肝炎、阻塞性黃疸、肝內膽汁滯留症等時會出現的數值。

500

高度增加。在出現酒精性肝炎、阻塞性黃疸、肝內膽汁滯留症時可見的數值。也有可能是慢性活動性肝炎造成。

200

中度增加。在出現酒精性肝炎、藥物性肝炎、慢性活動性肝炎時可見的數值。也有可能是肝硬化、肝癌、脂肪肝、膽道疾病造成。

100

輕度增加。在出現酒精性肝炎、藥物性肝炎、慢性肝炎、脂肪肝時可見的數值。也有可能是肝硬化、肝癌造成。

正常值的上限

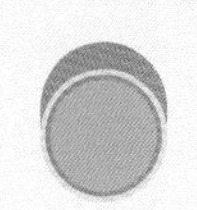

10～50※（成人男性）
9～32※（成人女性）
正常值 就算低於正常值也沒有問題。

※：在日本臨床檢查標準協議會（JCCLS）的「日本主要臨床檢查項目的共用基準範圍案-解說與利用指引」（2014年3月31日修正版）中，為13～64（男性），9～32（女性）。

「肝臟疾病」☞ 134P

AST(GOT)・ALT(GPT) 擔心肝臟的人看過來

是什麼樣的檢查？

AST（aspartate aminotransferase，天門冬胺酸轉胺酶）與ALT（alanine aminotransferase，丙胺酸轉胺酶），原本都是肝臟細胞中的酵素。但是，一旦肝細胞壞死或是遭破壞後就會釋放到血液中，與γ-GTP相同都屬轉移酵素。可用於因肝炎病毒或是藥物，使得肝臟細胞受損的測量檢查。γ-GTP除了從肝細胞之外，還會從膽道的細胞中轉移，但是ALT則是只會從肝細胞中釋出。

可能是罹患什麼樣的疾病呢？

肝臟的狀態變差的話，AST與ALT的數值會同時上升

AST與ALT是作用幾乎相同的酵素。但是，相對於ALT只存在於肝臟細胞中，AST則是除了在肝臟細胞之外，也會存在於心臟的肌肉、手腳的肌肉、以及血液的紅血球中，在這一點上兩者有些許不同。當發生心肌梗塞或是肌肉壞死、紅血球壞死（溶血）時，則只有AST的值會上升，而ALT的數值不會上升。在肝臟的細胞被破壞時，大多時候都是AST與ALT一起增加。

AST與ALT的正常值，分別是在33IU/L以下（將1公升中的量以國際單位來表示的數值）以及43IU/L以下。就算這兩者的數值超低也不會有任何問題，檢查中有問題的是100IU/L左右的數值。在100IU/L則有可能是罹患慢性肝炎、肝硬化或是脂肪肝等問題。如果平時有飲酒的話，可能會因為減少飲酒量或是戒酒讓數值下降。在慢性肝炎或是肝硬化的狀態嚴重時，數值會上升到數百，恢復後數值就會回到二位數。但是，在健康檢查時數值在100IU/L以下卻仍舊被診斷出的疾病，大多都是脂肪肝。

病毒性肝炎時數值還會高達500以上

在罹患病毒性肝炎時，發炎症狀正在進行的急性期數值會到100IU/L以上，最後上升到200～300IU/L左右。有時甚至會高達上千。AST與ALT的檢查中，最嚴重的問題就是罹患B型肝炎或是C型肝炎的病毒性肝炎。這時候數值會來到100～500IU/L之間。這時候已經是很嚴重的疾病了，請前往醫療院所進行干擾素（interferon）治療。

給黃燈的人的建議

AST以及ALT，在過度飲酒導致肝臟變差時就會上升。因此請制定出肝臟休養日並努力減少飲酒。在數值超過100時可能是肝機能低下，所以不只是酒，在飲食上也需要特別注意。隨著肝硬化的進行，會轉變成病毒性肝炎，也可能被懷疑是非病毒性肝炎（酒精性肝炎等）。從酒精上來說，1天喝1杯（罐裝啤酒350ml的話則是半瓶）的人的壽命，與完全不喝酒的人是相同的。但是超過這個量就不行了。女性因為一些契機（滋補強壯的含酒精營養飲料、甜酒、料理酒等）進而轉為Kitchen Drinker的案例也在增加中。

GOT・GPT

以往稱為「GOT」（glutamic-oxalacetic transaminase，麩胺酸草醋酸轉胺酶）、「GPT」（glutamic pyruvic transaminase，麩胺酸丙酮酸轉胺基酶），但是生化學者將名稱改為AST與ALT。也因此，近年來將GOT稱為「AST」，GPT改稱為「ALT」的設施機構也變多了，成為新的國際標準。這只是名稱的改變，測量單位完全相同。

AST・ALT的數值與注意燈號

AST：天門冬胺酸轉胺酶（GOT：麩胺酸草醋酸轉胺酶）

單位：IU/L/37℃（將1公升中之AST的量以國際單位（IU）來表示的數值）

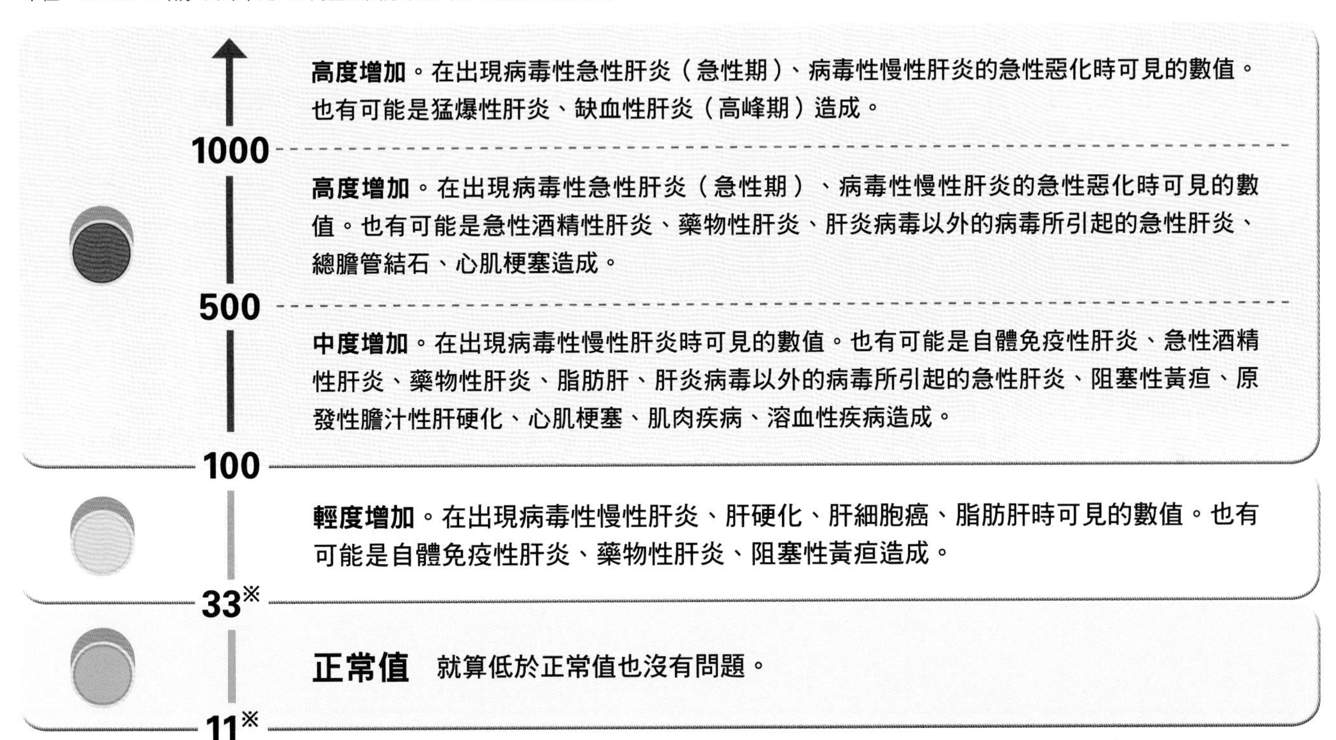

「心臟疾病」☞ 128P 「肝臟疾病」☞ 134P

ALT：丙胺酸轉胺酶（GPT：麩胺酸丙酮酸轉胺基酶）

單位：IU/L/37℃（將1公升中之AST的量以國際單位（IU）來表示的數值）

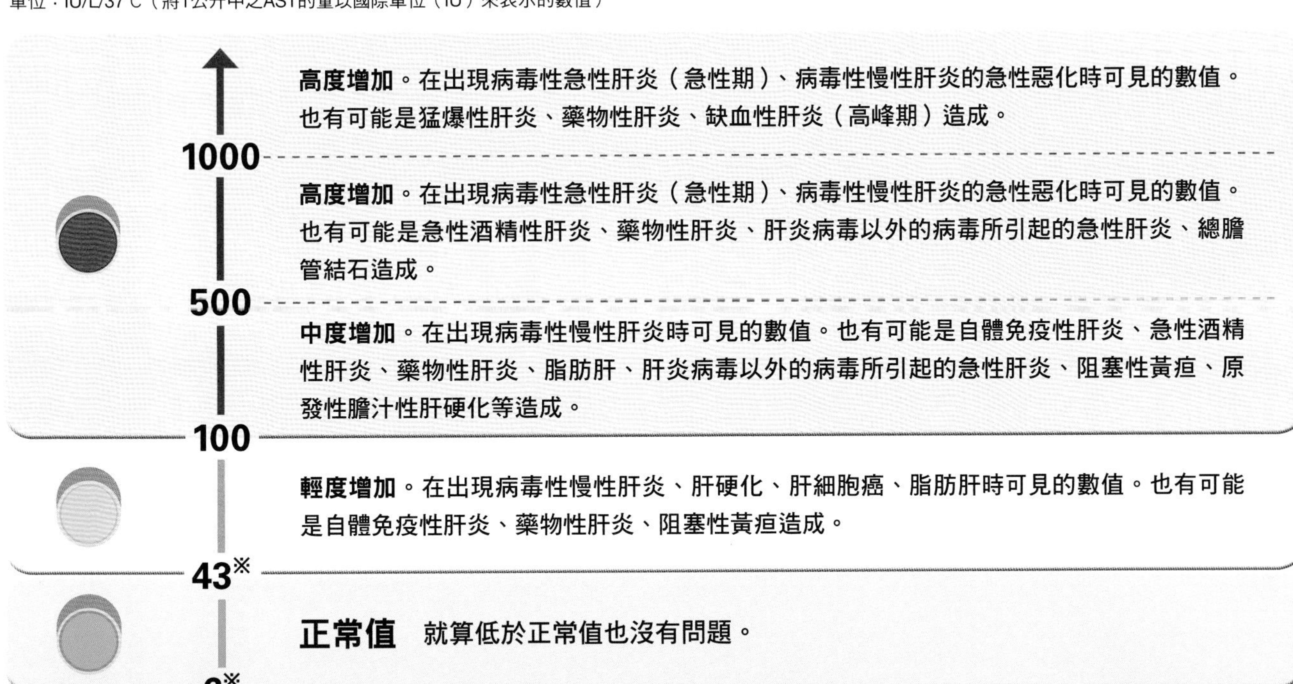

※：在日本臨床檢查標準協議會（JCCLS）的「日本主要臨床檢查項目的共用基準範圍案 - 解說與利用指引」（2014 年 3 月 31 日修正版）中，AST 為 13 ～ 30，ALT 為 10 ～ 42（男性），7 ～ 23（女性）。

「肝臟疾病」☞ 134P

ALP 若出現異常值就有可能罹患膽道或是骨骼的疾病

是什麼樣的檢查？

ALP（alkaline phosphatase，鹼性磷酸酶）也是轉移酵素的一種。主要是從膽道釋出。膽道是膽汁（消化液）流通的路徑，包含了膽囊、總膽管、十二指腸乳頭部等。因此，如果出現膽結石、膽道癌、膽道性肝硬化、膽道在十二指腸的開口處出現惡性腫瘤時（乳頭部癌）等膽道疾病[※1]時，ALP值就會上升。這些疾病可以總稱為阻塞性黃疸，或是阻塞性膽道疾病。

可能是罹患什麼樣的疾病呢？

ALP的正常值約是80～260IU/L。數值在600以下為中等上升，600以上則為高度上升。輕度黃疸時為中等上升。ALP的數值升高到600以上的話，臉部顏色變黃，出現明顯的黃疸。

骨骼方面的疾病也會讓ALP數值上升

其實，ALP並不只存在於膽道的細胞，還存在於骨骼之中，小腸中也有少許。因此，不是只有膽道的疾病，在出現骨骼相關疾病等時，ALP的數值也會變高。此外，在骨骼發展的幼兒時期時，正常值也比成人更高。

肝臟、骨骼、還有小腸中的ALP，各自的蛋白質構形（conformation）都有些許不同，因此能夠清楚區別。此稱為「同功酶」（isozyme或isoenzyme）。

只要透過檢查同功酶，就能得知究竟是因為膽道異常導致ALP值上升，還是因骨骼變差才上升的，以找出釋放出ALP的器官。

阻塞性黃疸

膽紅素（參照26頁）這種色素在血液中增加，並沉積於全身的皮膚與黏膜上變成黃色的狀態就稱為黃疸。在出現肝炎或是肝硬化等肝臟的疾病，或是膽管出現異常時，血液中所含的紅血球被破壞時（溶血）就會成為黃疸。

有助於腸道的食物消化吸收的膽汁中也含有膽紅素。在肝細胞中被合成的膽汁，會經過膽管後在十二指腸被排出。分枝在肝臟各處流通的膽管會逐漸集中，最後只剩下１根。匯集成１根的膽管，會與從膽囊延伸出的膽囊管結合，變成總膽管。這個總膽管還會與從胰臟出來的胰管結合，將膽汁注入十二指腸（參照136頁）。

膽汁的通道阻塞，導致膽汁無法從十二指腸中排出的話，膽紅素就會堆積在體內，出現黃疸。膽管阻塞雖然有各式各樣的原因，像是膽結石或是膽管癌等，但是像這樣因為膽道阻塞導致黃疸狀態就稱為阻塞性黃疸。主要的原因以膽結石占壓倒性的多數。

同功酶

即使是相同的酵素，有時蛋白質的構形也有些許不同。以ALP來說，可分為肝臟型、骨型、小腸型這三種。「LDH」（參照28頁）這種酵素，也有血液型、肝臟型，以及肌肉型三種。此外，澱粉酶（參照30頁）中也可分為胰臟型與唾液腺型等兩種。只要測量這些同功酶，就能清楚分辨出轉移酵素究竟是從哪一個器官中釋放出來的。這些檢查因為已經進入非常詳細的分類了，所以一般在健康檢查中不太會使用。

「CK」（參照84頁）這種酵素，則有骨骼肌型（CK-MM）、腦型（CK-BB）、心肌型（CK-MB）這３種。心肌異常時則CK-MB會增加。因為CK-MB對於心肌梗塞的診斷非常有效，在同功酶的檢查中，這個CK-MB是最有用的檢查。

ALP對於癌症的骨轉移檢查來說很有用

在癌症發生骨轉移等情形時，因為大多時候ALP的數值都會高度上升，所以ALP在調查癌症是否出現骨轉移時是非常方便的檢查。例如罹患癌症的人，明明肝臟的功能良好但是ALP數值很高時，就需要測量同功酶。只要確認是來自骨骼的話，恐怕就是出現骨轉移了，這時應該使用X光等來確認轉移的部位。

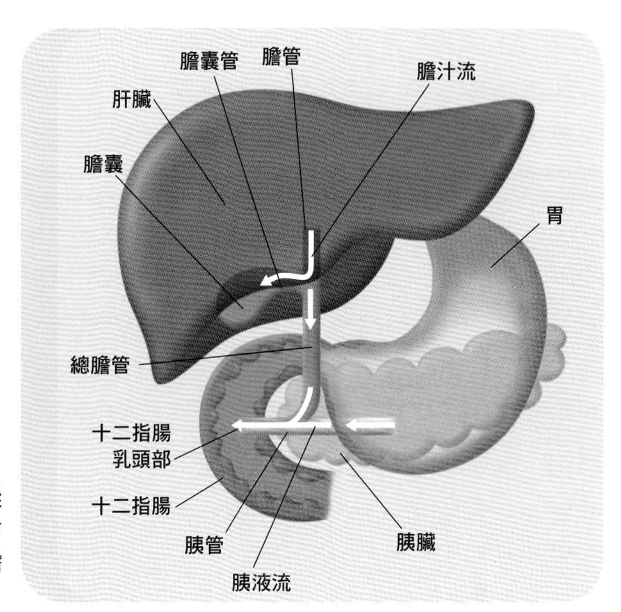

ALP會從膽道中流出

ALP是肝細胞所分泌的膽汁，在輸送至十二指腸的途中從膽道中流出的脫逃酵素。在肝臟內四處縱橫的膽管最後會匯合成1支，再與從膽囊延伸出的膽囊管匯合後成為總膽管，與十二指腸的十二指腸乳頭部相連。

ALP的數值與注意燈號

ALP：鹼性磷酸酶 單位：IU/L（將1公升中的ALP的量以國際單位（IU）來表示的數值）

高度上升。臉部變黃，看得出有明顯的黃疸。在出現阻塞性黃疸（膽管癌、肝門部膽管癌、胰臟頭部癌、總膽管結石、十二指腸乳頭癌）、肝臟占位性病變（轉移性肝癌等）、肝內膽汁滯留、骨骼疾病（轉移性骨癌）時可見的數值。此外，也有可能是肝腫瘤、惡性淋巴腫瘤、白血病的浸潤、類肉瘤病（sarcoidosis）、粟粒狀結核病、類澱粉質沉積症（amyloidosis）、甲狀腺機能亢進造成。

600

輕度～中度上升。在出現阻塞性黃疸（膽管癌、胰臟頭部癌、總膽管結石、十二指腸乳頭癌）、肝臟占位性病變（轉移性肝癌等）、肝內膽汁滯留、膽道感染、骨骼疾病（轉移性骨癌、骨折等）、藥物性肝炎、酒精性肝炎、脂肪肝、急性肝炎、慢性肝炎、肝硬化、肝細胞癌（進展例）、甲狀腺機能亢進時可見的數值。也有可能是惡性淋巴腫瘤、白血病的浸潤、類肉瘤病、粟粒狀結核病、骨骼疾病（副甲狀腺機能亢進、佝僂病、骨肉瘤等）、潰瘍性大腸炎、慢性腎衰竭等造成。

260※

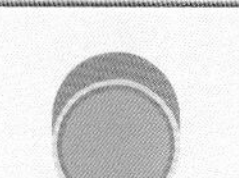

正常值

80※

低值。有可能是遺傳性低磷酸酯酶症（hypophosphatasia）。在遺傳性低磷酸酯酶症之外，就算數值再低也沒有問題。

※：在日本臨床檢查標準協議會（JCCLS）的「日本主要臨床檢查項目的共用基準範圍案-解說與利用指引」（2014年3月31日修正版）中，為106～322。

「膽囊疾病」☞ 136P

膽紅素 測量黃疸的程度

是什麼樣的檢查？

黃疸是膽紅素（膽汁色素）在血液中或是組織中異常增加，使皮膚或黏膜變成黃色的症狀。因此，膽紅素的檢查，是要測量黃疸的程度。

膽紅素是紅血球的血紅素在代謝後所出現的產物。紅血球有一定的壽命，約在120天左右就會壞死。紅血球會在脾臟及淋巴結處被破壞，這時釋放出的膽紅素，就會被運送至肝臟與蛋白質結合。之後，被排出膽道中，成為膽汁後在小腸中排出，大部分則是於糞便中被排泄出去。一部分會被小腸再吸收，再次被肝臟利用，進行這樣的循環。如果肝功能不佳，膽紅素就會無法與蛋白質結合。此外，就算結合了，只要無法順利在膽汁中排出，相反的膽紅素就會回到血液中。

可能是罹患什麼樣的疾病呢？

根據不同種類分辨出是肝功能損傷或是溶血

膽紅素的正常值，每 1 公合中約只有 1 毫克。當膽紅素少許上升到 2 ～ 4 mg/dL時，大部分都是肝病變或是溶血。上升到 1 mg/dL左右，就可以看出黃疸。雖然許多人都會說黃疸就是臉部肌膚變黃，但實際上是全身的皮膚都會變黃。診斷時最容易看出的就是眼白的部分。就算只是輕微的黃疸，只要看眼白處的結膜就能明顯看出是否有黃疸。

膽紅素有 2 種。在肝臟與蛋白質結合前的膽紅素是「間接膽紅素」（indirect bilirubin，I-Bil），與蛋白質結合後的則是「直接膽紅素」（direct bilirubin，D-Bil）。兩者合起來的稱為「總膽紅素」（total bilirubin，T-Bil）。間接膽紅素與直接膽紅素的比例約是 1 比 1。

總膽紅素增加，而且間接膽紅素的比例也變高時，比起肝臟受損，有更高的可能是紅血球大量受損，可合理懷疑是溶血性貧血等疾病。

相反的，直接膽紅素上升時，則可能是肝臟受損且無法順利排出膽汁，或是即使膽汁有排出但因膽道阻塞無法流出。罹患肝炎、出現膽結石、或是膽道癌等疾病時，直接膽紅素會增加。特別是膽道的疾病，直接膽紅素的數值會上升。在膽道的流通不順暢時，直接型則會上升至高達數十的數值。

間接膽紅素上升會引起腦部損傷

因為膽紅素具有相當高的毒素，所以只要超過10mg/dL時，就會對神經造成不良影響。特別是間接膽紅素上升的話，就會出現腦部損傷。典型的例子就是在新生兒身上可見的核黃疸（kernicterus）這種神經損傷。

核黃疸是因為母親與胎兒的血型不一致，媽媽對胎兒的血液產生抗體，進而引起胎兒的溶血，導致間接膽紅素上升所引起的神經損傷。這時，就可以透過紫外線療法等將間接膽紅素轉換為直接膽紅素，使其變為無害。

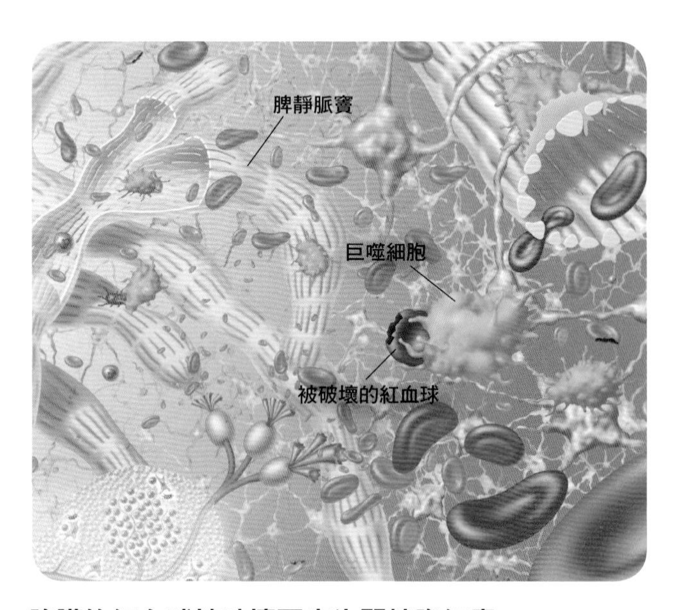

脾臟的紅血球被破壞而產生間接膽紅素

在脾臟的內部，被破壞的紅血球以及病原體會被巨噬細胞（macrophage）吞噬。而紅血球被破壞時所產生的膽紅素（間接膽紅素），會被運送到肝臟與蛋白質結合（直接膽紅素）。只有正常的紅血球會通過被稱為脾靜脈竇（splenic sinuses）的血管流到全身。

膽紅素的數值與注意燈號

總膽紅素 單位：mg/dL（測量 1 公合中所含總膽紅素的重量）

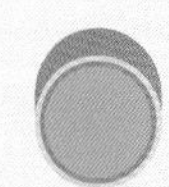

0.2～1※（鹼性偶氮膽紅素法）
0.2～1.2※（酵素法、比色法）

正常值 總膽紅素為直接膽紅素與間接膽紅素的總和。

直接膽紅素 單位：mg/dL（測量 1 公合中所含直接膽紅素的重量）

高度增加。在出現急性肝炎、失代償性肝硬化、肝癌、猛爆性肝炎、急性脂肪肝、原發性膽汁性肝硬化、原發性硬化性膽管炎、阻塞性黃疸時可見的數值。

20

中度增加。在出現病毒性慢性肝炎時可見的數值。也有可能是自體免疫性肝炎、急性酒精性肝炎、藥物性肝炎、脂肪肝、肝炎病毒以外的病毒造成的急性肝炎、阻塞性黃疸、原發性膽汁性肝硬化、心肌梗塞、肌肉疾病、溶血性疾病等造成。

5

輕度增加。數值上升到 2 mg/dL左右，就會出現黃疸的症狀。在出現急性肝炎、慢性肝炎、肝硬化、肝癌、猛爆性肝炎、酒精性肝炎、自體免疫性肝炎、藥劑性肝病變、肝內膽汁滯留症、原發性膽汁性肝硬化、原發性硬化性膽管炎、阻塞性黃疸、肝腫瘤等時可見的數值。

0.4

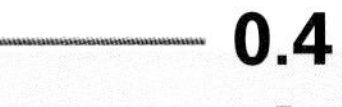

0～0.3（鹼性偶氮膽紅素法）
0～0.4（酵素法、比色法）

正常值

間接膽紅素 單位：mg/dL（測量 1 公合中所含間接膽紅素的重量）

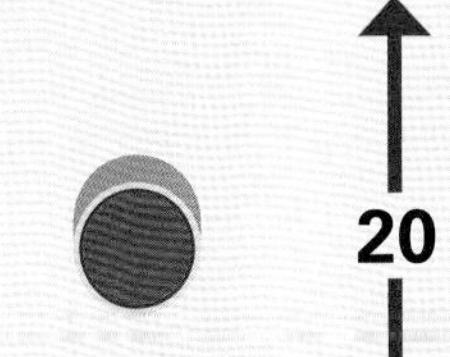

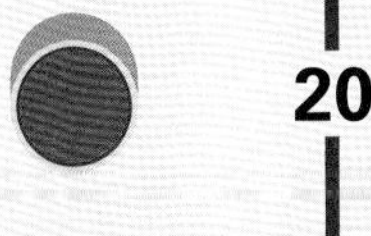

高度增加。在出現克果納傑氏症（Crigler Najjar syndrome）I 型時可見的數值。

20

中度增加。在出現克果納傑氏症 II 型、新生兒黃疸時可見的數值。

5

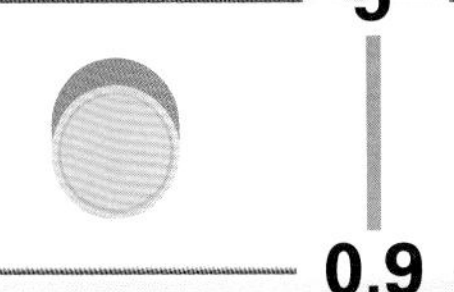

輕度增加。在出現溶血性黃疸、新生兒黃疸、吉伯特氏症候群（Gilbert's syndrome)、克果納傑氏症 II 型、分流性高膽紅素血症、心臟衰竭等時可見的數值。

0.9

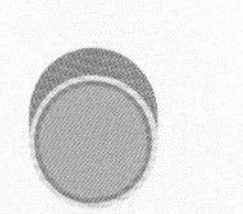

0.1～0.8（鹼性偶氮膽紅素法）
0～0.8（酵素法、比色法）

正常值

※：在日本臨床檢查標準協議會（JCCLS）的「日本主要臨床檢查項目的共用基準範圍案 - 解說與利用指引」（2014 年 3 月 31 日修正版）中為 0.4～1.5。

「肝臟疾病」☞ 134P

LDH 當此數值很高時，需要進行詳細的全身檢查

是什麼樣的檢查？

LDH（乳酸去氫酶），是轉移酵素中最有名的一種。LDH會存在於肝臟、紅血球、肌肉、惡性腫瘤等中。因此，會讓LDH數值上升的疾病，可分為肝炎等肝臟狀態不佳、紅血球因溶血而受損、心肌損壞導致心肌梗塞以及癌症等情形。

可能是罹患什麼樣的疾病呢？

具有 5 種同功酶

LDH的正常值約在120～245IU/L（將 1 公升中的量以國際單位來表示的數值）左右。白血球的惡性腫瘤，也就是惡性淋巴腫瘤或是白血病，基本上數值都會明顯上升至350以上。肌肉受到大量破壞的肌肉失養症（muscular dystrophy）等也會有相同程度的上升。心肌梗塞及慢性肝炎的話，數值則是會到245～350左右的中等上升。雖然不太會有少許上升的情形，但在各種疾病程度輕微時仍然可見。

LDH有 5 種同功酶，隨著疾病的不同，其增加的種類也不同。LDH的數值很高的時候，就要檢查同功酶來推斷出是來自哪個器官。

LDH的數值很高的話也有罹癌的可能性

問題出在癌症。LDH的數值高時，醫師可能會假定患者身體中存在惡性腫瘤來進行檢查。

因癌症使LDH數值升高時，隨著腫瘤因治療而縮小，LDH的數值也會跟著下降。如果相同的癌症再復發的話，LDH也會再次上升。也就是說，LDH是一種腫瘤標記（參照76頁）。但是，有些癌症能讓LDH數值上升，也有一些癌症不會讓LDH上升。因此，不能因為LDH的數值沒有上升，就認為不是癌症。

就像先前所述，能讓LDH的上升幅度最大的，就是白血球癌症的惡性淋巴腫瘤與白血病。因為還有其他能讓LDH上升的各種癌症，所以健康檢查時如果只有LDH的數值很高，建議需要進一步的全身詳細檢查。

給黃燈的人的建議

只是黃燈的話無法診斷出具體的疾病，因此需要檢視一年 1 次以上的檢查數值，並且觀察身體變化。癌症、心臟疾病、肝臟疾病、某些種類的貧血等都會讓數值升高，因此無法僅靠此就指出原因。

右頁中的黃燈欄中列出了各種平常不太常聽到的疾病名稱，但都需要與其他的檢查結果進行綜合判斷。此外，數值的變化也能提供重要的資訊。

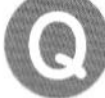
LDH的數值上升，就一定是癌症嗎？

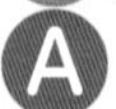
LDH在肝臟、肌肉或是紅血球的細胞受損時也會上升，所以不可能僅靠LDH的數值就判斷出是否罹癌。有可能是癌症，也有可能不是。

聽說 LDH 也有許多種類，這是什麼意思呢？

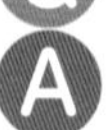
從 LDH_1 到 LDH_5，共有 5 種同功酶，隨著疾病不同，數值上升的種類也不同。因此，在 LDH 很高的時候，就需要先確認同功酶，看看受損的細胞究竟是來自肝臟、肌肉，還是紅血球。但是，就算是進行 LDH 的同功酶檢查，也無法診斷出是否為癌症。

LDH_1 與 LDH_2 上升時，可能是心肌梗塞、腎臟梗塞、溶血性貧血、惡性貧血等疾病。LDH_2 與 LDH_3 上升時，可能是肌肉失養症、多發性肌炎、白血病、消化器官癌等疾病。LDH_3 與 LDH_4、LDH_5 同時上升時，可能是癌細胞轉移。LDH_5 上升時，則可能是急性肝炎、鬱血性肝病變、肝細胞癌、子宮癌、肌肉失養症等疾病。

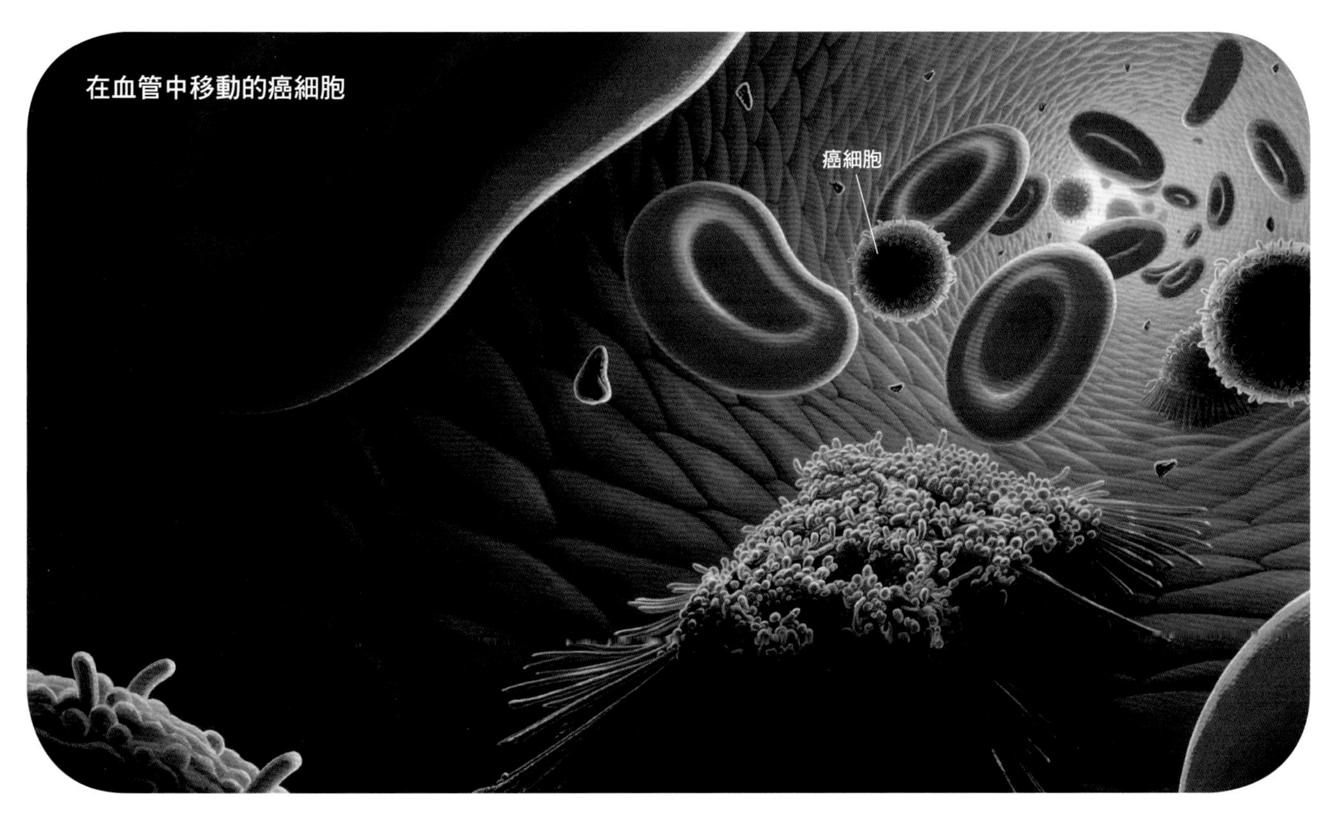

LDH的數值與注意燈號

LDH：乳酸去氫酶 單位：IU/L（將1公升中之LDH的量以國際單位（IU）來表示的數值）

高度增加。在出現心肌梗塞、急性肝炎、急性骨髓性白血病、惡性淋巴腫瘤、惡性貧血時常見的數值。

500

中度增加。惡性淋巴腫瘤、骨髓性白血病、惡性腫瘤、皮肌炎（dermatomyositis）、進行性肌肉失養症時常見的數值。也有可能是急性肝炎、心肌梗塞造成。

350

輕度增加。在出現心臟衰竭、心肌病變、慢性肝炎、肝硬化、慢性腎炎、腎病症候群（nephrotic syndrome）、惡性腫瘤時常見的數值。也有可能是皮肌炎、類風溼性關節炎造成。

245※

正常值

120※

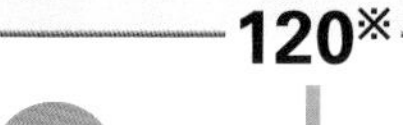

減少。在出現H subunits先天性缺乏（異型合子，heterozygote）、抑制因子（自體抗體）時可見的數值。也有可能是H subunits先天性缺乏（同型合子，homozygote）造成。以上皆是罕見的狀態。

※：在日本臨床檢查標準協議會（JCCLS）的「日本主要臨床檢查項目的共用基準範圍案 - 解說與利用指引」（2014年3月31日修正版）中，為124～222。

「癌症」☞ 118P 「心臟疾病」☞ 128P 「肝臟疾病」☞ 134P

澱粉酶 常喝酒與有膽結石的人要注意

是什麼樣的檢查？

澱粉酶是能分解澱粉等的消化酵素。主要是分泌自胰臟及唾液腺。因為從胰臟及唾液腺分泌出的類型不同，所以只要進一步檢查的話就能知道是從何處分泌的。

可能是罹患什麼樣的疾病呢？

澱粉酶的數值上升時有可能是胰臟炎

造成澱粉酶數值上升主要的疾病是胰臟炎。會有胃窩、左上腹部、腰背部的疼痛，還有想吐等症狀，同時澱粉酶的數值上升的話，就可以推測是胰臟炎。其他，如果是唾液腺的澱粉酶上升的話，雖然有可能是修格連氏症候群（又稱乾燥症候群，Sjögren syndrome）這種自體免疫疾病，但是非常罕見的疾病。又例如唾液腺或唾液的排泄管因唾液中的石灰沉積產生結石的唾液腺結石症，也會讓數值上升。

胰臟炎可分為急性胰臟炎與慢性胰臟炎。急性胰臟炎，一般都會伴隨著劇烈腹痛等強烈症狀。胰臟炎的主要原因，一般認為是大量的酒精攝取以及膽結石。如果膽道因膽結石阻塞，導致膽汁及胰液逆流的話，胰臟本身也會被消化，進而引起胰臟炎。

 給黃燈的人的建議

有隱藏器官之稱的胰臟相關疾病中，胰臟癌到現在為止仍是很難被發現的疾病。澱粉酶在200IU/L以上就有相當高的疑慮可能是胰臟癌。只要數值比以前增加，但又不到胰臟癌程度的話，則有可能是胰臟炎。以往的數值都是正常的人，如果數值已經進入紅燈區域的話，建議盡快至醫院進行檢查。有可能藉由CT等檢查來發現胰臟癌。因為胰臟癌並沒有早期診斷的方法，所以醫師只能依賴澱粉酶的指數進行判斷。如果是胰臟癌的話，數值就不會下降，因此如果是在正常值以下的黃燈區域就不需太過慌張。

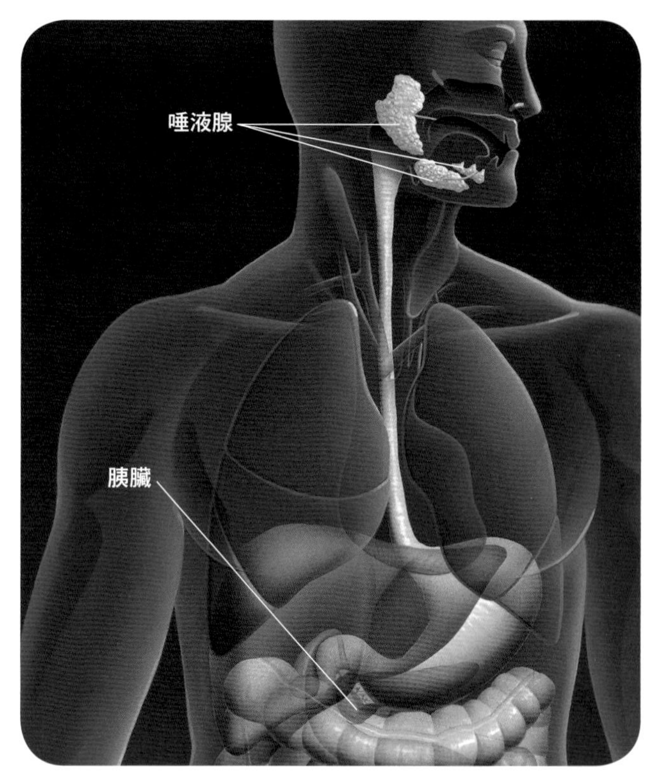

消化酵素「澱粉酶」是由唾液腺與胰臟所分泌，造成澱粉酶數值升高的原因，主要是胰臟炎。

Q 除了澱粉酶以外，胰臟還會分泌其他消化酵素嗎？

A 胰臟除了分泌分解澱粉的澱粉酶外，還會分泌脂肪酶（分解中性脂肪）、胰蛋白酶原（透過膽汁而活化，成為能分解蛋白質的胰蛋白酶）等酵素，兩者都會因為胰臟炎而上升。胰臟除了消化酵素外，還會分泌胰島素（讓血糖值下降）及升糖素（讓血糖值上升）兩種荷爾蒙。

γ-GTP、AST、及ALT等轉移酵素雖然會被釋放到血液中，但是並不會帶來不良影響。但是，如果是胰蛋白酶的話，則是具有融化蛋白質的消化酵素作用。因此如果因為膽結石等讓膽汁逆流到胰管的話，胰臟自身就會被消化，導致胰臟炎。造成胰臟炎的原因除了膽結石外，還有大量攝取酒精等各種因素。

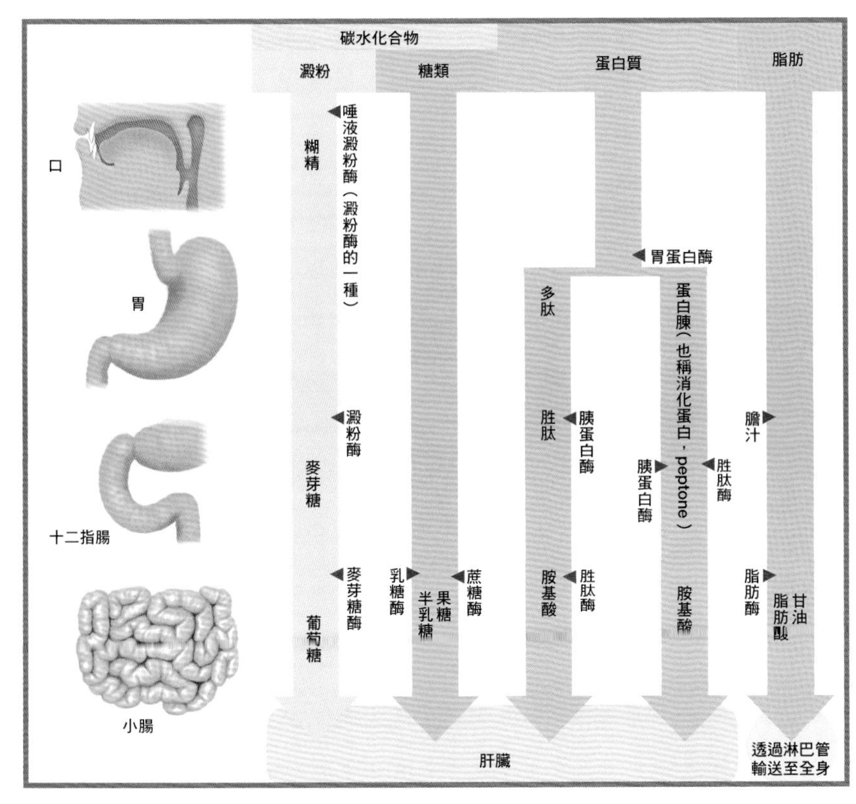

消化暨吸收營養素的機制

食物從口腔到肛門為止需要通過約10公尺的消化管，才能被消化、吸收。因為碳水化合物、蛋白質、脂肪等的營養素是由大分子構成，所以需要先被胰液及腸液中所含的消化酵素分解為小分子後，才能被小腸吸收。圖中的◀及▶旁顯示的就是消化酵素。

由胰臟分泌的消化酵素「澱粉酶」則是會在十二指腸被釋放運作。

澱粉酶的數值與注意燈號

澱粉酶 單位：IU/L（將1公升中的澱粉酶量以國際單位（IU）來表示的數值）

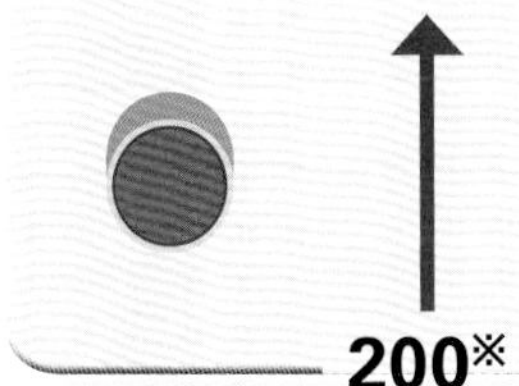

正常值的上限以上（增加；高澱粉酶血症）。在出現急性胰臟炎、慢性胰臟炎時常見的數值。也有可能是胰臟濾泡、胰臟癌、總膽管結石、十二指腸乳頭癌、急性腮腺炎、膽結石、消化道穿孔、腸阻塞、腹膜炎、子宮外孕、澱粉酶產生腫瘤（肺癌、卵巢癌、輸卵管癌等）、巨澱粉酶血症、慢性腎衰竭、休克造成。

200※

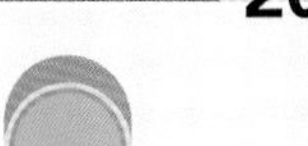

正常值

60※

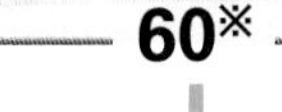

正常值的下限以下（減少；低澱粉酶血症）。胰臟摘除後，因慢性胰臟炎或是胰臟癌，使得分泌澱粉酶的胰臟細胞荒廢，適於唾液腺摘除後可見的數值。在醫學上並沒有問題。

※：在日本臨床檢查標準協議會（JCCLS）的「日本主要臨床檢查項目的共用基準範圍案 - 解說與利用指引」（2014年3月31日修正版）中，為44～132。

「胰臟疾病」☞ 138P

鈣質 出現異常值的話，就有可能是骨質疏鬆症、癌症或是副甲狀腺的疾病

是什麼樣的檢查？

鈣質是生物體內神經等的反應以及細胞活性化，或是在生物的細胞內傳遞訊號等時不可或缺的重要離子。此外，更是非常重要的骨骼代謝指標。

血清中的鈣質，會因兩種機制控制在幾乎一定的數值。一種是因副甲狀腺使得鈣質沉積在骨骼中並從血清中減少，相反的也會從骨骼中流出並增加的機制。另一種就是有時將鈣質排出至尿液中，有時又不會排出，藉此調節的機制。這些機制相互作用錯綜複雜，讓血清中的鈣質保持在一定的數值。

身體的中的鈣質，可以分為與血清中的白蛋白（參照60頁）結合後的物質、單獨以離子的

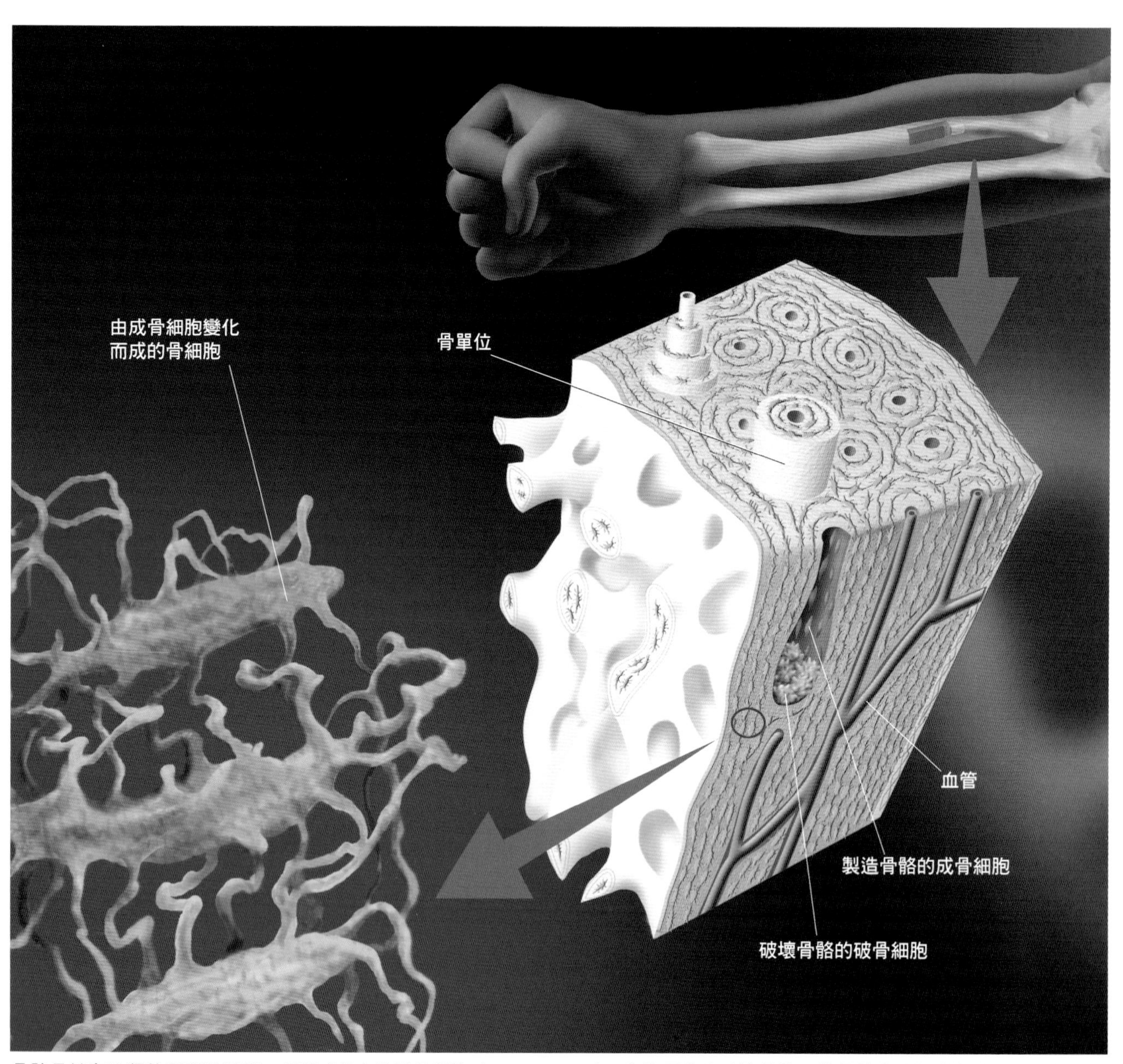

骨骼是儲存及釋放鈣質的組織。骨骼成分中的破骨細胞（osteoclast），會使用酸來破壞骨骼，將骨骼中的鈣質釋放至血液中。另一方面，成骨細胞（也稱骨原細胞，osteoblast）會在被破骨細胞破壞的部位，利用膠原蛋白纖維與鈣質來修復骨骼，將鈣質沉積於骨骼中。成骨細胞會陸續轉為骨細胞。

形態存在的物質、還有以碳酸鹽等鈣鹽形態存在的物質等3種形態。其中，與血清中的白蛋白結合後的物質與單獨以離子的形態存在的物質，兩者的總和是一定的。因此，以離子的形態存在的鈣質的量，會隨著白蛋白的量的增加而減少，與白蛋白間的平衡就更顯重要了。

可能是罹患什麼樣的疾病呢？

女性在停經後要注意骨質疏鬆症

女性停經後，女性荷爾蒙中的雌激素就會減少，大量的鈣質會從骨骼中被溶解出來，骨骼會逐漸變脆弱。這就是典型骨質疏鬆症的形成機制。這時，血清的鈣質數值也會變動。但是，光靠測量血清中的鈣質數值並無法診斷是否為骨質疏鬆症。需要透過沉積在骨骼中的鈣質量的骨密度測量，才能診斷是否為骨質疏鬆症。

鈣質的數值上升時可能的疾病有癌症、副甲狀腺的疾病等，但並不常見。如果鈣質上升太多時，神經或肌肉就會不自主的痙攣「抽搐」。倘若鈣質過多時，鈣質會沉積在身體的各處引起損傷。特別是沉積在腎臟的話，就會變成腎衰竭。就算數值降低了仍會再次發作。

鈣質的數值與注意燈號

鈣質 單位：mg/dL（測量1公合中所含的鈣質重量）

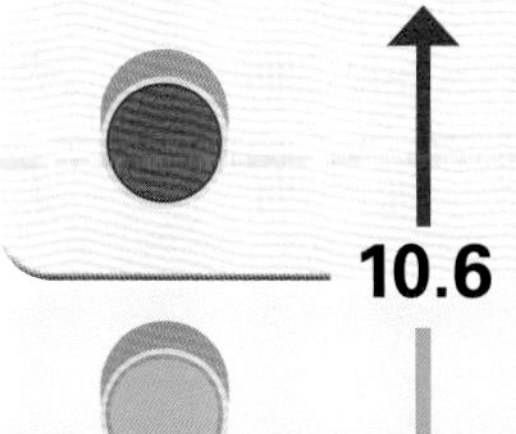

高鈣血症。在出現原發性副甲狀腺機能亢進症、惡性腫瘤、維生素D過多症、Thiazide利尿劑、類肉瘤症時常見的數值。也有可能是不動症候群、乳鹼性症候群（milk-alkali syndrome）、橫紋肌溶解症造成。

10.6

8.5※～10.5※ **正常值**

8.5

低鈣血症。在出現低白蛋白血症（校正鈣質為正常）、慢性腎衰竭、副甲狀腺機能低下症、低鎂血症、維生素D缺乏症、維生素D依賴型佝僂症、性聯低血磷症時常見的數值。也有可能是橫紋肌溶解症急性期、急性胰臟炎、艾迪森氏病（Addison's disease）、甲狀腺機能亢進症、假性副甲狀腺低下症造成。

※：在日本臨床檢查標準協議會（JCCLS）的「日本主要臨床檢查項目的共用基準範圍案-解說與利用指引」（2014年3月31日修正版）中，為8.8～10.1。

「癌症」☞118P 「骨骼疾病」☞144P

紅血球 不足的話會引發貧血

是什麼樣的檢查？

血液的細胞成分可分為紅血球、白血球、以及血小板3種。紅血球負責擔任運送氧氣的工作，白血球則是在發生感染時肩負起抵抗外敵的責任，血小板能讓血液凝固，有止血的作用。

紅血球的檢查有3種

紅血球的檢查內容包括：紅血球數量、血球比容（血液中紅血球所占的體積）、以及血紅素量3種。因為紅血球的功能是要運送氧氣，所以這三種檢查項目中，最重要的就是血紅素量。

可能是罹患什麼樣的疾病呢？

貧血就是組織的缺氧狀態

在紅血球中，有種非常容易與氧氣結合的物質稱為血紅素（hemoglobin），也肩負著運送氧氣的功能。因此，如果紅血球變少的話，運送氧氣的能力就會變得低下。這種紅血球稀少的狀態就稱為貧血。

一旦貧血，各臟器的氧氣就會變少，導致組織呈現缺氧的狀態。身體為了對應這種狀況，就會讓血液更加快速流動，因此會出現脈搏加快等的症狀。因為心臟跳動的速度加快，所以也會有心悸、喘不過氣等情形。此外，貧血的症狀之一就是站起時會頭暈。

貧血症狀的強度與血紅素量不一定成比例

臨床症狀的強度雖然會受到血紅素量的影響，但也會隨著貧血進行的速度而改變。

進展非常緩慢的貧血的話，數值就算從8變成7也不會出現太大的症狀。但如果是因為出血等導致血紅素量快速下降時，就算數值還有10也會出現非常強烈的症狀。因此，貧血的症狀不一定會跟血紅素的量成正比。

血型／輸血基準／紅血球生成素

血型

血型雖然可分為紅血球型與白血球型等等，但說到血型一般指的都是ABO血型系統。輸血時除了確認ABO血型之外，還必須要確認Rh血型。Rh血型的特徵就是Rh陰性（－）的人很少，比較多的白人占比約15%，亞洲人約僅0.3%。

在小學及中學時，雖然都教導學生說O型的人可以輸血給A型與B型的人，但是現在如果不是在相當緊急的情況下，一般是不會進行不同血型之間的輸血。就算只是血小板的輸血也要紅血球的型相合。血漿也一樣，雖然有時僅需輸送血液的液體成分，不過同樣必須血型相合。

輸血基準

是否需要輸血，需要搭配臨床症狀一起考慮。在出現慢性貧血症狀時，是以血紅素7g/dL為輸血的基準。當出現急遽的貧血症狀時，即使數值在10g/dL左右也會進行輸血。最近已不進行將所有血液成分輸血的全血輸血。貧血輸血時通常使用「洗滌紅血球」（washed red blood cells）與「紅血球濃厚液」（packed red blood cells）。

紅血球生成素

腎臟會分泌「紅血球生成素」（erythropoietin）這種會刺激紅血球生成的荷爾蒙（造血因子），但如果腎臟狀態不佳，因無法分泌刺激因子，就會導致貧血。正常的狀態下，紅血球的壽命約是120天。但是，如果是溶血性貧血的話，紅血球的壽命就會縮短到30～60天。

紅血球的數值與注意燈號

RBC：紅血球數 單位：個/μL（測量1微升中所含之紅血球個數）

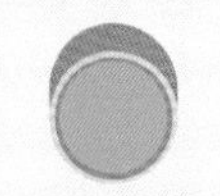

427萬～570萬※（男性） 376萬～500萬※（女性） 正常值

300萬

減少。出現貧血時常見的數值。會導致貧血的疾病，除了血液疾病之外，也有其他非常多的可能性。

＊貧血的有無要看血紅素。確認貧血時，再以MCV（平均紅血球容積）值來分類。

Hb/血紅素 單位：g/dL（測量1公合中所含血紅素的重量）

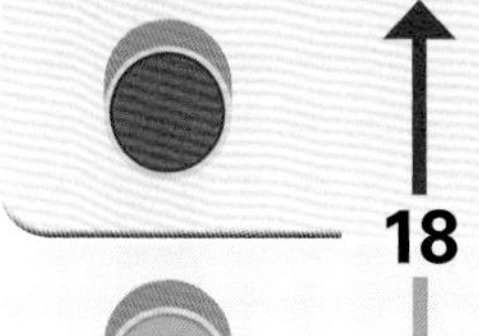

高值。在出現真性紅血球過多症、次發性多血症（伴隨動脈血氧分壓低下的心肺疾病、紅血球生成素產生腫瘤造成的多血等）、壓力多血症、脫水造成的紅血球增多症時常見的數值。

18

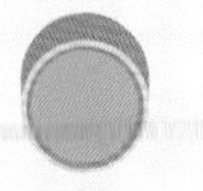

13.5～17.6※（男性） 11.3～15.2※（女性） 正常值

10

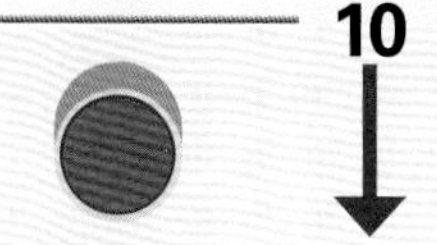

低值（減少）。貧血時常見的數值。會導致貧血的疾病，除了血液疾病之外，也有其他非常多的可能性。

Ht/血球比容 單位：%

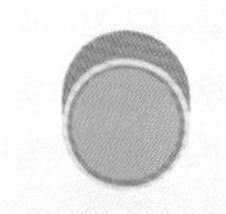

39.8～51.8※（男性） 33.4～44.9※（女性） 正常值

30

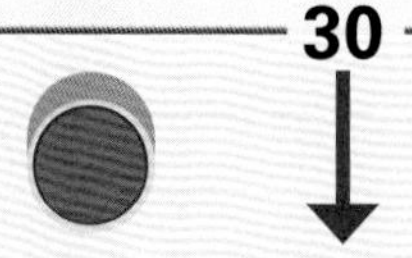

減少。貧血時常見的數值。會導致貧血的疾病，除了血液疾病之外也有其他非常多的可能性。

MCV：以平均紅血球容積為基準的貧血分類 單位：fL（測量紅血球容積的單位）

增加，大球性貧血。在出現惡性貧血（缺乏維生素B_{12}等）、葉酸缺乏性貧血、肝臟疾病導致的貧血時常見的數值。

100※

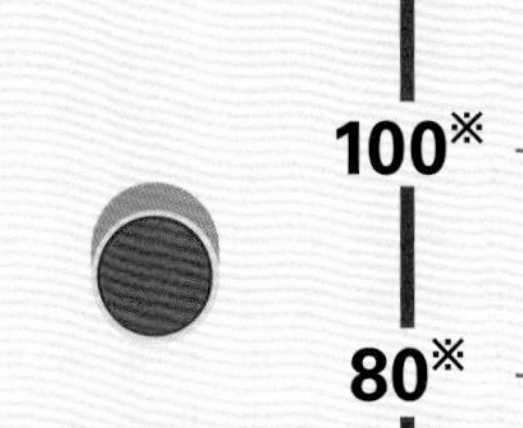

基準範圍，正球性貧血。在出現溶血性貧血、急性出血、再生不良性貧血、白血病、腎性貧血、傳染病、惡性腫瘤等時常見的數值。

80※

減少，小球性貧血。在出現缺鐵性貧血、海洋性貧血（地中海型貧血）、鐵芽球性貧血、先天性無鐵傳遞蛋白質貧血（congenital atransferrinemia）、妊娠貧血、慢性發炎伴隨的續發性貧血時常見的數值。

※：在日本臨床檢查標準協議會（JCCLS）的「日本主要臨床檢查項目的共用基準範圍案-解說與利用指引」（2014年3月31日修正版）中，RBC為435萬～555萬（男性）、386萬～492萬（女性），Hb為13.7～16.8（男性）、11.6～14.8（女性），Ht為40.7～50.1（男性）、35.1～44.4（女性），MCV為83.6～98.2。

「血液疾病」☞ 146P

紅血球是氧氣的運輸者

紅血球會在肺臟的肺泡中攜帶氧氣，然後於末端將氧氣釋出。透過這樣的運作，讓氧氣在全身循環。此外，血液呈現紅色是因為紅血球是紅色的關係。而紅血球呈現紅色，則是因為與氧氣結合後的血基質（heme）構造，變成了吸收紅色以外的光的化學結構所使然。

此外，身體各部位的化學反應會使用氧氣，因此而形成的二氧化碳透過血液運送到肺部，再透過微血管排放至肺部。

氧氣從肺泡進入微血管中
支氣管的前端
布滿微血管的肺泡
氧氣會通過肺泡及微血管
的管壁後進入血管內
放大
從嘴巴或是鼻子
吸入氧氣
將肺部放大
氧氣透過支氣管
進入肺部
肺

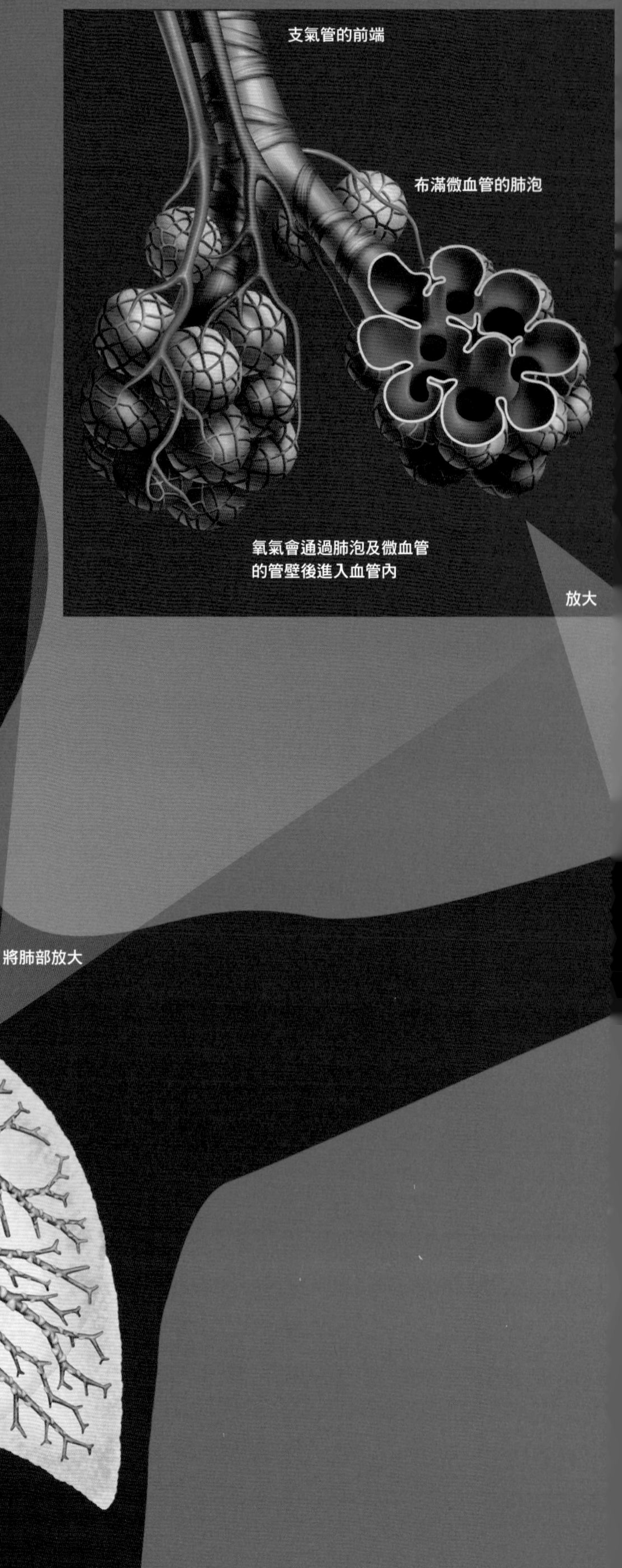

在末端將氧氣釋出

氧氣

紅血球

紅血球的直徑約0.007～0.008毫米。厚度約為0.002毫米左右。就算是狹窄的微血管也能先變形後再通過。

放大

身體的末端會因為化學反應需要而使用氧氣，所以氧氣濃度較低。在氧氣濃度低的部分，血基質結構中的鐵與氧氣的結合中斷進而釋放出氧氣。像這樣氧氣就能運送到身體的各處。此外，因不完全燃燒所發生的一氧化碳，比氧氣能更強力與血基質結構中的鐵結合。也因此一氧化碳會妨礙氧氣的搬運，引起缺氧（一氧化碳中毒）。

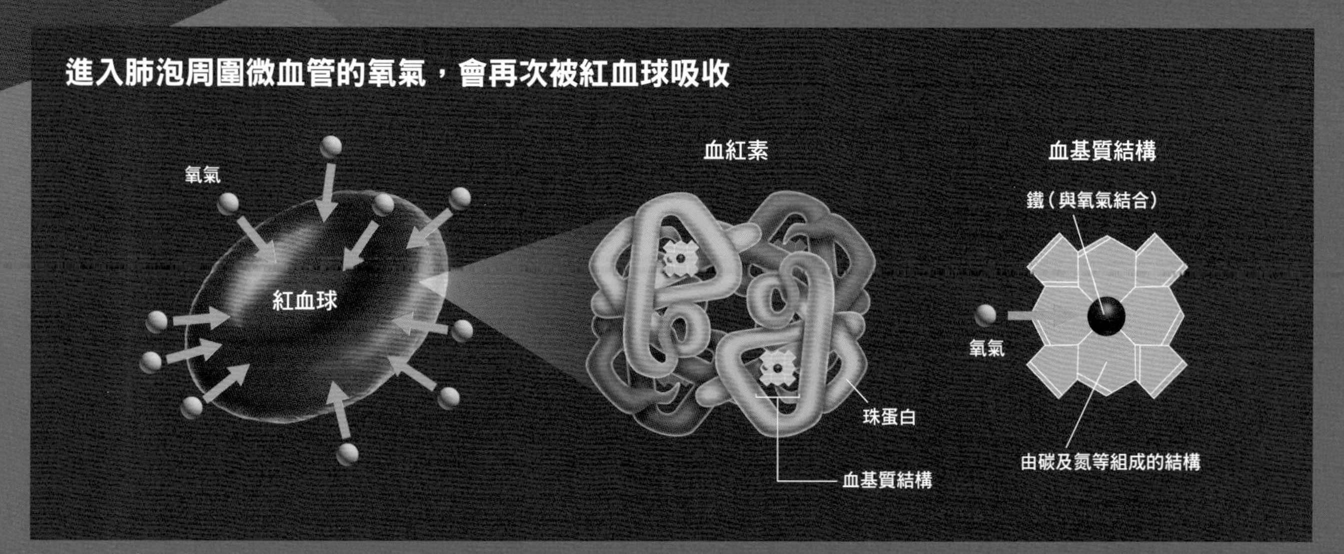

紅血球中存在著無數的血紅素。一個血紅素是由血基質結構與其周圍名為珠蛋白（globin）的蛋白質組共四組所構成，在每個血基質結構的中心都有鐵原子。透過這個鐵原子與氧氣的結合，能將氧氣運送到全身。

白血球 會因傳染病或白血病等而增加

是什麼樣的檢查？

白血球的功能是為了防禦外敵的入侵。一般流到末梢的白血球可分為5種，各自都有不同的功能。

白血球也有各式各樣種類

第一種是嗜中性白血球（neutrophil）。嗜中性白血球能吞噬細菌等外敵，具有消滅細菌等的作用。第二種是嗜酸性白血球（acidophil）。嗜酸性白血球因為會分泌造成過敏原因的組織胺等，所以與過敏反應有關。第三種，就是嗜鹼性白血球（basophil）。嗜鹼性白血球能對真菌及寄生蟲等的感染進行抵抗。到現在為止所提到的嗜中性白血球、嗜酸性白血球、以及嗜鹼性白血球合起來就稱為顆粒球（granulocyte）。顆粒球會對所有入侵體內的異物及細菌等進行攻擊，與非特異性的防禦反應相關。

第四種是單核球（monocyte）。單核球能吞噬各種外敵，並將此作為抗原讓淋巴球認識，具有抗原呈現細胞的功能。

最後，就是第五種的淋巴球（lymphocyte）。淋巴球也就是肩負免疫反應的細胞。淋巴球還可以再大致分成三種，一種是T細胞，T細胞能喚起稱為細胞性免疫的反應，控制其他的免疫反應。第二種是B細胞，B細胞能製造對抗外敵的抗體。第三種就是自然殺手細胞，自然殺手細胞具有能殺死癌細胞或是受到病毒感染的細胞的功能。

可能是罹患什麼樣的疾病呢？

不只是數量，比例也很重要

白血球數量的正常值在1立方毫米中約有4000～8000個。檢查白血球時，並不只是要看數量的增減，成分的比例也很重要。但是，就像是每個人有不同的個性一樣。雖然個人的比例變化並不

白血球的數值與注意燈號

白血球數 單位：個/μL（測量在1微升中所含白血球個數）

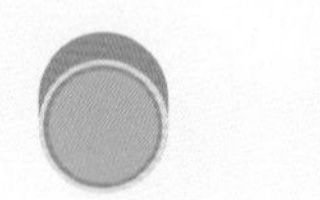

高度增加。在出現白血病、骨髓增生性疾病、嚴重的傳染病（粟粒狀結核、敗血症）、惡性腫瘤的全身散布轉移、無顆粒球血症、以及於葉酸缺乏症的治療恢復期等時常見的數值。

50,000

輕度～中度增加。在出現傳染病（細菌、病毒）、自體免疫疾病（風溼熱、膠原病等）、物理性（寒冷、出血等）、心理壓力、重症的代謝異常（腎臟衰竭、肝臟衰竭等）、藥物中毒、白血病、骨髓增生性疾病、妊娠、類固醇的影響等時常見的數值。

10,000

4,000～8,000※ 正常值

3,000

輕度～中度減少。在出現再生不良性貧血、抗癌劑的投藥、藥劑過敏（抗生素、解熱劑、抗痙攣劑、抗甲狀腺劑等）、放射線照射、癌症的骨髓轉移、骨髓增生不良症候群、惡性貧血、脾臟功能亢進症、傷寒、病毒感染（麻疹、德國麻疹、水痘等）、骨髓纖維化症、黏液性水腫、AIDS、無顆粒球症時常見的數值。

1,000

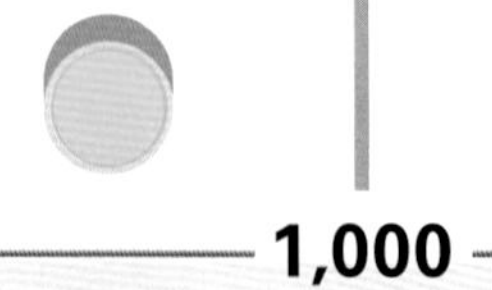

高度減少。在出現再生不良性貧血、抗癌劑的投藥、藥劑過敏（抗生素、解熱劑、抗痙攣劑、抗甲狀腺劑等）、放射線照射、癌症的骨髓轉移、骨髓增生不良症候群、惡性貧血、脾臟功能亢進症、傷寒、病毒感染（麻疹、德國麻疹、水痘等）、骨髓纖維化症、黏液性水腫、AIDS、無顆粒球症時常見的數值。

※：在日本臨床檢查標準協議會（JCCLS）的「日本主要臨床檢查項目的共用基準範圍案-解說與利用指引」（2014年3月31日修正版）中，為3,300～8,600。

大，但是人與人之間的比例則大多不同。

導致白血球增加的疾病中最常見的就是傳染病。因受到細菌或是病毒的感染，身體的防禦反應就會被活化，進而讓白血球增加。另外，雖然出現的頻率較少，但卻是重大疾病的白血病。淋巴球增加時罹患的就是淋巴性白血病，其他種類的白血球增加時罹患的就是骨髓性白血病。而白血球減少的疾病，則是某種病毒感染，以及自體免疫疾病。

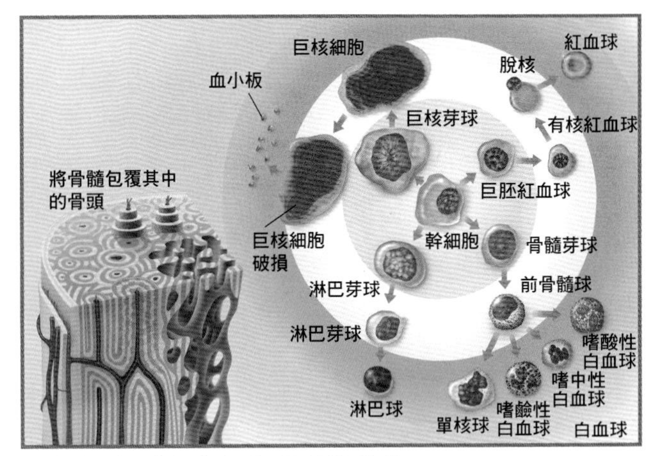

從幹細胞到血液細胞成分的分化
骨髓的幹細胞會分化為紅血球、白血球、以及血小板的血液細胞成分。

白血球分類

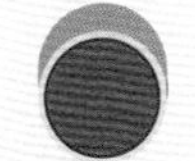

嗜中性白血球增加（60%以上，7,500 個 /μL 以上）	在出現傳染病（肺炎、敗血症等）、血液疾病（骨髓性白血病等）、惡性腫瘤、膠原病（類風溼性關節炎等）、神經疾病（腦出血、腦腫瘤、腦梗塞等）、內分泌代謝疾病（痛風等）、消化器官疾病（肝硬化末期等）、腎衰竭、中毒、疫苗接種、壓力等時可見的數值。
絕對性淋巴球增加（4,000 個 /μL 以上）	生理性（小兒期）、急性傳染病及急性中毒症的恢復期（百日咳、肺結核等）、血液疾病（淋巴性白血病、淋巴腫等）、內分泌疾病（甲狀腺亢進等）時可見的數值。
相對性淋巴球增加（40%以上）	在出現血液疾病（再生不良性貧血、急性白血病等）、傳染病（粟粒狀結核、傷寒等）、肝臟脾臟疾病（肝硬化、脾臟功能亢進症等）、內分泌疾病（甲狀腺亢進等）、投放藥物、放射線損傷等時可見的數值。

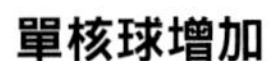

單核球增加（7%以上，1,000 個 /μL 以上）	在出現傳染病（開放性結核、敗血症等）、血液疾病（單球性白血病、慢性骨髓白血病等）、慢性病（慢性肝炎等）、原蟲病（瘧疾等）等時可見的數值。
嗜酸性白血球增加（5%以上，700 個 /μL 以上）	在出現過敏性疾病（支氣管性氣喘等）、血液疾病（慢性骨髓性白血病等）、寄生蟲病、皮膚病、惡性腫瘤的轉移、嗜酸性白血球過多症候群等時可見的數值。
嗜鹼性白血球增加（2%以上，150 個 /μL 以上）	在出現過敏性疾病（蕁麻疹）、內分泌疾病（黏液水腫）、血液疾病（慢性骨髓性白血病、真性多血症、原發性血小板過多症等）、慢性發炎性疾病（潰瘍性大腸炎）等時可見的數值。

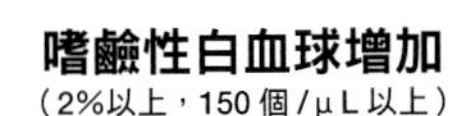
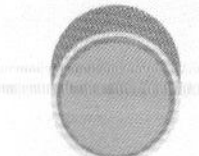

正常值				
嗜中性白血球	桿狀核粒細胞	2～13%	嗜鹼性白血球	0～1%
	分葉核細胞	38～58.9%	單核球	2.3～7.7%
嗜酸性白血球	0～5%		淋巴球	26～46.6%

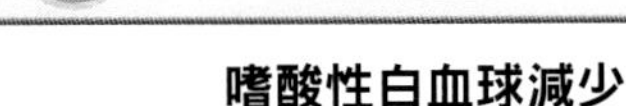

嗜酸性白血球減少（2%以下，100 個 /μL 以下）	**不太有診斷上的意義**。在出現各種傳染病（傷寒等）的初期、血液疾病（惡性貧血、再生不良性貧血等）、內分泌疾病（庫欣氏症）、壓力等時可見的數值。
單核球減少（3%以下，300 個 /μL 以下）	**不太有診斷上的意義**。在出現重度敗血症、惡性貧血等時可見的數值。

淋巴球減少（25%以下，1,000 個 /μL 以下）	在出現急性傳染病的初期、淋巴組織的破壞（惡性淋巴腫、肺結核）、血液疾病（再生不良性貧血的重症病例）、全身性紅斑狼瘡、愛滋病（先天性免疫不全症候群、AIDS）等時可見的數值。
嗜中性白血球減少（40%以下，1,000 個 /μL 以下）	在出現血液疾病（再生不良性貧血、急性白血病等）、傳染病（粟粒狀結核、傷寒等）、肝臟脾臟疾病（肝硬化、脾臟功能亢進症等）、內分泌疾病（甲狀腺亢進等）、投放藥物、放射線損傷等時可見的數值。

「感染症」☞ 120P

血小板　減少的話就會容易出血，增加的話會造成血栓

是什麼樣的檢查？

血小板能阻止血液，也就是說，血小板與止血息息相關。在骨髓中有一種被稱為「巨核細胞」（megakaryocyte）的細胞，巨核細胞的細胞質分裂釋出後就是血小板。血小板本身並不是完整的細胞，而是巨核細胞的一部分。

在受傷出血時最先出現的反應，就是血小板會移動到破損的血管處，然後貼附在上面。接著，從血小板及破裂的血管內皮細胞中就會分泌出刺激因子，產生凝固反應（從血纖維蛋白原變成血纖維蛋白），確實止血。

血小板過少的話就會容易出血（出血傾向）。相反，血小板過多時就有可能連血管中的血液都凝固，形成血栓。

可能是罹患什麼樣的疾病呢？

5萬個／μL以下就會出現點狀出血或是紫斑

血小板的正常值約是13萬～40萬個/μL。只要有10萬個/μL以上的話，基本上就不太會有臨床上的問題。5萬～10萬個/μL時雖然沒有明顯的出血傾向，但卻是因為某種疾病導致血小板減少，所以應該要調查隱藏的背景疾病。在5萬個/μL以下的話就會有出血傾向，會出現皮膚的點狀出血或是紫斑。不論是動手術或是生產都有危險。就

血小板的數值與注意燈號

血小板數　單位：個/μL(測量1微升中所含的血小板個數)

高度增加。在出現原發性血小板過多症、慢性骨髓性白血病時常見的數值。也有可能是真性多血症、骨髓纖維化症造成。

80萬

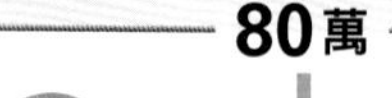

增加。在出現出血、缺血性貧血時常見的數值。也有可能是手術後、脾臟摘除、傳染病、慢性骨髓性白血病造成。

40萬

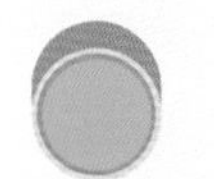

15萬※～35萬※(自動血球計數器，靜脈血)
14萬※～34萬※(視算法、微血管)
正常值

15萬

輕度減少。在出現白血病、再生不良性貧血、特發性血小板低下性紫斑症、抗腫瘤化學療法後、藥物引起之血小板減少症、巨球性型貧血、膠原病、脾臟功能亢進症、病毒感染等時可見的數值。

5萬

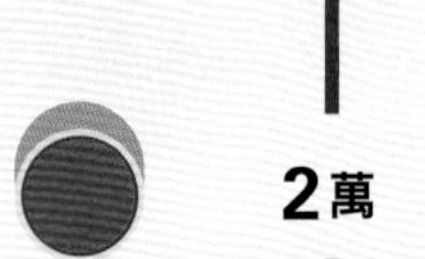

中度減少。在出現白血病、再生不良性貧血、特發性血小板低下性紫斑症、抗腫瘤化學療法後常見的數值。也有可能是假性血小板減少症、泛發性血管內血液凝固症造成的。

2萬

高度減少。在出現白血病、再生不良性貧血、特發性血小板低下性紫斑症、抗腫瘤化學療法後常見的數值。也有可能是假性血小板減少症、泛發性血管內血液凝固症造成的。

※：在日本臨床檢查標準協議會（JCCLS）的「日本主要臨床檢查項目的共用基準範圍案-解說與利用指引」（2014年3月31日修正版）中，為15.8萬～34.8萬。

「血液疾病」☞ 146P

算是拔牙齒也有可能出現無法止血的情形。在 2 萬個/μL以下出血傾向就很嚴重，嚴重的話可能發生腦出血或是大量的消化道出血，有生命危險。在 1 萬個/μL以下的話就處於更加危險的狀態，需要考慮血小板輸血。

就算血小板較多，即使到100萬個/μL左右在臨床上都不太會有什麼問題。100萬個/μL以上的話就會阻塞頭部的血管，有發生腦血栓的危險。血小板增加的疾病，是血液的細胞成分中只有血小板增加的原發性血小板過多症，是非常罕見的疾病。有時也會因傳染病等導致血小板增加，但要超過100萬個/μL以上的話是非常罕見的。缺血性貧血有時也會讓血小板增加，這是因為製造紅血球與血小板的刺激因子很類似的關係。

血小板減少的疾病，可能是白血病或是再生不良性貧血。此外，還有一種特別容易發生在女性身上的特發性血小板低下性紫斑症這種免疫疾病。此外，在懷孕或是癌症時可能全身的血管都會出現血栓，大量消費血小板導致血小板減少，讓血液不容易凝固的泛發性血管內血液凝固症（DIC），生命將處於極為危險的狀態。

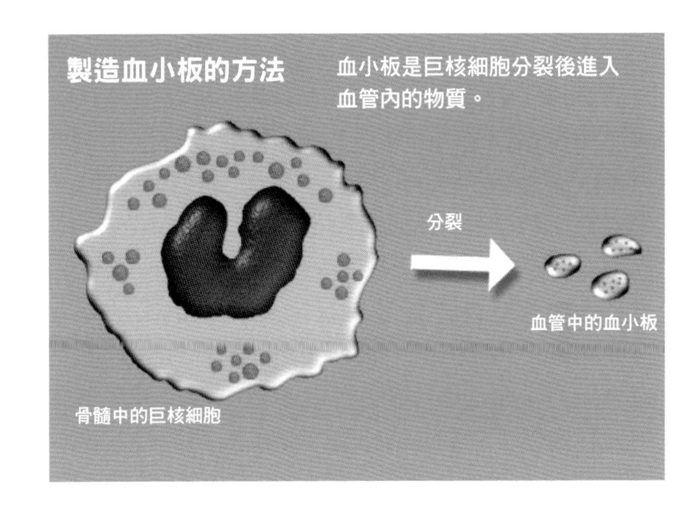

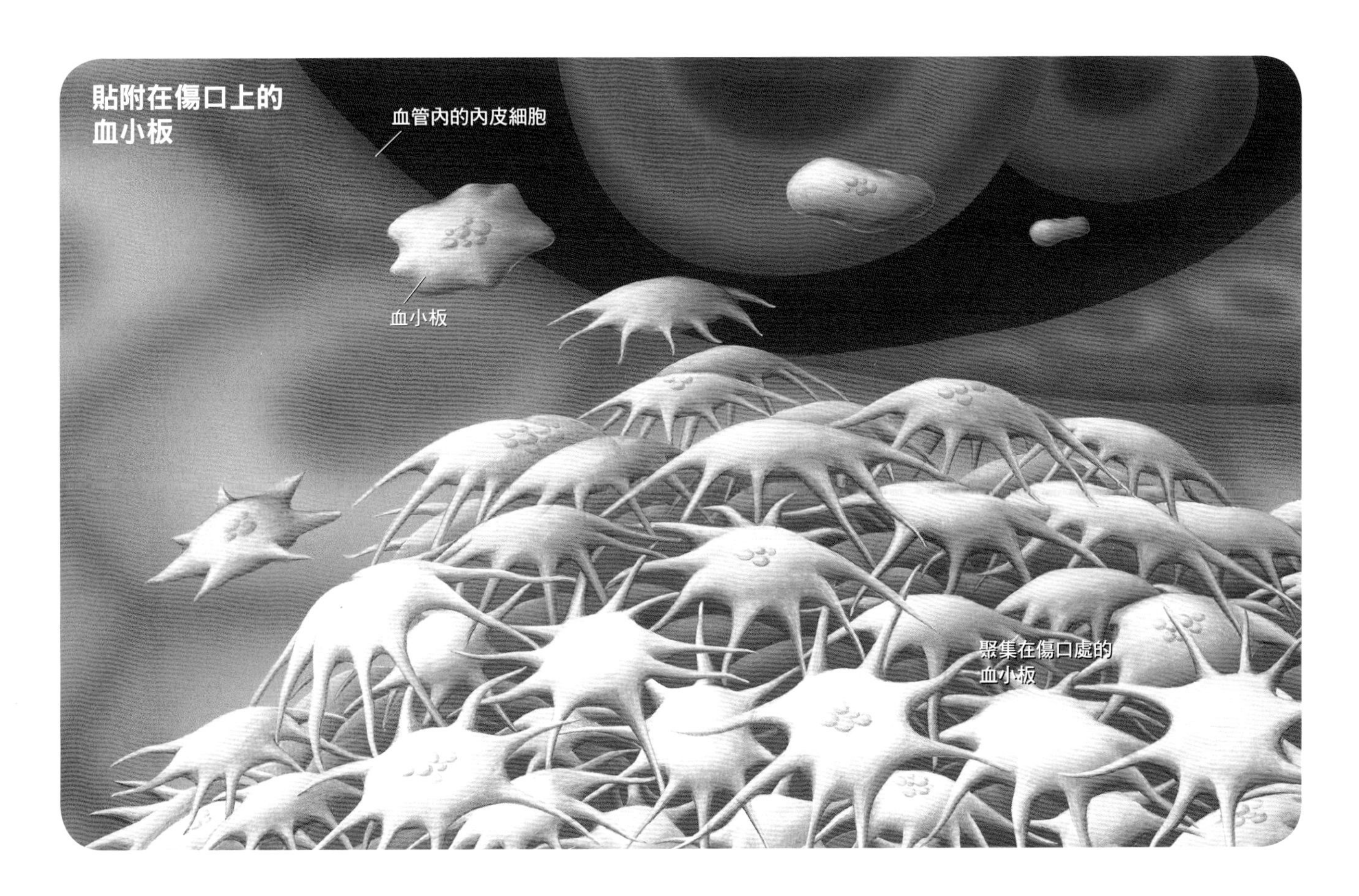

血液凝固　因血友病或是大腸桿菌 O-157 型的感染時會出現異常

是什麼樣的檢查？

身體受傷時雖然會出血，但只要按壓傷口出血自然停止，這就是止血。止血可分為兩個階段，首先在第 1 階段時，血小板會貼附在傷口上。到了第 2 階段，會釋出不溶於水的蛋白質（血纖維蛋白），並更確實的按壓覆蓋在剛剛血小板貼附的傷口上。這就是血液凝固（凝血）的過程。

血液凝固第 1 階段的機制要看的是血小板數與出血時間，在第 2 階段機制要看的是凝血酶原時間（prothrombin time）、活化部分凝血活酶時間（activated partial thromboplastin time，APTT）時間、以及血纖維蛋白原（fibrinogen）三種。

凝血反應分外在路徑（extrinsic pathway）和內在路徑（intrinsic pathway）。外在路徑指血纖維蛋白（fibrin）釋出過程需要血液以外的成份（外在因子）。內在路徑是因為反應所需要的成份都存在於血液裡。血友病就是無法生成與內因性相關的第VIII因子與第IX因子的疾病。

外在因子就是組織因子（tissue factor），是包含在血管的內皮細胞與血小板中的物質。這個需要外在因子的外因性從作用後到血液凝固間的時間就稱為凝血酶原時間。另一方面，內因性從作用後到血液凝固間的時間就稱為活化部分凝血活酶時間。

「血纖維蛋白原」是會轉化為血纖維蛋白的蛋白質。血纖維蛋白原減少，意味著未能生成血纖維蛋白，或是已經被消耗了。

與血液凝固相關的蛋白質大多都來自肝臟，血纖維蛋白原及活化部分凝血活酶時間在檢視肝臟功能時也會使用。

可能是罹患什麼樣的疾病呢？

因O-157型而喪命也是因為血液凝固異常所造成

因止血機制遭受破壞所造成的疾病有許多種，其中最有名的應該就是血友病（hemophilia）了。血友病是因為在形成血纖維蛋白時會需要用到的第VIII因子與第IX因子這 2 種蛋白質先天上無法生成，所以變得容易出血的疾病。因為血小板貼附在傷口上是位於前半機制，所以只有少許的出血時還是能夠止血的。但是，如果在關節或是肌肉中有長期出血的話，傷口就會變硬成為變形性關節炎，或是使肌肉變短。最近可以透過由遺傳工程製作的第VIII因子及第IX因子來替補。但是，無法一輩子持續替補。

除了血友病以外，也有一種在癌症末期或是生產時可見到的泛發性血管內血液凝固症（DIC）的重症。泛發性血管內血液凝固症是會在血管中讓血液逐漸凝固，因此可讓血液凝固的蛋白質會被大量消耗，讓身體變得容易出血的一種疾病。

與泛發性血管內血液凝固症相似的症狀中，還有一種是溶血性尿毒症候群。是因為在血管中紅血球被破壞發生溶血而凝固，然後堆積在腎絲球中成為腎衰竭，最後引發尿毒症。因O-157型等大腸桿菌而喪命的原因，就是這個溶血性尿毒症候群。

血栓形成的過程

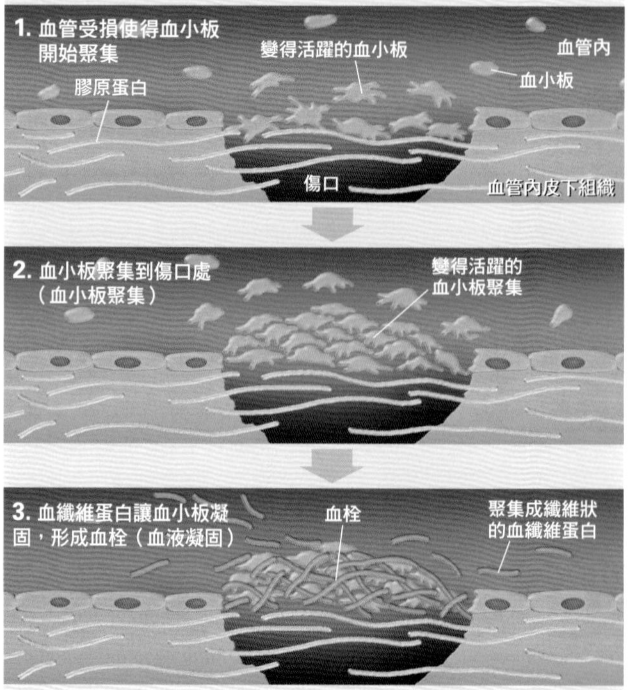

血小板的數值與注意燈號

凝血酶原時間 單位：秒

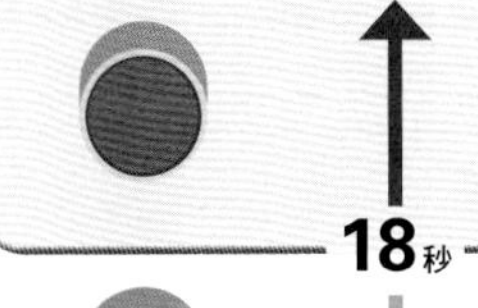

高度延長。在出現失代償性肝硬化、重症肝炎、DIC、Warfarin（抗凝血劑）投藥、維生素K缺乏症時常見的數值。也有可能是第I、II、V、VII、X因子缺乏症，循環性抗凝血物質等造成。

18秒

延長。在出現肝硬化、急性肝炎、肝癌、DIC、Warfarin投藥、維生素K缺乏症（新生兒、母乳營養兒、阻塞性黃疸、下痢、長期服用抗生素等）時常見的數值。也有可能是第V因子的循環性抗凝血物質、血纖維蛋白原異常症、骨髓腫等造成。

13秒

凝固時間：11～13秒
INR：0.9～1.1
凝血酶原比：0.85～1.15
凝血酶原活性：80～120%

正常值

11秒

活化部分凝血活酶時間 單位：秒

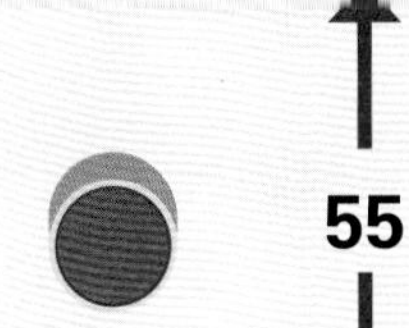

高度延長。在出現失代償性肝硬化、重症肝炎、Warfarin投藥、維生素K缺乏症，肝素（heparin）治療時常見的數值。也有可能是第I、II、V、VIII、IX、X、XI、XII因子、循環性抗凝血物質等造成。

55

延長。在出現肝硬化、肝癌、Warfarin投藥、維生素K缺乏症（新生兒、母乳營養兒、阻塞性黃疸、下痢、長期服用抗生素等）、肝素治療時常見的數值。也有可能是DIC、對第V、VIII、IX因子等的循環性抗凝血物質造成。

40

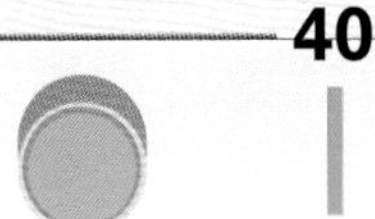

正常值

25

血纖維蛋白原 單位：mg/dL（測量在1公合中所含的血纖維蛋白原的重量）

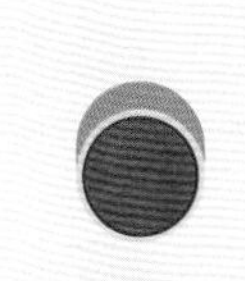

高度增加。在出現傳染病、惡性腫瘤時可見的數值。

700

增加。在出現傳染病、惡性腫瘤、血栓時常見的數值。也有可能是膠原病、阻塞性黃疸、腎病症候群、服用口服避孕藥造成。

400

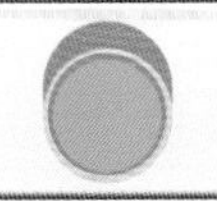

正常值

200

減少。在出現DIC、肝硬化、肝癌時常見的數值。也有可能是急性肝炎、投放藥物、血纖維蛋白原異常症等造成。

100

高度減少。在出現DIC、急性肝衰竭、失代償性肝硬化時常見的數值。也有可能是無血纖維蛋白原血症、低血纖維蛋白原血症、投放藥物造成。

「癌症」☞118P 「感染症」☞120P 「肝臟疾病」☞134P

血糖・葡萄糖耐量試驗 空腹時血糖值在 126 以上就是糖尿病

是什麼樣的檢查？

因為血糖值會在用餐後有很大的改變，所以一般都會檢查空腹時的血糖值。雖然糖尿病的人有時也會在空腹以外的時間檢查，但是健康檢查都是檢查早餐前的血糖值。只要攝取糖分血糖值就會上升，所以早餐後所採的血無法判斷出是否為糖尿病。除了用餐之外，喝了加糖的咖啡後也會影響血糖值。前一晚喝酒喝太晚也有影響。因此，一定要在普通正常的生活下，測量早餐前的血糖值。

用餐後30分鐘做有血糖就會開始上升，1 小時後達到最高值。約 2 小時後就會大幅下降，3 小時後差不多就會回到原有的數值。這是因為血糖上升後，就會刺激胰島素這種荷爾蒙分泌，糖分就會儲存到肌肉及肝臟中。

可能是罹患什麼樣的疾病呢？

空腹時候的血糖正常值在 1 公合中約是70～110mg左右。糖尿病學會的基準是只要在126以上就是糖尿病。改天複檢時，如果再次達到126mg/dL以上，就會被診斷為糖尿病。

發現可能罹患糖尿病的人及糖尿病隱藏患者的葡萄糖耐量試驗

糖尿病的檢查之一就是葡萄糖耐量試驗。現在，葡萄糖耐量試驗是喝下加入75g葡萄糖，像是果汁般的糖水。然後分別測量在喝糖水前、喝糖水的30分鐘後、1 小時後、2 小時後、有時候還會測量 3 小時後的血糖值與胰島素值。這個檢查對於檢查出可能罹患糖尿病的人及糖尿病隱藏患者來說非常有意義。

但是，葡萄糖耐量試驗會讓糖尿病患者的血糖值大幅上升，所以在糖尿病患者身上實行是很危險的。葡萄糖耐量試驗並不是對已知有糖尿病的人進行的試驗，而是不知道自己是否是糖尿病的初期階段的檢查。糖尿病好轉的話葡萄糖耐量試驗的結果也有可能好轉，所以雖然也有在糖尿病患者身上實行的狀況，但是非常危險。

給黃燈的人的建議

血糖值為黃燈的人，就可能罹患糖尿病。因此要用心改善飲食及運動等生活習慣，並且觀察指數變化。另外，雖說是要運動，但並不需要特別到健身房健身。只要在通勤時盡量少搭車，可以提早一站下車步行到車站，將運動融入日常生活中就可以了。如果不改變生活習慣的話，罹患糖尿病的機率就會非常高，所以在平常的生活中就一定要留心注意。

Q 被診斷出糖尿病時，最應該要注意什麼？

A 罹患糖尿病的話，患者應該要比醫師對於自己的血糖值及其他的檢查值更加敏感，擁有充分的資訊。患者除了把握自己的檢查值之外，還要對於飲食的份量等確實管理，積極改善生活習慣。

Q 服用糖尿病藥物時應該要注意什麼？

A 糖尿病的藥物最可怕的，就是血糖過度下降導致的低血糖症狀。雖然醫師及藥劑師都會對此進行詳盡的說明，但是如果發生低血糖症狀時，如果在情況允許的範圍內請先測量血糖，然後補給砂糖或是糖果等糖分。

Q 被診斷出糖尿病後，都要居家自主測量血糖值。測量血糖時有什麼需要注意的事項呢？

A 首先有關測量血糖的時間，最重要的就是請記得要在用餐前固定的時間測量。請隔幾個月一次至醫院使用血糖值測定器進行確認。此外，試紙如果太舊精確度就會下降，請改用新的試紙。

若想**更進一步**了解更多，請參考以下網站。

中華民國內分泌暨糖尿病學會
http://www.endo-dm.org.tw

社團法人中華民國糖尿病衛教學會
https://www.tade.org.tw

血糖‧葡萄糖耐量試驗的數值與注意燈號

血糖（葡萄糖） 單位：mg/dL（測量1公合中所含的葡萄糖重量）

高度上升。在出現糖尿病、糖尿病酮酸中毒、高血糖高滲透非酮性昏迷時可見的數值。
400
隨時血糖，中等上升。在出現非胰島素依賴型糖尿病（第II型糖尿病）、胰島素依賴型糖尿病（第I型糖尿病）時常見的數值。
200
空腹時血糖，中等上升。在出現糖尿病時常見的數值。
126
輕度上升。在出現非胰島素依賴型糖尿病、胰島素依賴型糖尿病、葡萄糖耐受性不良時常見的數值。也有可能是胃切除後、甲狀腺機能亢進症、庫欣氏症、嗜鉻細胞瘤、升糖激素瘤、急性胰臟炎、慢性胰臟炎、胰臟腫瘤、高胰島素血症、醫原性高血糖、飲食攝取後造成。
110
70～110（空腹時血漿血糖） 正常值
60
高度低下。在使用胰島素‧口服糖尿病藥、出現反應性低血糖（餐後低血糖症）時常見的數值。也有可能是肝臟的β-細胞腫瘤、胰島素自體免疫症候群、低腦垂腺功能症、腎上腺皮質機能低下症、甲狀腺機能低下症、肝腫瘤、酒精性低血糖、肝醣儲積症（I、III、IV型）、白胺酸過敏症、果糖不耐症等造成。

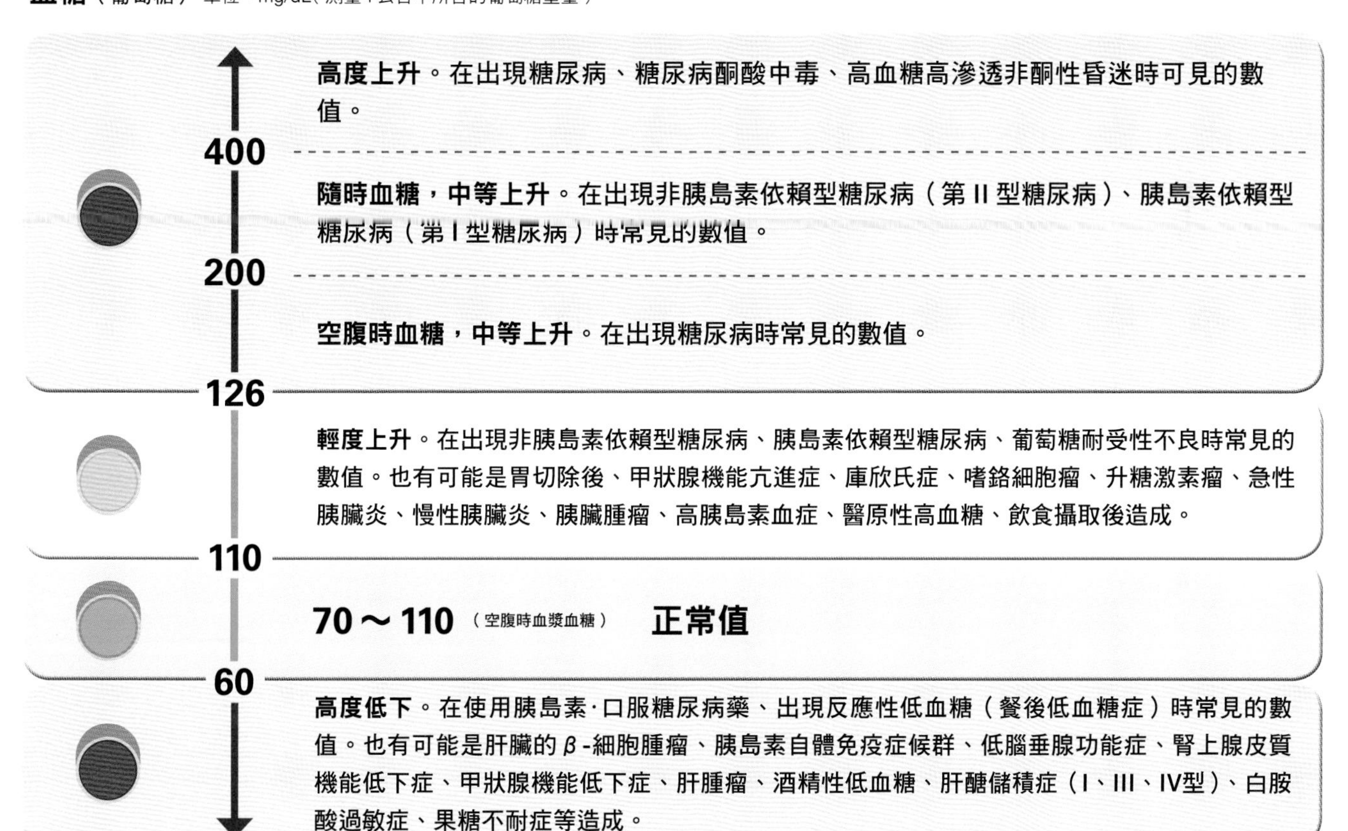

75g葡萄糖耐量試驗 靜脈血漿值，單位：mg/dL（測量1公合中所含的葡萄糖重量）

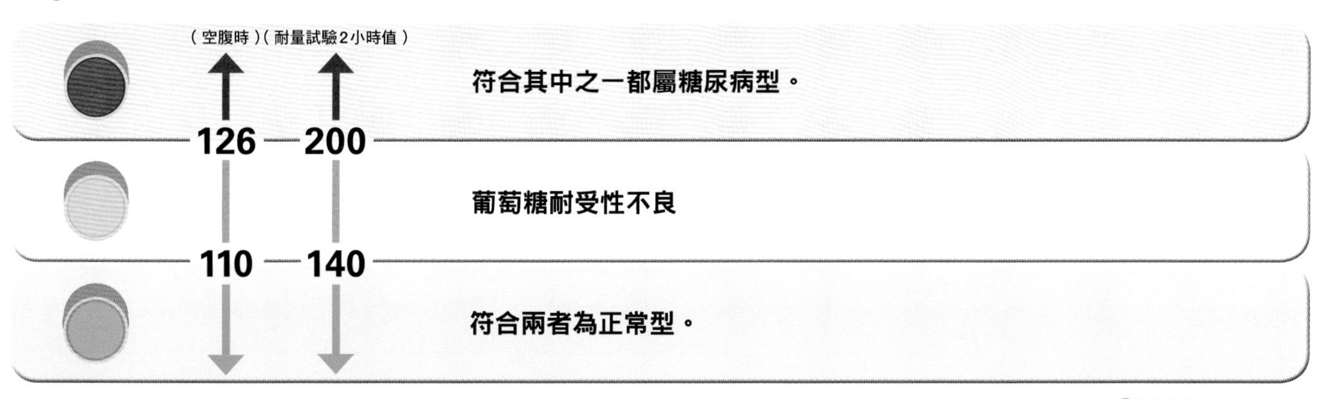

「糖尿病」☞110P

暴飲暴食，會讓胰島素的效果變差

從小腸吸收的葡萄糖會循環至全身，受到胰島素的刺激後才會被肌肉細胞吸收，這就是完整的機制。

成為第 2 型糖尿病後，因為胰島素的刺激無法在細胞內傳遞，所以細胞內的葡萄糖就無法被吸收。結果就是，即使用餐後許久血糖值仍是無法下降，長久持續呈現高血糖的狀態。第 2 型糖尿病的患者數，占了糖尿病全體的90%以上。

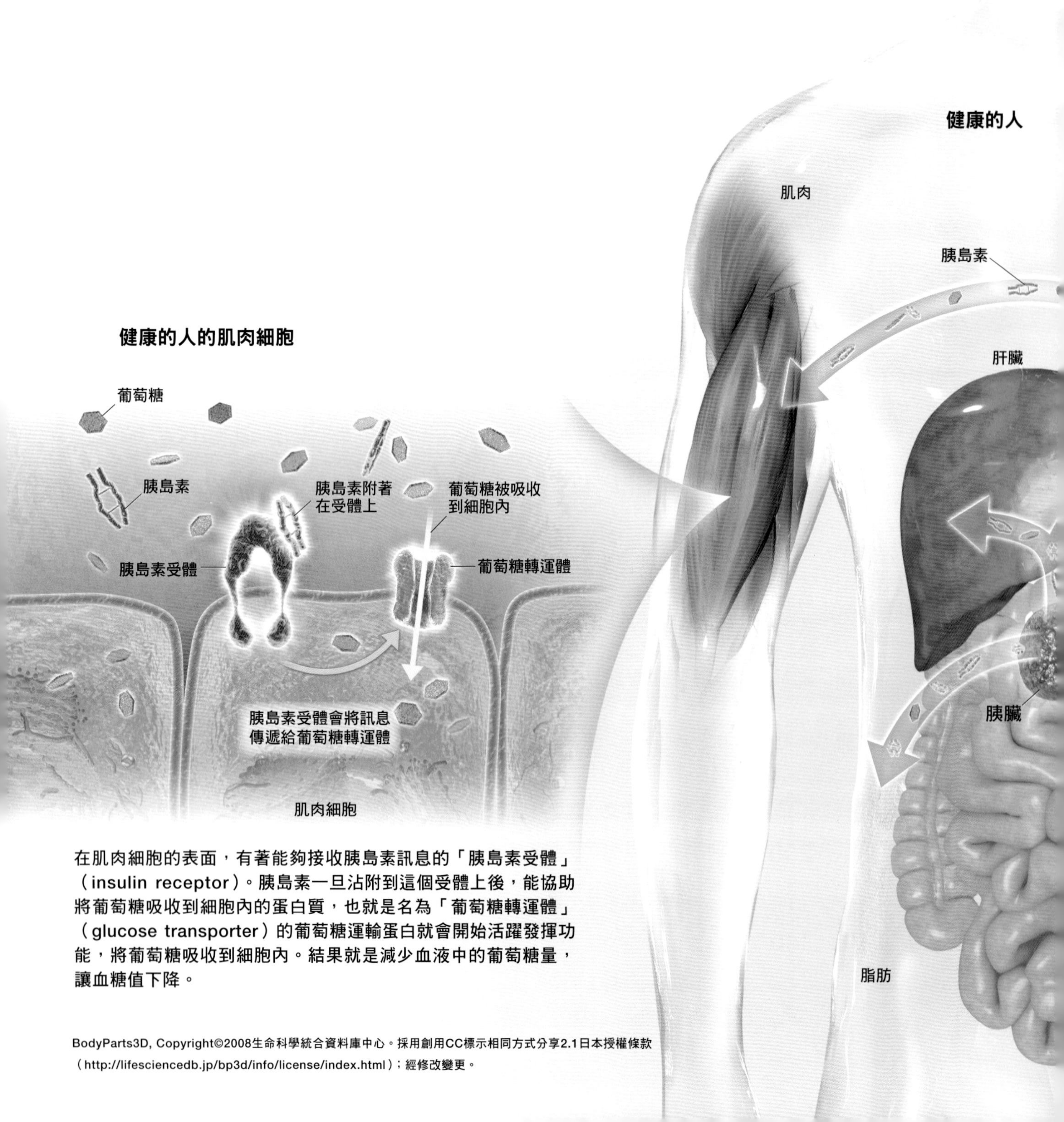

在肌肉細胞的表面，有著能夠接收胰島素訊息的「胰島素受體」（insulin receptor）。胰島素一旦沾附到這個受體上後，能協助將葡萄糖吸收到細胞內的蛋白質，也就是名為「葡萄糖轉運體」（glucose transporter）的葡萄糖運輸蛋白就會開始活躍發揮功能，將葡萄糖吸收到細胞內。結果就是減少血液中的葡萄糖量，讓血糖值下降。

第2型糖尿病患者
肌肉
3. 胰島素會運送至全身，葡萄糖會被肌肉與脂肪吸收
胃
2. 從胰臟分泌胰島素
葡萄糖
1. 葡萄糖會在小腸被吸收
脂肪
（肥胖體型）
小腸
第2型糖尿病患者的肌肉細胞
胰島素
葡萄糖
葡萄糖沒有被吸收到細胞內
胰島素附著在受體上
胰島素受體
葡萄糖轉運體
無法從胰島素受體將訊息傳遞給葡萄糖轉運體
肌肉細胞

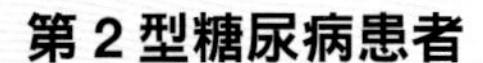

第2型糖尿病患者的細胞，就算胰島素附著在受體上，也無法順利將訊息傳遞給葡萄糖轉運體（胰島素抗性）。結果就是，葡萄糖不太能被細胞所吸收，因此血糖值無法下降。這樣一來，就會分泌更多的胰島素，使得在血管內呈現含有大量葡萄糖與胰島素的狀態。這就是第2型糖尿病的初期狀態。

糖化血紅素 檢查糖尿病的狀態

是什麼樣的檢查？

仔細檢視紅血球中的血紅素的話，就能發現有許多的種類。其中有種由糖（葡萄糖）結合而成的類型。這種血紅素，就稱為糖化血紅素（也稱糖化血色素，HbA1c）。

可能是罹患什麼樣的疾病呢？

透過HbA1c就能得知糖尿病的狀態

如果高血糖的狀態持續，在血紅素中由糖結合而成的糖化血紅素的比例就會增加。因此，只要測量糖化血紅素在血紅素中的百分比，就能得知糖尿病的狀態。糖化血紅素的正常值是在6%以下。

最近，即使在健康檢查中也會檢查糖化血紅素。一般認為，糖化血紅素大約會顯示出檢查前1個月間的血糖值平均值與糖尿病的狀態。

因此，比起單次測量會受到飲食影響的血糖，能得知1個月血糖值平均狀況的糖化血紅素值更為重要。如果糖尿病人的糖化血紅素狀態不佳的話，就代表血糖控制的狀況不佳。最近的診斷基準，只要糖化血紅素值在6.5%以上的話，就屬於糖尿病型。

糖尿病容易引起併發症

糖尿病如果沒有治療，或是血糖的控制不佳，就會引起各種併發症。代表性的糖尿病併發症，有讓末梢感覺遲鈍的神經損傷、讓視網膜的血管受到損傷而出血的視網膜病變、腎絲球的血管受到損傷而使腎臟功能失調的腎病變這三種。如果這些併發症持續惡化，就有可能會失明、需要手腳截肢、或是需要血液透析（洗腎）。

當確定罹患糖尿病時，必須了解糖尿病是容易引起併發症的疾病，需要配合改善生活習慣，同時進行治療，積極控制血糖值是非常重要的。因此最重要的，就是血糖控制指標的糖化血紅素。

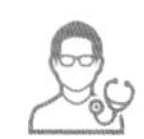

給黃燈的人的建議

數值超過6的話就需要注意，積極改善生活習慣。數值比基準值還低的話也沒關係，因為糖尿病學會的指導會不時變更，所以要時常注意指導衛教是否有變更。根據糖尿病學會的基準只要數值在5.5～6就屬於可能罹患糖尿病的族群，但因為是以少數病例為基準所得的結果，所以在統計上不太有意義。但是，如果家族有相關遺傳疾病，或突然變胖的情形，就需要注意這些數值。

在糖化血紅素的檢查前飲食也沒關係嗎？

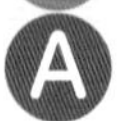

糖化血紅素因為顯示的是約1個月間的血糖平均值，所以即使在檢查前飲食也完全不會有影響。

糖化血紅素增加的話，可能會有什麼樣的症狀？

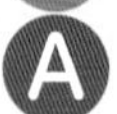

血糖太高或是血糖太低都會有症狀，但是糖化血紅素增加卻不會出現直接的症狀，也不會因為與糖結合而成的血紅素而導致運送氧氣的能力下降。

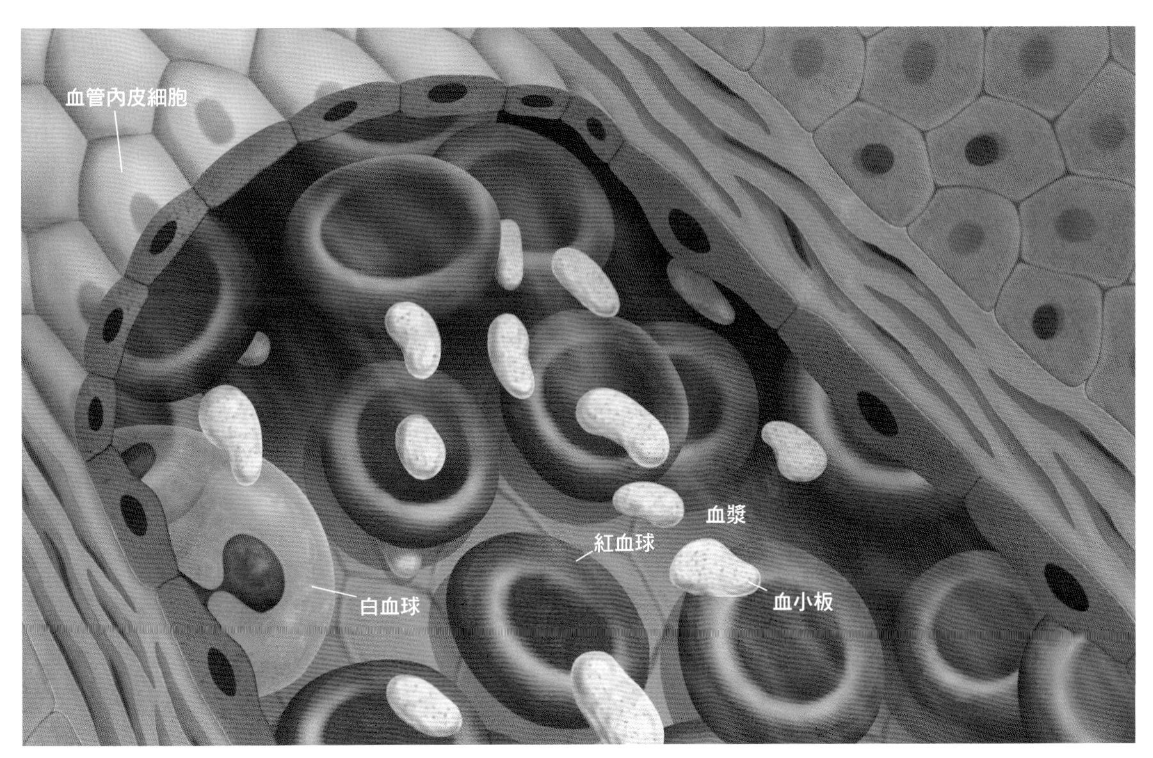

紅血球成分中的血紅素，存在著各式各樣的種類。只要知道其中的「糖化血紅素」在血紅素中占多少比例，就能了解糖尿病的罹患狀態。

糖化血紅素的數值與注意燈號

HbA1c：糖化血紅素 單位：%

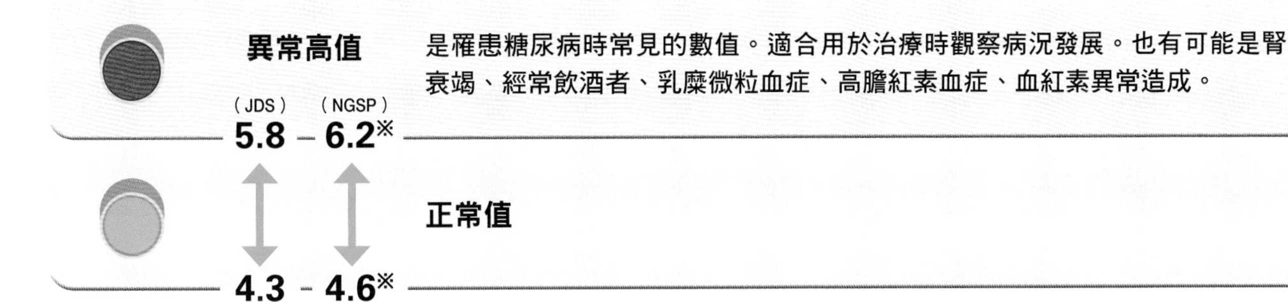

※：在日本臨床檢查標準協議會（JCCLS）的「日本主要臨床檢查項目的共用基準範圍案-解說與利用指引」（2014年3月31日修正版）中，為4.9～6.0。

「糖尿病」☞ 110P

若想**更進一步**了解更多，請參考以下網站。

社團法人台灣醫事檢驗學會「醫檢小百科」
http://www.labmed.org.tw/knowledge.asp

紅血球沉降速率・CRP 顯示出能反應各種疾病的異常值

是什麼樣的檢查？

所謂的「紅血球沉降速率」（erythrocyte sedimentation rate，ESR）也稱為紅沉或是血沉。就是將抽血後的抗凝血液，放入細管中直立放置。之後就只有紅血球會下沉，分成上面的透明層與下面的紅色層。測量其交界處距離液體表面有多少毫米就能得知紅血球沉降速率。通常會測量1小時與2小時的數值，但是一般來說，紅血球沉降速率指的都是1小時的數值。

可能是罹患什麼樣的疾病呢？

體內發炎血沉就會加速

紅血球沉降速率的正常值，男性約是2～10毫米，女性約3～15毫米。如果變快的話，就稱為血沉加速。相反地，如果不太有進展的話就是血沉減慢。紅血球沉降速率加速，就是出現感染症或是貧血。變得非常快速的話，就是因多發性骨髓瘤造成γ球蛋白增加時。此外，紅血球不足而貧血時，或是血纖維蛋白原增加時也會加速。

因為紅血球沉降速率是非常簡單的檢查，所以也是歷史上作為古老發炎反應的檢查。但是，因為其機制至今仍未被完全解開。發炎會使血纖維蛋白原增加，進而導致紅血球沉降速率加速是最主要的機制，但除此之外還有其他的機制。

在過去的傳染病，特別是肺結核還很多的時候，紅血球沉降速率就被廣泛的應用於肺結核的篩檢。但是，因為紅血球沉降速率的檢查需要較多的血液量，加上現在已有CRP等能夠檢查出敏銳的發炎反應，所以已經不太被使用。

只是在判斷病勢時，也有些疾病並不能使用CRP，這時紅血球沉降速率就變得非常重要。像是類風溼性關節炎或是潰瘍性大腸炎等，多以紅血球沉降速率作為疾病的指標。

CRP值出現異常時就需要進行詳細的檢查

CRP是發炎時會產生的蛋白質（急性期蛋白）之一。與纖維蛋白等一樣都是由肝臟產生。受到因發炎而活化的單核球及T細胞所製造出的IL-1（介白素-1，Interleukin-1）、IL-6（介白素-6），以及TNF（腫瘤壞死因子）等的刺激而在肝臟生成。

在CRP中，因為沒有所謂的疾病特異性，所以CRP上升時並不會得知是哪種疾病引起。然因能夠知道身體內出現發炎反應，所以在CRP的數值出現異常時，之後就需要進行詳細的檢查。CRP的數值，一般來說1公合中0.3mg以下都屬正常。就算是因感冒等導致的輕微發炎也只會上升到1.0左右。

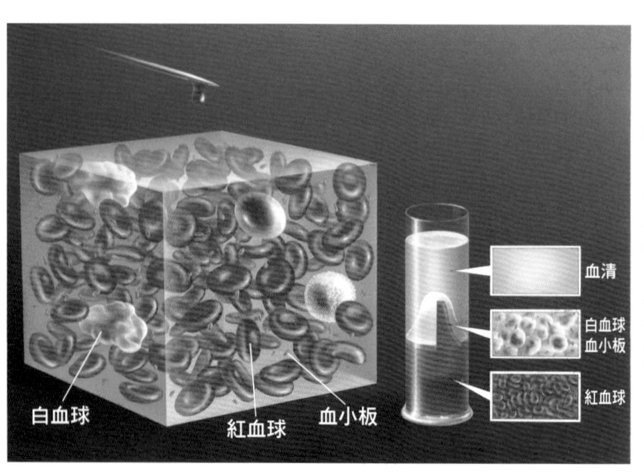

紅血球沉降速率的檢查機制

將抽出的血液放入管中直立後，就只有紅血球會下沉，分成上面透明與下面紅色的2層。測量其交界處距離液體表面有多少毫米就能得知紅血球沉降速率。

CRP的超高靈敏度測定法

CRP的超高靈敏度測定法已被開發出來了。透過這個測定法，就能測量出0.1mg以下的靈敏度。用這種方法測量後，也能篩檢出CRP數值雖在正常範圍內但偏高的人，將來隨著動脈硬化情況加重，就容易發生心肌梗塞或是腦梗塞的數據。

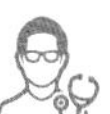

給黃燈的人的建議

CRP是非常方便的檢查。年輕又健康的人數值會比0.3還低，落在0.1以下。落在0.3～1黃燈區的人，在有任何自覺症狀時請至醫療院所進行檢查。數值在1以上的人，就算沒有任何自覺症狀也請至醫院檢查。

這個CRP，在出現癌症等的發炎反應時數值一定會升高。相反的，數值在0.3以下時，就可判定沒有罹患太嚴重的疾病。

紅血球沉降速率・CRP的數值與注意燈號

紅血球沉降速率 單位：mm／時

100以上	**顯著加速**。在出現感染症、發炎性疾病、心肌梗塞、骨髓瘤等的惡性血液疾病、惡性腫瘤、腎病症候群、急性類風溼性關節炎等可見的數值。特別是重症感染症、多發性骨髓瘤等時可見。
50～100	**高度加速**。在出現感染症、發炎性疾病、心肌梗塞、骨髓瘤等的惡性血液疾病、惡性腫瘤、腎病症候群、急性類風溼性關節炎等可見的數值。
25～50	**中度加速**。在出現感染症、發炎性疾病、心肌梗塞、骨髓瘤等的惡性血液疾病、惡性腫瘤、腎病症候群、急性類風溼性關節炎等可見的數值。
正常值的上限～25	**輕度加速**。在出現貧血、感染症的初期、各種的發炎性疾病、惡性腫瘤、修格連氏症候群、手術外傷、月經、妊娠等常見的數值。
2～10（成人男性） 3～15（成人女性）	**正常值**
2以下（成人男性） 3以下（成人女性）	**減慢**。在出現血纖維蛋白原減少（DIC、纖溶亢進、無血纖維蛋白原血症等）、紅血球數增加（多血症、血紅素異常症）、免疫球蛋白減少（無γ球蛋白血症）時常見的數值。

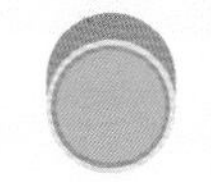

CRP：C反應蛋白 單位：mg/dL（測量1公合中所含的CRP重量）

10以上	**高度上升**。在出現重症細菌感染、類風溼性關節炎的急性期時常見的數值。也有可能是新生兒感染症、病毒感染、真菌感染、腦梗塞、造血系腫瘤造成。
1～10	**中等上升**。即使是感冒、上呼吸道發炎等的輕微發炎程度數值也會上升到1.0左右。在出現細菌感染、惡性腫瘤、心肌梗塞、類風溼性關節炎、外傷、活動期的免疫不全症時常見的數值。也有可能是新生兒感染症、病毒感染、真菌感染、腦梗塞、造血系腫瘤造成。
0.3※（成人）～1	**輕度上升**。在出現發炎性疾病的初期及恢復期時常見的數值。也有可能是新生兒感染症、牙齦發炎、病毒感染、真菌感染、腦梗塞、修格連氏症候群、造血系腫瘤造成。
0.3以下	**正常值**

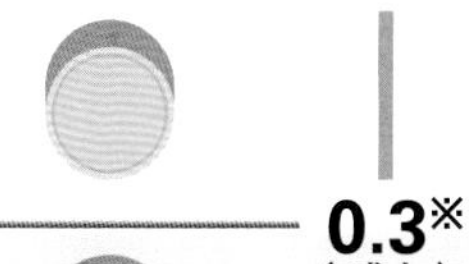
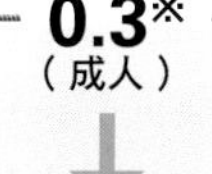

※：在日本臨床檢查標準協議會（JCCLS）的「日本主要臨床檢查項目的共用基準範圍案 - 解說與利用指引」（2014年3月31日修正版）中，為0.00～0.14。

「癌症」☞118P　「感染症」☞120P　「肺部疾病」☞126P

是什麼樣的檢查？

心臟會藉由反覆的收縮與舒張將血液運送至全身。而測量得到的壓力就是血壓。將血液送出時最高的血壓就是收縮壓（最高血壓）。相反地，為了將血液輸送到身體裡而將血液存放在心臟的期間，壓力最為下降的血壓就是所謂舒張壓（最低血壓）。

正確測量血壓的方法

因為已知攝取咖啡因以及吸菸會讓血壓短暫上升，所以在測量血壓的前30分鐘內都要避免攝取。

血壓要在坐姿或是仰躺的時候測量。測量時要使用水銀血壓計，或是與水銀血壓計有相同精準度的電子血壓計，最近以不使用水銀的血壓計為主流。

使用水銀血壓計測量血壓時，將臂圈的部分捲在手臂上，收音的聽診部分貼在手肘內側。採用手動時，如果下降的速度太快的話會無法正確測量，所以要以1秒1格左右的速度下降。一開始聽到聲音的點就是收縮壓，最後聽到聲音的點就是舒張壓。

測量的時間以早晨為基準，血壓在早晨剛起來的時候最低，隨著身體開始活動就會上升，到了傍晚又會下降。1天中血壓變動的幅度因人而異，也有些人的變動幅度高達10～20左右。此外，精神緊張時血壓也會上升。

可能是罹患什麼樣的疾病呢？

高血壓會在將來引發重大的疾病

血壓的正常值，收縮壓為未達130，舒張壓為未達85，需要同時符合上述兩個條件。同時符合收縮壓未達120，舒張壓未達80，是因心血管病死的機率最低的組合。

Q 健康檢查時所測得的血壓上面為150，下面為90。這樣需要吃藥嗎？

A 不需要因為健康檢查當天的血壓稍高就急忙的想要吃藥，最重要的是讓血壓長期維持在正常值的範圍內。

血壓，並不是今天測量到的數值偏高就吃藥，然後短暫降到基準值就是好了。要長期觀察，讓血壓維持在某種程度水準之內才是最重要的。

Q 現在雖然有在服用降血壓藥，這樣是不是一輩子都要吃藥不能停了？

A 血壓的降壓劑療法是將血壓在一定的時間，控制在正常範圍內。但是，這種藥物療法並不是高血壓的主要療法。與藥物療法同時進行的運動療法及飲食療法，才是高血壓的主要治療法，應該要將藥物療法視為是運動療法及飲食療法的補充治療法。

體重過重的人只要減少體重，血壓就會自然下降，所以也有中止藥物療法的情形。因此，藥物療法並不是一定需要一輩子持續進行的。

Q 被診斷為糖高血壓的話，日常生活應該要注意哪些事呢？

A 首先，一定要注意飲食。眾所皆知，攝取過多食鹽的話會讓血壓升高。因此，要將食鹽的攝取量控制在1天7g以下（作為調味料攝取的食鹽要在4g以下）會比較好。此外，為了防止併發高血脂症，也要注意不能攝取過多脂質（膽固醇與飽和脂肪酸）。

此外，體重過重的話，需要先將體重減低至正常範圍。沒有心血管疾病時也可採取運動療法（像是步行等有氧運動）。會讓血壓上升的飲酒與吸菸等行為也最好避免。

血壓最大的問題就是高血壓。一般來說，收縮壓在140以上，或是舒張壓在90以上的話就是高血壓。

高血壓有2種，一種是收縮壓高達200左右，以及舒張壓高達120左右，因為會引起腦中風（stroke），所以這是立即有生命危險的高血壓。另外一種則是收縮壓約160，舒張壓約90，沒有立即性生命危險的高血壓，必須要對這兩種高血壓分開來思考。

大多數人需要注意的是後者。收縮壓約160，舒張壓約90的狀態持續的話，將來引發腦梗塞或是心肌梗塞的危險性會明顯升高，所以要接受讓血壓下降的指導與治療。

長期來看，一般低血壓並不太會引起重大的疾病。年輕的女性也有些有低血壓的問題，大多是因為採取極端的減重方式而過度瘦身的人，因為自律神經失調所導致的低血壓。

血壓的數值與注意燈號

血壓 單位：mmHg

收縮壓180以上 或是 舒張壓110以上	**重症高血壓** （第III度高血壓）
收縮壓160～179 或是 舒張壓100～109	**中度高血壓** （第II度高血壓）
收縮壓140以上 同時 舒張壓未達90	**收縮期高血壓**
收縮壓140～159 或是 舒張壓90～99	**輕度高血壓** （第I度高血壓）
收縮壓130～139 或是 舒張壓85～89	**高血壓前期**
收縮壓120～129 或是 舒張壓80～84	**正常血壓**
收縮壓未達120 同時 舒張壓未達80	**最適血壓** 心血管疾病的累計死亡率最低，是最理想的血壓。

「高血壓」☞ 114P

若想**更進一步**了解更多，請參考以下網站。

社團法人台灣高血壓學會
http://www.ths.org.tw
中華民國防高血壓協會
http://hypertension.org.tw

心電圖 心臟異常波形就會不規則

是什麼樣的檢查？

心電圖（electrocardiogram，ECG）檢查是將心臟收縮時所發送的電訊號紀錄下來，並以波形來表示，藉此調查心臟的狀態。可用視覺的方式掌握心臟是否規律，以及心房與心室是否規律運作，藉此就能得知心臟的跳動是否正常。如果波形出現異常時則有可能是有心律不整或是心肌梗塞、心絞痛（狹心症）等疾病。

測量時，將電極貼在手腳及胸部表面並放鬆

取得心電圖時，需要將電極貼在手腳及胸部表面，並躺在床上5～10分鐘左右。運動等興奮時，或是肌肉因寒冷而顫抖時，都無法顯現出正確的波形，所以一定要在放鬆的狀態下測量。

可能是罹患什麼樣的疾病呢？

透過心電圖檢查最能發現的疾病就是心律不整，心律不整就是心臟的跳動不規律，脈搏紊亂的疾病。根據圖形可分成「心房震顫」（atrial fibrillation）、「室性期外收縮」（ventricular extrasystoles）等幾種類型。「心房震顫」是心房以快於正常5倍以上的速度細微震動的狀態。「室性期外收縮」則是心室比正常的週期更快收縮的狀態。有時也可能不會有自覺症狀，但也可能出現心悸或是胸部不適等情形。

心律不整可使用心律調節器進行治療。心律調節器就是將儀器植入體內後，以人工的方式控制心臟跳動的儀器。在判斷是否需要心律調節器，或是心律調節器是否裝設妥當時，都需要利用心電圖。

心肌梗塞也是透過心電圖能得知的疾病之一。心肌梗塞發作之時，血管會變細，甚至會堵塞，使得血液無法充分流至心臟。這時心電圖就會呈現異常的波形。但是，心肌梗塞的部位大小等就無法透過心電圖得知，需要使用心臟超音波確認心臟的動作，或是合併使用CK（肌酸磷酸酶，creatine kinase）等的血液檢查來詳細調查。

也有在運動的狀態下測量或是24小時測量的方法

除了一般的心電圖之外，也有特殊的檢查像是「運動心電圖」與「霍特心電圖（24小時心電圖）」等。主要都是針對懷疑有心絞痛的患者所實施的測量方式。心絞痛的狀況下，就算在安靜時測量心電圖也依然會獲得正確的波形。但是，卻會在運動後對心臟造成負擔的狀態下發作。或是經常只在夜間或沐浴時等特定的時間帶發作。為了確實掌握這些時段，就必須要採用這樣的檢查方法。

運動心電圖是一邊運動、一邊取得心電圖的檢查。有在會不停轉動的皮帶上一邊跑動、一邊測定的「treadmill法」（跑步機運動），以及如同騎腳踏車般一邊踩動踏板、一邊測定的「Ergometer法」（腳踏車運動）等。另一方面，霍特心電圖是將可攜式的檢查裝置連接於身體上，取得24小時紀錄的檢查。

於健康檢查接受心電圖測量時，首先會將判讀後的結果告訴患者。如果心臟出現異常的話，就會述說病名並且說明今後的對策。像是前面所說的心臟超音波、或是得知血管內情形的心導管檢查等，需要進一步詳細的檢查。至於心電圖的波形，一般人就算看了也很難看懂，所以很少會記載在書面上。

電擊（電動除顫動）

心律不整的患者，有時的發作也可能強烈到心臟停止。要幫助這種情形的話，就一定要在短短幾分鐘內讓心臟恢復正常的跳動。在緊急時，例如在機場等人口聚集的場所，會間隔一定的距離放置能給予心臟電擊的機器「AED」（automated external defibrillator，自動體外心臟電擊去顫器）。讓這種情形成為可能的理由之一，就是電擊能被自動化。在這之前，如果沒有學習相關知識且未看過心電圖的人，是無法實行電擊的。這樣一來，如果現場沒有醫療相關人員的話，就無法拯救患者的性命。所以，現在的電擊只要將端子連接到胸部，機器就會讀取心電圖並且自動判定是否需要電擊，必要時還會發出有聲的操作指示。透過這樣的機器，就算是一般人也能使用電擊。

心電圖的注意燈號

正常

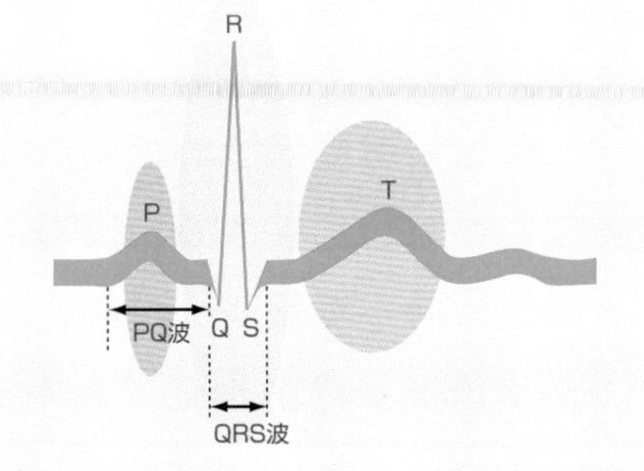

心電圖首先是顯示心房收縮的「P波」，接下來產生的才是顯示心室收縮的「QRS波」。心室的波形較大，是因為心室的肌肉量比心房多。最後的T波則是表示心室的收縮結束。

心臟是由右心房、右心室、左心房、左心室四部分構成。血液會先流入右心房，經過右心室後送到肺。肺接收到氧氣後，會將排出二氧化碳後的血液送回心臟，先進入左心房，再經過左心室後輸送到全身。像這樣心房與心室互相協調，以一定的規律反覆進行收縮與舒張的動作，以此達到血液循環。心電圖檢查，就是要確認這樣的律動是否正確。左邊是正常的心電圖波形。但是，因為某些原因，卻可能讓這樣的律動紊亂。這種狀態就是心律不整。

心房震顫

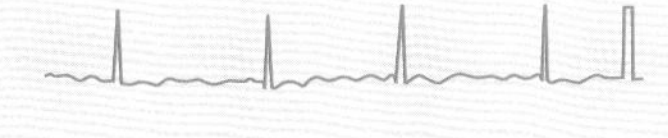

因為心房細微顫動，像是發生痙攣般的狀態，所以顯示心房收縮的波形消失了，出現不規則的波動。

室性期外收縮

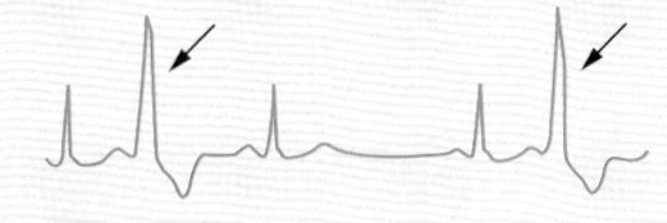

心室比正常的週期更快收縮的狀態，所以顯示心室收縮的波形的幅度會變得更大。

完全性右束支傳導阻滯

跳動的律動呈現難以傳達的狀態，顯示心室的收縮與舒張的波形都出現異常。

WPW症候群（沃夫巴金森懷特症候群，Wolff-Parkinson-White syndrome）

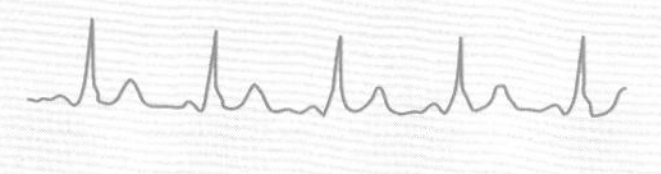

因先天的原因變成加上多餘刺激傳導的狀態，所以顯示心房收縮的波形會縮短。

急性心肌梗塞

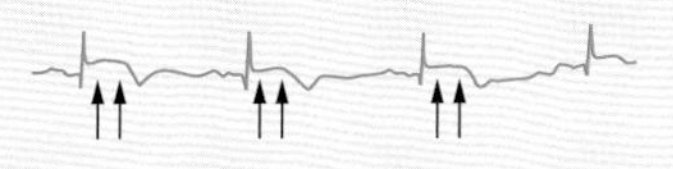

因冠狀動脈阻塞血流不足，心臟壁有部分已經壞死的狀態，所以顯示心室擴張的波形高度會上升。

「心臟疾病」☞ 128P

是什麼樣的檢查？

膽固醇是由肝臟製造出，近似身體之脂肪的物質，膽固醇是脂肪代謝的一個指標。膽固醇可分為中性脂肪、脂蛋白（HDL-膽固醇及LDL-膽固醇等）、脂蛋白元（也稱載脂蛋白，是與脂肪結合後變成脂蛋白的蛋白質）等許多種類。包含以上所有則統稱為總膽固醇。

可能是罹患什麼樣的疾病呢？

攝取過多脂肪會讓膽固醇值上升

膽固醇會在肝臟被代謝。當膽道關閉時，脂質無法順利從膽道被排出，血中的膽固醇就會增加。但是，如果再繼續從食物中攝取更多脂肪的話，血中的膽固醇就會更上升。這樣一來，膽固醇就會沉積在血管壁上，引起動脈硬化。

現在已經明確得知，膽固醇太高，也就是如果生活中持續攝取過多脂肪的話，就更容易罹患像是國民病的腦梗塞以及心肌梗塞等，也就是所謂的生活習慣病。因此，膽固醇也被視為是生活習慣病的危險因子而備受注意。

如果進一步檢視膽固醇的組成，可以發現有被稱為好膽固醇的高密度脂蛋白膽固醇（HDL-膽固醇）。HDL-膽固醇具有將沉積在血管中的壞膽固醇送回肝臟的功能。HDL-膽固醇較高的人，在血管中也較不容易囤積壞膽固醇。壞膽固醇就是LDL-膽固醇及中性脂肪。

總膽固醇在220以上的人就要注意

包含所有膽固醇的總膽固醇值，健康的人大多在每1公合約在230mg以下。在220到260之間雖然暫時不需服藥，但需要透過運動及飲食療法來治療高膽固醇血症（異常血脂症）。超過260

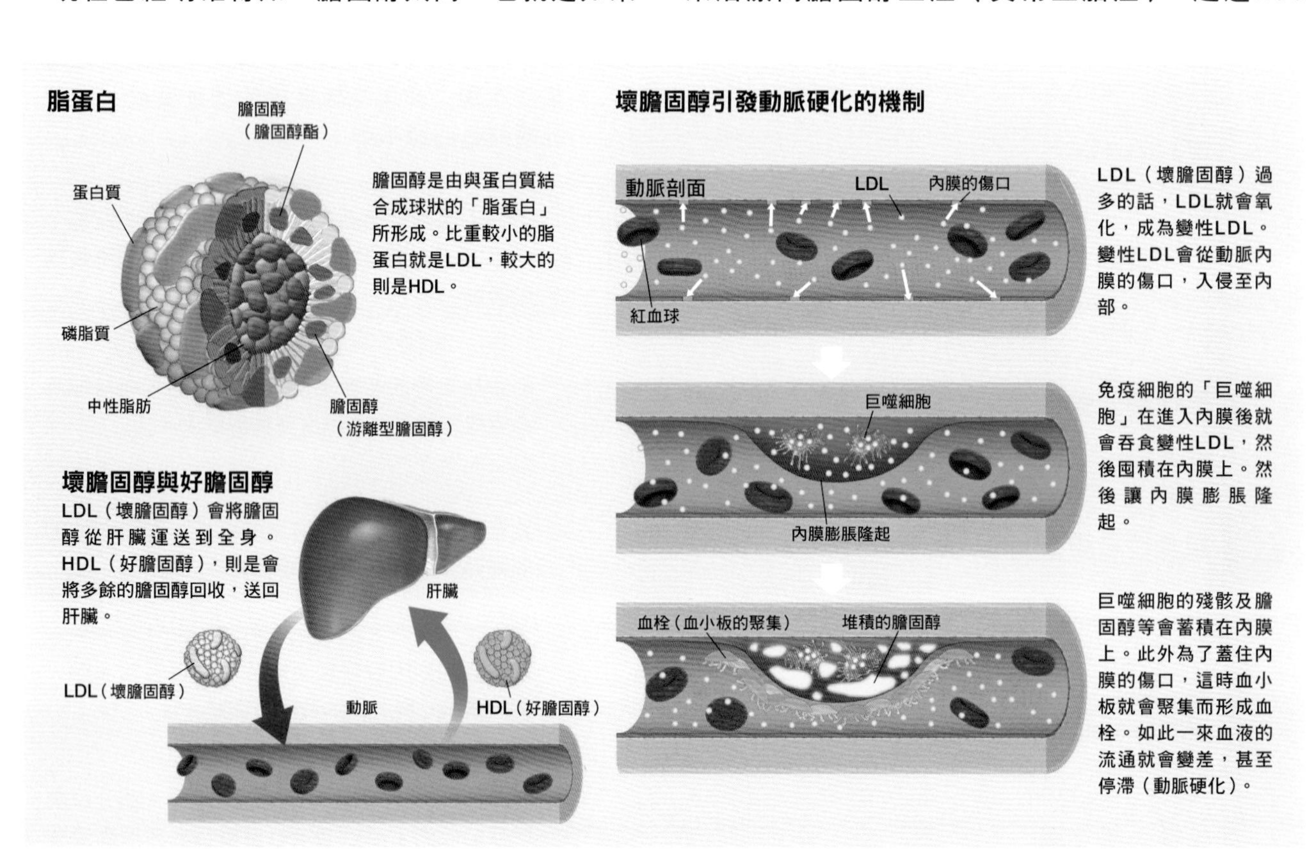

的話就需要靠藥物來讓膽固醇下降。可以的話最好是控制在180以下。有家族性高膽固醇血症或是遺傳性膽固醇較高的人，很難光靠飲食就讓膽固醇下降，所以需要詳細的檢查。

總膽固醇在基準值以下的話，一般來說都是因為營養不良。長期透過點滴獲取營養，或是手術截去腸道較長的部分等時，都會讓膽固醇的數值下降。

（接續下頁）

膽固醇的數值與注意燈號

LDL-膽固醇 單位：mg/dL（測量1公合中所含LDL-膽固醇的重量）

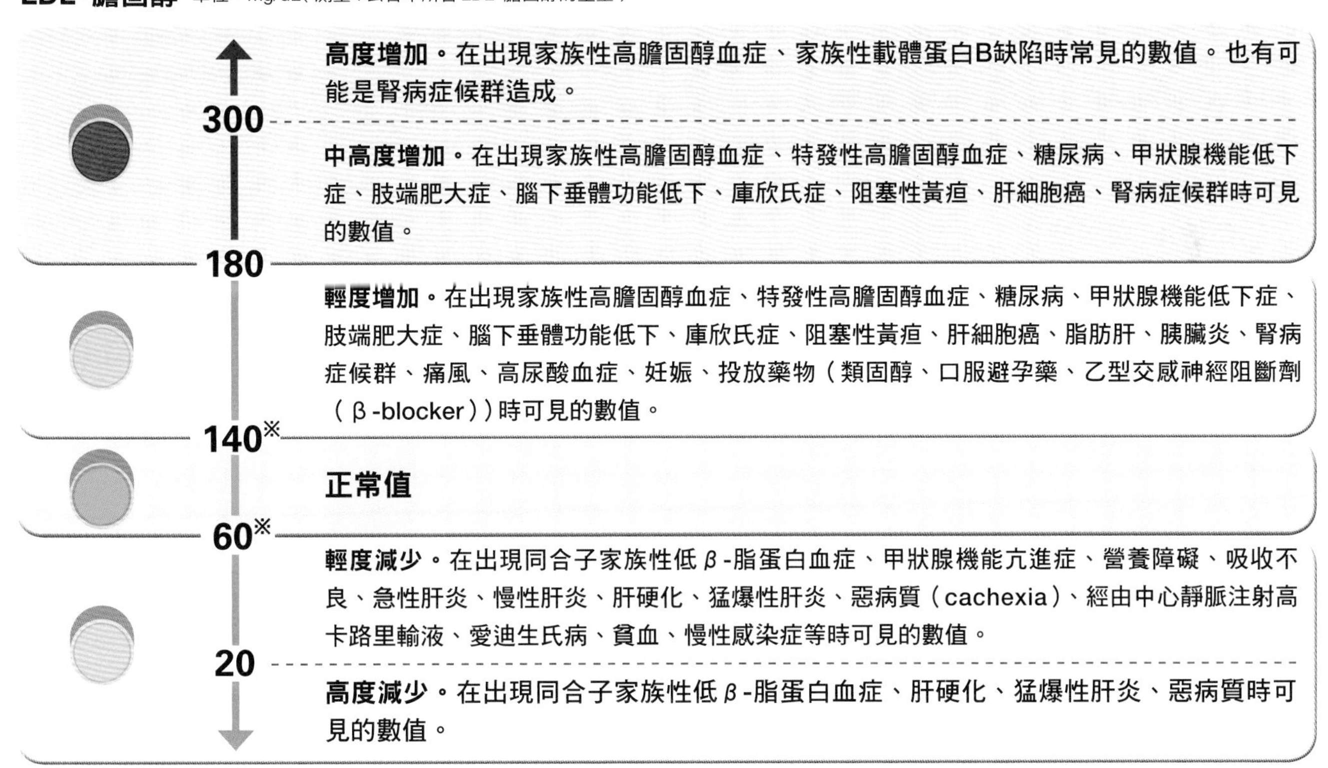

HDL-膽固醇 單位：mg/dL（測量1公合中所含HDL-膽固醇的重量）

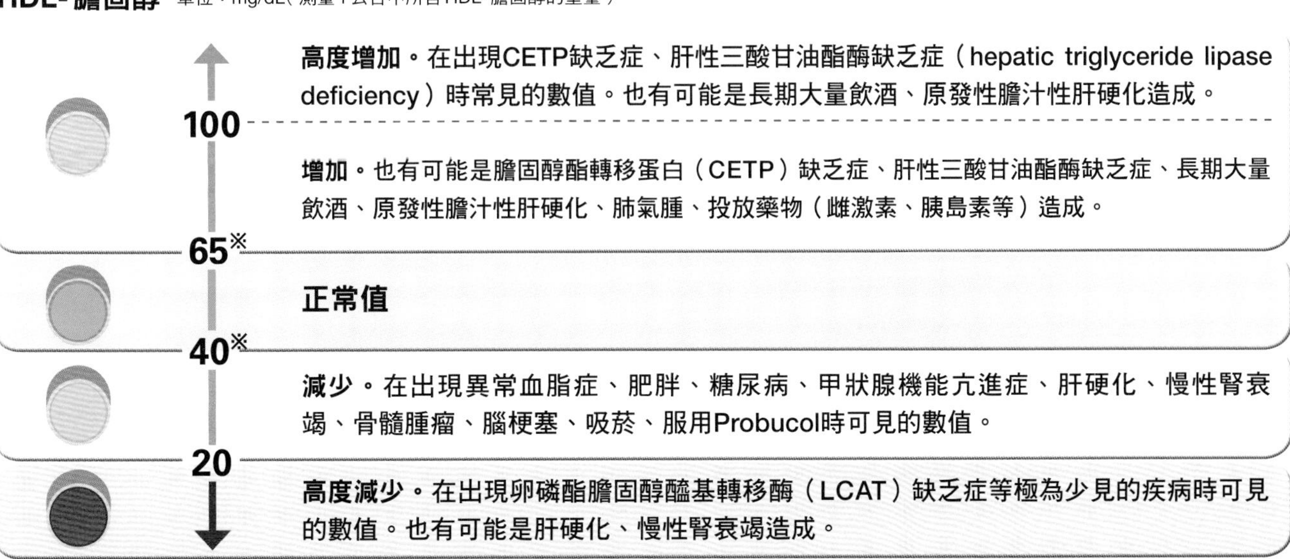

※：在日本臨床檢查標準協議會（JCCLS）的「日本主要臨床檢查項目的共用基準範圍案-解說與利用指引」（2014年3月31日修正版）中，LDL-膽固醇為65～163，HDL-膽固醇為38～90（男性），48～103（女性）。

HDL-膽固醇的減少容易導致動脈硬化

HDL-膽固醇誠如別稱所說的是好膽固醇，能剝除附著在血管上的膽固醇，協助讓血液的流動更為順暢。因此，如果HDL-膽固醇在總膽固醇中的占比減少的話，動脈硬化的危險就會提高。HDL-膽固醇的正常值在1公合中約是40～65mg，數值低於此就是罹患低HDL-膽固醇血症，需要進一步治療。

LDL-膽固醇的數值，是最佳的健康指標

另一方面，LDL-膽固醇（壞膽固醇）如果增加的話，就會沾附在血管壁上，是導致動脈硬化的一大原因。

已知LDL-膽固醇是生活習慣病更好的指標，因此在定期健康檢查中，會將LDL-膽固醇列為測定項目。此外，即使總膽固醇值落於正常的範圍內，但是在1公合的血清中，LDL-膽固醇的數值超過140mg的話，就需要注意是否會發展為高膽固醇血症。

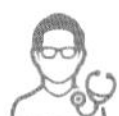

給黃燈的人的建議

LDL-膽固醇就是所謂的「壞膽固醇」。數值在140～180時，就需要進行飲食生活的改善及運動。在180以上的話就需要服藥。以前會推薦以總膽固醇的數值為基準進行治療，但是現在卻是以LDL-膽固醇的數值為標記，在180以上的話則以藥物治療為主流。此外，雖說以前都說就算總膽固醇的數值很高，HDL-膽固醇（好膽固醇）的數值同時也很高的話就不太需要擔心，但現在則是靠LDL-膽固醇的數值來判斷是否需要治療。雖然有時也會測量HDL-膽固醇及總膽固醇來診斷，不過結果還是要用像是右頁的算式，來計算LDL-膽固醇。現在則是直接測量LDL-膽固醇。

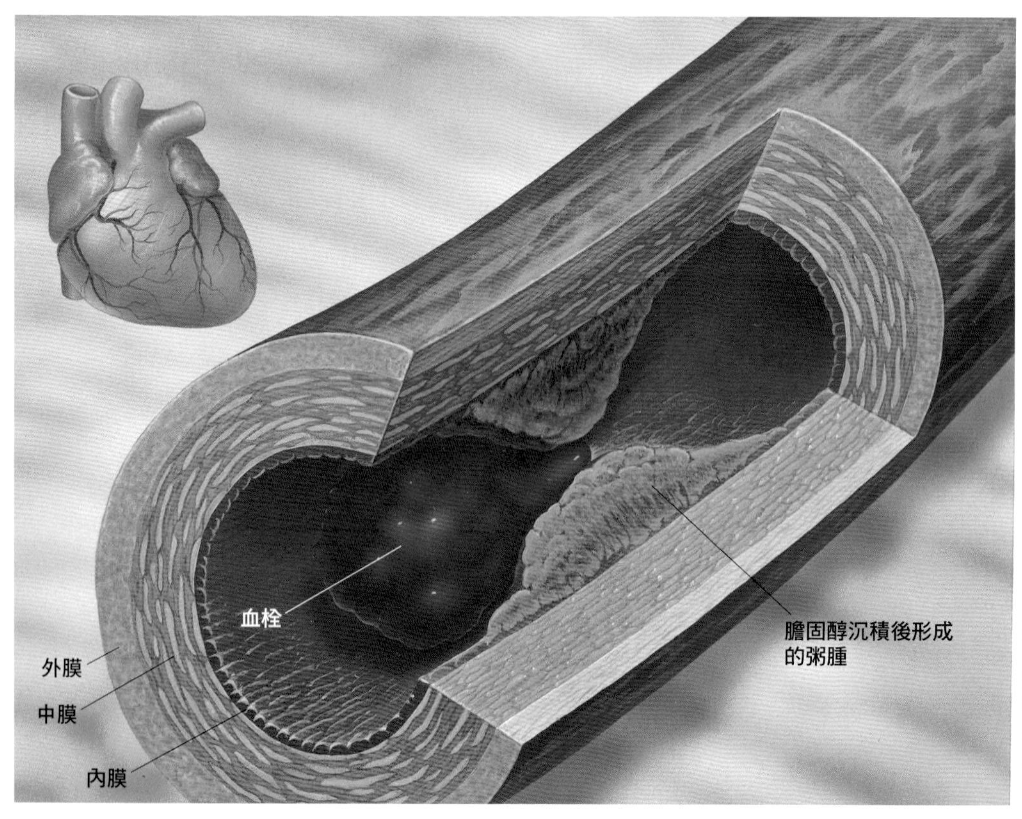

因動脈硬化而阻塞的血管

膽固醇的數值很高的話，膽固醇就會沉積在血管壁上，導致動脈硬化，進而引發腦梗塞或心肌梗塞。

LDL-膽固醇的算式

因為LDL-膽固醇很難測定，所以大多是以計算得出。最近已經能夠直接測定了。

中性脂肪≦ 400時

LDL-膽固醇 =（總膽固醇）－（HDL-膽固醇）－（中性脂肪）×0.2

中性脂肪＞ 400時

LDL-膽固醇 =（總膽固醇）－（HDL-膽固醇）－（中性脂肪）×0.16

膽固醇的數值與注意燈號

總膽固醇（T-Cho） 單位：mg/dL（測量1公合中所含總膽固醇的重量）

高度增加。在出現家族性高膽固醇血症、家族性載體蛋白B缺陷時可見的數值。也有可能是腎病症候群造成。

400

中度增加。在出現家族性高膽固醇血症、特發性高膽固醇血症、糖尿病、甲狀腺機能低下症、肢端肥大症、腦下垂體功能低下、庫欣氏症、阻塞性黃疸、肝細胞癌、Zieve症候群、原發性膽汁性肝硬化、腎病症候群時可見的數值。

260

輕度增加。在出現家族性高膽固醇血症、特發性高膽固醇血症、糖尿病、甲狀腺機能低下症、肢端肥大症、腦下垂體功能低下、庫欣氏症、阻塞性黃疸、肝細胞癌、脂肪肝、原發性膽汁性肝硬化、胰臟炎、腎病症候群、痛風、高尿酸血症、妊娠、投放藥物（類固醇、口服避孕藥、乙型交感神經阻斷劑）時可見的數值。數值在220～260時，可以運動及飲食療法治療。超過260，就一定要以藥物治療。

220※

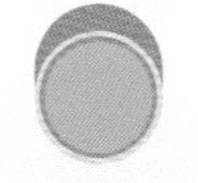

正常值

130※

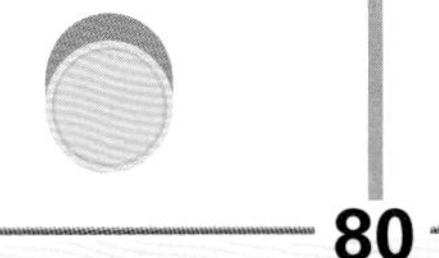

輕度減少。在出現甲狀腺機能亢進症、營養障礙、急性肝炎、慢性肝炎、肝硬化、猛爆性肝炎、惡病質、吸收不良、經由中心靜脈注射高卡路里輸液、愛迪生氏病、貧血、慢性感染症等時可見的數值。

80

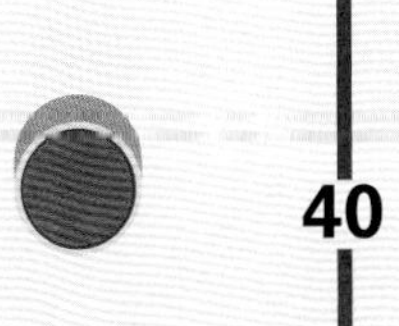

中度減少。在出現甲狀腺機能亢進症、肝硬化、猛爆性肝炎、惡病質等時可見的數值。也有可能是吸收不良、經由中心靜脈注射高卡路里輸液、愛迪生氏病造成。

40

高度減少。在出現無β脂蛋白血症、肝硬化、猛爆性肝炎、惡病質時可見的數值。

※：在日本臨床檢查標準協議會（JCCLS）的「日本主要臨床檢查項目的共用基準範圍案-解說與利用指引」（2014年3月31日修正版）中，為142～248。

「糖尿病」☞ 110P　「異常血脂症」☞ 112P
「腦與神經的疾病」☞ 124P　「肝臟疾病」☞ 134P

若想**更進一步**了解更多，請參考以下網站。

中華民國血脂及動脈硬化學會
http://www.tas.org.tw

白蛋白·總蛋白 因肝衰竭與腎衰竭出現異常

是什麼樣的檢查？

吃進肚子裡的蛋白質會在胃部被分解，以胺基酸及短胺基酸所結合成的胜肽形式被吸收，然後在肝臟合成白蛋白（albumin），也就是所謂的營養。

血液具有運送營養的功能。紅血球雖會運送氧氣，但是血液的水分（血清）則是將蛋白質溶化後再運送到需要的臟器，將不需要的物質運送到肝臟解毒。也就是說，血液中的白蛋白就是營養狀態的指標。

可能是罹患什麼樣的疾病呢？

總蛋白質下降，白蛋白減少時就是低營養

血清中所含的蛋白質（總蛋白）中，除了白蛋白之外還有數百種的蛋白質。白蛋白是其中最多的一種，約占了總蛋白的50%。當總蛋白下降時，幾乎白蛋白也會減少。白蛋白不足時就是低營養。

肝臟具有合成蛋白質的機能。當肝臟功能不佳時，就算吸收了胺基酸也無法合成蛋白質，使白蛋白不足。因此這個檢查，也可說要看的就是肝臟的蛋白質合成能力（synthesis ability）。

此外，白蛋白還會變成尿液流出體外而變少。腎臟基本上是不會排出蛋白質的。但是，當腎臟功能不佳，細胞膜破裂時，腎臟就會排出許多蛋白質到尿液中，這時白蛋白數值也會下降，這就

白蛋白·總蛋白的數值與注意燈號

血清總蛋白 單位：g/dL（測量1公合中所含總蛋白的重量）

中等度～高度增加。在出現多發性骨髓瘤、原發性巨球蛋白血症（primary macroglobulinemia）、自體免疫性肝炎時可見的數值。

9

輕度增加。在出現多發性骨髓瘤、原發性巨球蛋白血症、自體免疫性肝炎、慢性肝炎、肝硬化的初期、慢性發炎性疾病、惡性腫瘤、脫水症時可見的數值。

8.0※

正常值

6.5※

輕度減少。在出現腎病症候群、急性肝病變、惡病質、蛋白質流失性腸症、吸收不全症候群、營養障礙、燒燙傷、發炎性疾病、甲狀腺機能亢進症、血液稀釋時可見的數值。

6

中度減少。在出現腎病症候群、急性肝病變、惡病質、蛋白質流失性腸症、營養障礙、吸收不全症候群、無γ球蛋白血症、發炎性疾病、血液稀釋時可見的數值。

5

高度減少。在出現腎病症候群、急性肝病變、惡病質時常見的數值。也有可能是蛋白質流失性腸症造成。

※：在日本臨床檢查標準協議會（JCCLS）的「日本主要臨床檢查項目的共用基準範圍案－解說與利用指引」（2014年3月31日修正版）中，為6.6～8.1。

「腎臟疾病」☞142P 「肝臟疾病」☞134P

稱為腎病症候群（nephrotic syndrome）。

在總蛋白質中，除了白蛋白之外還含有數百種其他的蛋白質。將這些蛋白質以電泳分類，就能分為白蛋白、α_1球蛋白（α_1-globulin）、α_2球蛋白（α_2-globulin）、β球蛋白（β-globulin）、γ球蛋白（γ-globulin）5種。最後的γ球蛋白分類中，主要含有免疫球蛋白這種抗體，當罹患使抗體減少的疾病時γ球蛋白也會下降。相反地，像是多發性骨髓瘤等的特徵就是會讓抗體增加，這時的總蛋白也會增加。

α_1球蛋白、α_2球蛋白、β球蛋白這3種，會因為各種疾病而有所增減。血清中所含的蛋白質合計而成的總蛋白會減少，幾乎都是因為白蛋白減少。相反地，如果有增加的話，都是因γ球蛋白增加，白蛋白幾乎不會增加到超過基準值。

給黃燈的人的建議

血清白蛋白的數值在輕度～中度的人，有可能罹患肝功能損傷或是腎功能損傷，需要與其他檢查數值一起進行綜合的判斷。此外，在出現重度營養障礙時，白蛋白的數值也會下降，這時需要懷疑是否有虐待兒童的可能。

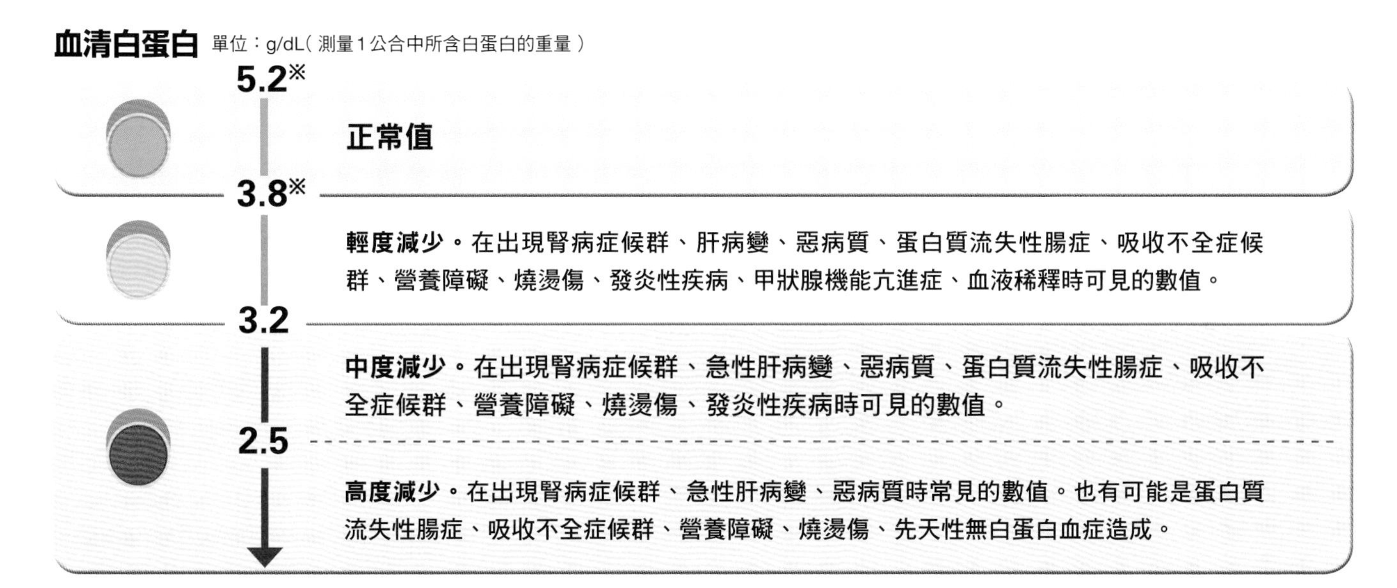

A/G比：白蛋白/球蛋白比

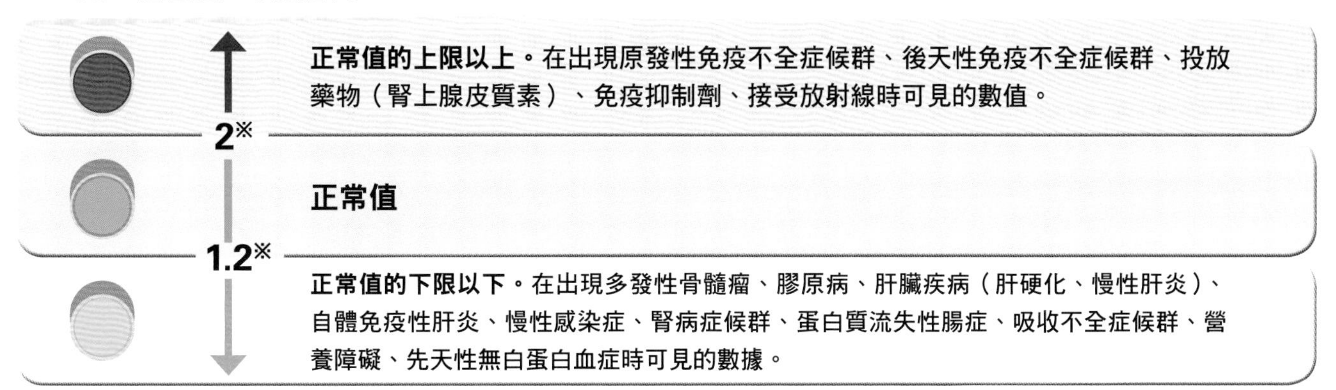

※：在日本臨床檢查標準協議會（JCCLS）的「日本主要臨床檢查項目的共用基準範圍案-解說與利用指引」（2014年3月31日修正版）中，血清白蛋白為4.1～5.1，A/G比為1.32～2.23。

尿酸 喜歡吃肉或是魚的人要注意

是什麼樣的檢查?

尿酸是細胞核中核酸的鹼基（嘌呤，purine）被分解後產生。肉及魚等動物性蛋白質中含有豐富的核酸，所以只要攝取這些食物就會使尿酸升高。誠如其名，尿酸主要會從尿液中排出。

可能是罹患什麼樣的疾病呢?

尿酸過多會導致痛風發作

尿酸上升導致的疾病就是痛風。尿酸值過高的話，尿酸就會在體內形成晶體。大多數的情形，尿酸晶體都會發生在腳拇趾的基部附近。也就是所謂的痛風發作。

痛風發作時關節會腫大，除了無法行走之外，還會伴隨著就算安靜休息也無法忍耐的劇痛。這種痛，是連風吹過都會感到劇痛，這也是痛風這個名稱的由來。

痛風除了痛感之外，尿酸還會沉積在腎臟，導致腎病變的大問題。

尿酸值高時，就需要服用藥物讓尿酸不再生成。當然，也需要盡量避免攝取含有豐富核酸的肉類及魚類，進行飲食療法。

也有些人因遺傳關係，代謝嘌呤的酵素較少。這樣的人，就算只是多吃了一點肉，尿酸的數值也會上升。

給黃燈的人的建議

數值比正常值稍差的黃燈沒有問題。數值在黃燈區的7以上的話，就需要減少嘌呤（一譯「普林」），請戒除啤酒，而白酒中並無嘌呤。尿酸較高的人，將來有可能因為尿酸在腎臟累積，引起腎功能障礙，這種情形稱為痛風性腎病變（痛風腎），可能會需要進行血液透析（洗腎）治療。雖然一般人對於痛風的印象就是「很痛」，但其實卻是可能導致腎功能停擺，引起死亡的可怕疾病。

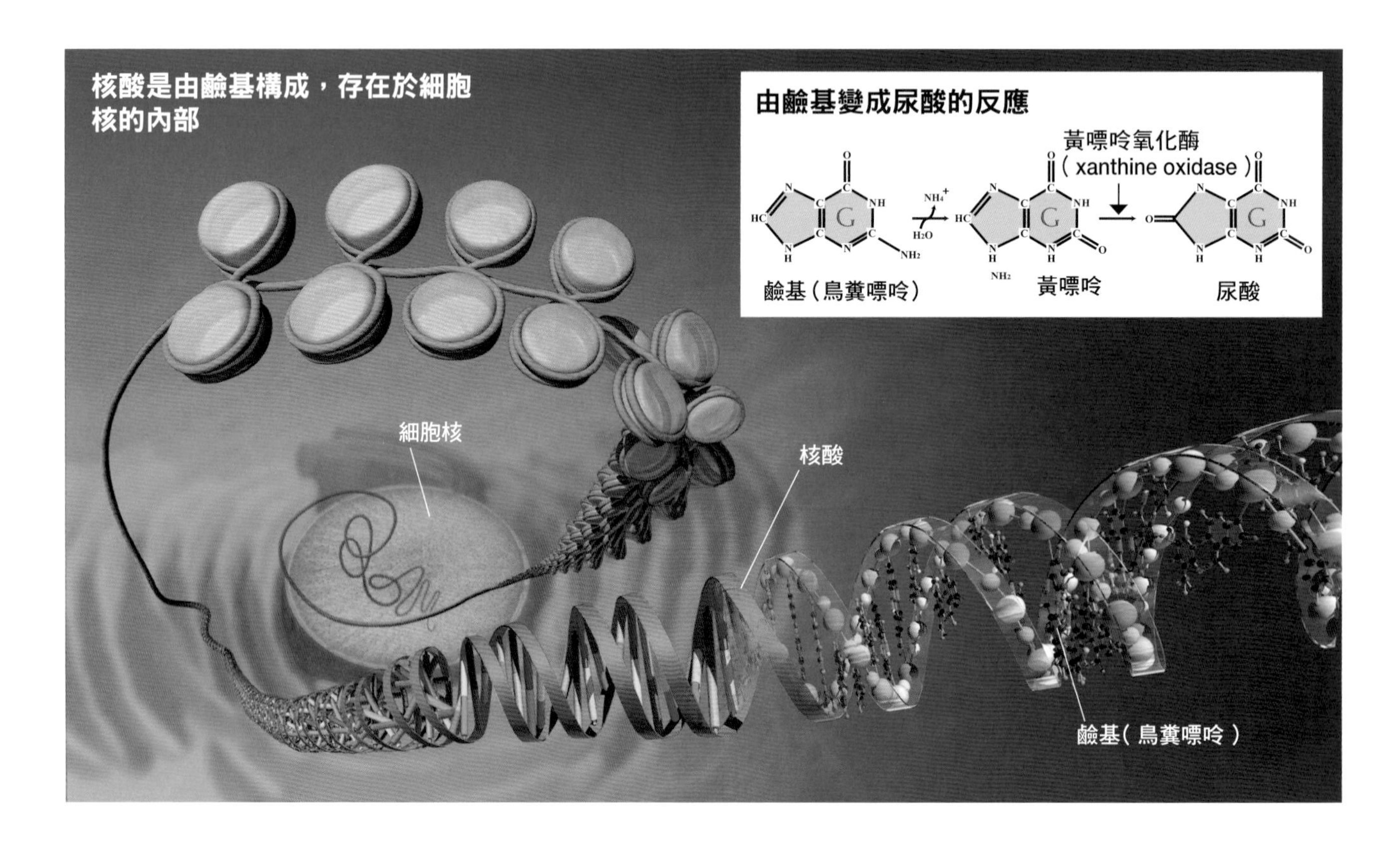

酒中所含的核酸與酒精量

酒的種類	容量	酒精（g）	核酸（mg）
啤酒	大瓶 1 瓶（633mL）	28.7	32.4
日本酒	1 合（180mL）	28.9	2.2
紅酒	半瓶（375mL）	45.0	1.5
威士忌	雙份 1 杯（80mL）	32.6	0.1
燒酒	加熱水（100mL）	24.2	0.03

酒會讓尿酸值上升。酒精會促進尿酸的合成，同時還會妨礙尿酸的排泄。在酒之中，不只有酒精成分，還含有核酸，相較之下核酸含有量最多的就是啤酒。1 大瓶啤酒（633mL）約有32.4mg，與日本酒或是燒酒加熱水相比，其實含有約10～1000倍的核酸，所以要非常注意避免飲酒過量。

痛　風

痛風的歷史非常久遠，可以追溯到古希臘的醫師希波克拉底（Hippocrates，西元前460左右～前375左右），當時已經認識到痛風這種疾病。

此外，根據馬可波羅（Marco Polo，1254～1324）的記載，元朝的忽必烈（1215～1294）就患有痛風。而法國的國王路易14（1638～1715）也有罹患痛風的紀錄。

像這樣，在以前痛風被說是富貴病，通常都是貴族、王族、或是美食家等才會得。即使在日本，隨著戰後飲食生活的西化，痛風患者也增加，現在是每個人都有可能得到的疾病。

尿酸的數值與注意燈號

UA：血清尿酸 單位：mg/dL（測量1公合中所含尿酸的重量）

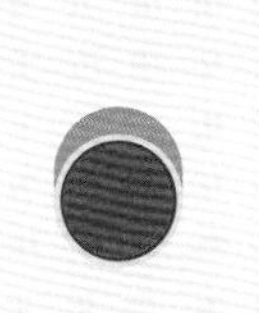

高度上升。在出現痛風、無症狀高尿酸血症時常見的數值。也有可能是腎衰竭、飢餓、投放藥物、骨髓腫瘤、惡性淋巴腫瘤、5-磷酸核糖-1-焦磷酸合成酶活性亢進等造成。

9

中度上升。在出現無症狀高尿酸血症時常見的數值。也有可能是腎衰竭、飢餓、投放藥物、骨髓腫瘤、惡性淋巴腫瘤造成。

8

輕度上升。在出現無症狀高尿酸血症時常見的數值。也有可能是痛風、腎衰竭、飢餓、投放藥物、白血病、骨髓腫瘤、惡性淋巴腫瘤造成。

7※

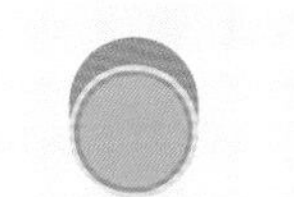

正常值

2～3※

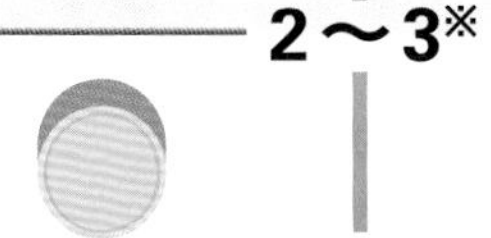

1～3（男性）**1～2**（女性）　**輕度～中度低下。**在出現由腎臟引起之低尿酸血症、尿酸低下症、急性肝病變、腎小管性酸中毒時可見的數值。

1

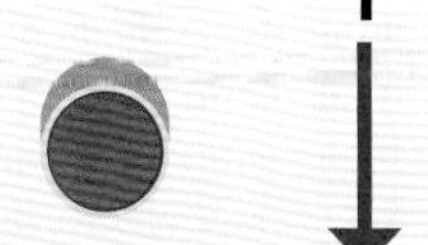

高度低下。在出現黃嘌呤氧化酶缺少症、嘌呤核苷磷酸化酶缺乏症（purine nucleoside phosphorylase deficiency）、5-磷酸核糖-1-焦磷酸合成酶缺少症、由腎臟引起之低尿酸血症時可見的數值。以上皆為相當罕見的疾病。

※：在日本臨床檢查標準協議會（JCCLS）的「日本主要臨床檢查項目的共用基準範圍案-解說與利用指引」（2014年3月31日修正版）中，3.7～7.8（男性），2.6～5.5（女性）。

若想**更進一步**了解更多，請參考以下網站。

中華民國痛風之友學會
http://gout.org.tw

台灣家庭醫學醫學會「痛風及高尿酸血症治療新知」
https://www.tafm.org.tw

尿素氮‧血清肌酸酐 測量腎病變的程度

是什麼樣的檢查？

血液中的尿素氮（blood urea nitrogen，BUN）與血清肌酸酐（creatinine）都是蛋白質代謝的產物。蛋白質並不只是從飲食中攝取，在肌肉等受損時也會分泌至血清中。尿素氮，就是含有尿素的氮。

蛋白質被代謝後，就會成為具有毒性的氨。氨對腦的毒性特別強。氨在體內再次被代謝後就成了尿素氮。血清肌酸酐則是肌肉中的磷酸肌酸（creatine phosphate，CP）這種物質被代謝時的產物。

可能是罹患什麼樣的疾病呢？

尿素氮與血清肌酸酐是腎臟的排泄功能指標

尿素氮與血清肌酸酐會從腎臟被排至尿液中。尿素氮與血清肌酸酐的生成量幾乎都維持一定，所以被用來作為腎臟的排泄功能指標。一般所說的腎功能檢查就是指這個尿素氮與血清肌酸酐的檢查。在慢性腎炎等有尿蛋白的情形時，就會檢查血液中的尿素氮與血清肌酸酐，確認腎臟損傷的程度。

血清肌酸酐的正常值，男性約為每1公合0.65～1.09mg，女性約為0.46～0.82mg。尿素氮的正常值約是9～21mg。在正常的狀態下，尿素氮的量會剛好是血清肌酸酐的10倍左右。

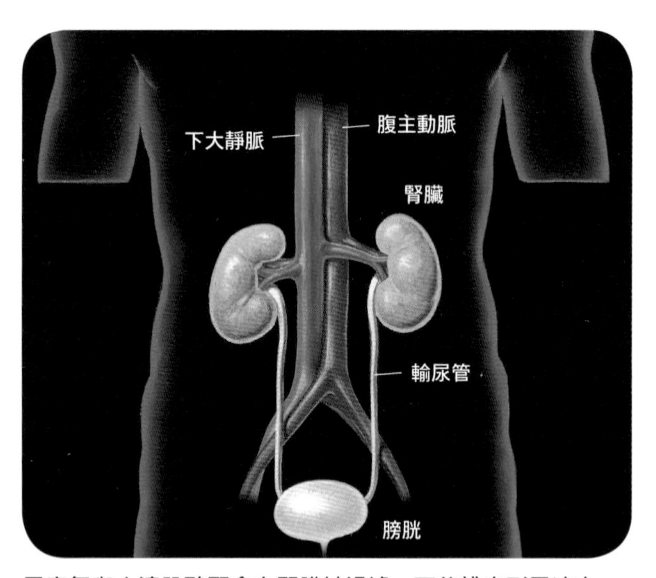

尿素氮與血清肌酸酐會在腎臟被過濾，而後排出到尿液中。

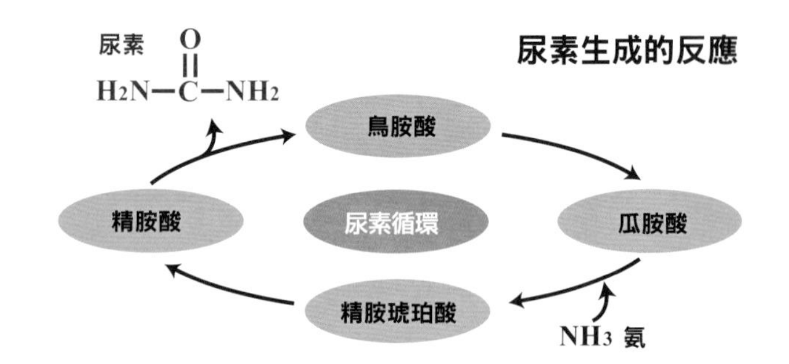

推算GFR值（推算腎絲球過濾速率，eGFR）

為能早期發現腎功能的低下，最近採用的是「推算GFR值」（推算腎絲球過濾速率，eGFR）。這是由血清肌酸酐值、年齡、以及性別計算出的數值。用於慢性腎臟病（CKD）的診斷等，基準範圍為「90mL/分/1.73體表面積m^2以上」。

尿素氮與肌酸酐的比例

血液中的尿素氮與血清肌酸酐的數值出現異常時，只要看尿素氮與血清肌酸酐的比例，就能知道原因是出在腎臟，還是來自其他問題。

在正常的狀態下，尿素氮的數值約是血清肌酸酐數值的10倍。在10倍以下時，一般就認為是蛋白質的攝取量較少。相反地，高於10倍時，就可能是脫水、心臟衰竭、或是消化管出血等情形。

尿素氮·血清肌酸酐的數值與注意燈號

BUN：尿素氮 單位：mg/dL（測量1公合中所含尿素氮的重量）

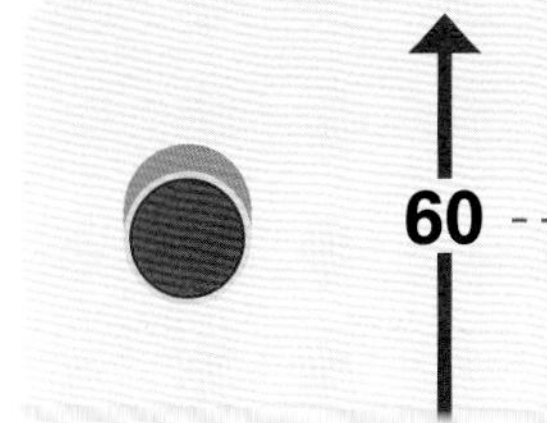

高度上升。在出現腎臟衰竭時常見的數值。也有可能是心臟衰竭、高度血管內脫水（肝臟衰竭、癌症等的腹水堆積）造成。

60

中度上升。在出現腎功能損傷、消化管出血、脫水、心臟衰竭、阻塞性尿路疾病時可見的數值。

30

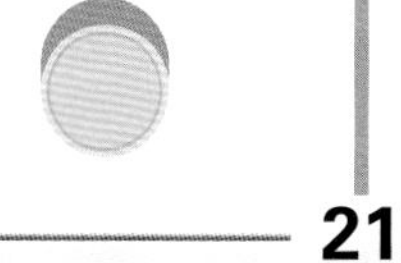

輕度上升。在出現高蛋白飲食、絕食、低卡飲食、使用腎上腺皮質類固醇時、甲狀腺機能亢進症、腎功能損傷、消化管出血、脫水、心臟衰竭、阻塞性尿路疾病時常見的數值。

21

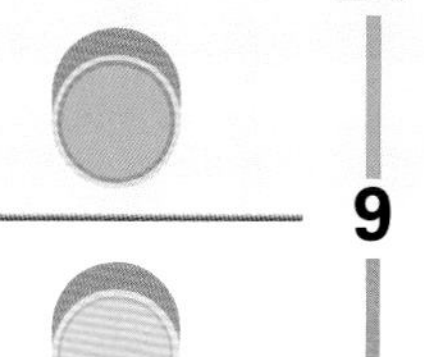

正常值

9

正常值的下限以下。在出現肝臟衰竭、多尿（尿崩症、使用Mannitol利尿劑等）、低蛋白飲食、妊娠時常見的數值。

Cr：血清肌酸酐 單位：mg/dL（測量1公合中所含血清肌酸酐的重量）

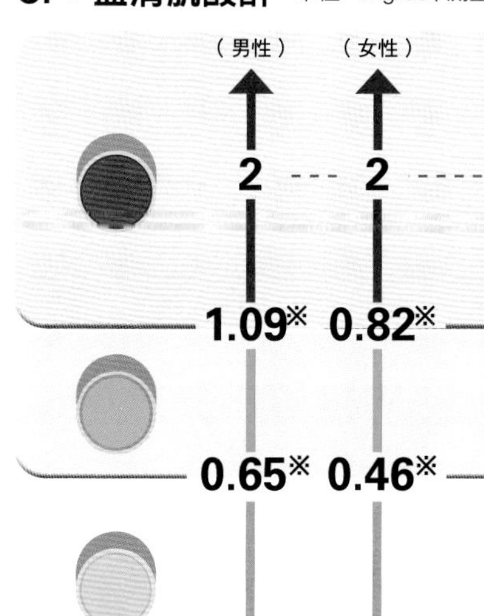

（男性）（女性）

中度～高度上升。在出現腎臟衰竭時常見的數值。

2 2

輕度上升。在出現脫水、心臟衰竭、休克、腎絲球腎炎、間質性腎炎、輸尿管結石、前列腺肥大、肢端肥大症（acromegaly）時可見的數值。

1.09※ 0.82※

正常值

0.65※ 0.46※

正常值的下限以下。在出現妊娠、糖尿病初期、長期臥床時常見的數值。也有可能是尿崩症、肌肉失養症、多發性肌肉炎、肌萎縮性脊髓側索硬化症造成。

※：在日本臨床檢查標準協議會（JCCLS）的「日本主要臨床檢查項目的共用基準範圍案-解說與利用指引」（2014年3月31日修正版）中，0.65～1.07（男性），0.46～0.79（女性）。

「心臟疾病」☞128P　「腎臟疾病」☞142P

尿液檢查 檢測出尿糖的話就是糖尿病

是什麼樣的檢查？

透過血液從體內各處運回的老舊廢物與多餘的水分，會在腎臟的腎絲球體過濾、於腎小管等再吸收後，最終形成尿液排出體外。若身體的某部分出現異常，通常不會排泄到尿液中的物質會被排出到尿液中，平常應該排出的物質反而沒有排泄出來。此

尿液檢查的數值與注意燈號

尿潛血

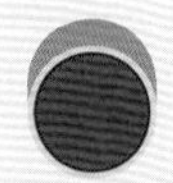

陽性（1+～3+）

在出現腎絲球腎炎、間質性腎炎、泌尿道感染、泌尿道結石、泌尿道腫瘤時常見的數值。也有可能是出血性體質（hemorrhagic diathesis）、血紅素尿、肌球蛋白尿、性器出血混入造成。

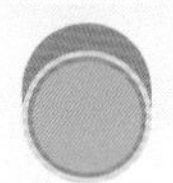

陰性 **正常值**

尿比重

高值。在出現脫水（下痢、嘔吐、熱性疾病、限制水量等）、糖尿病、腎病症候群、多發性骨髓瘤、顯影劑、投放藥物時可見的數值。

1.025

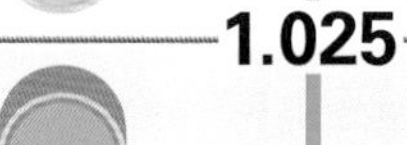

1.005～1.030 正常值

1.010

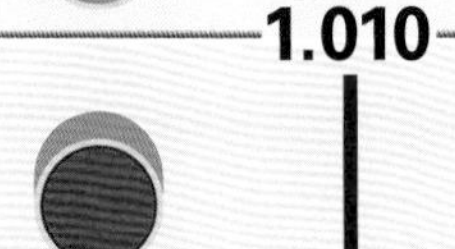

低值，早晨第一次尿（也稱晨尿）。在出現慢性腎衰竭、急性腎衰竭的利尿期、低鉀血症（利尿藥、原發性高醛固酮症、巴特氏症候群、腎小管酸血症等）、高鈣血症（原發性副甲狀腺機能亢進症、類肉瘤病、惡性腫瘤等）、中樞性尿崩症、因藥物導致的腎性尿崩症等時常見的數值。也有可能是心因性多飲症、低蛋白飲食、低鹽飲食、尿路阻塞造成。

尿糖

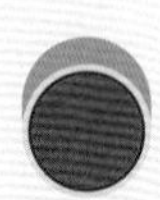

1+～4+（定性）
0.5～1g/日以上（定量）

增加。在出現糖尿病、胃切除後、甲狀腺機能亢進症時常見的數值。也有可能是腎小管損傷（腎性糖尿、重金屬中毒、范可尼氏症（Fanconi's syndrome）、慢性腎衰竭等）、妊娠、生產後10～14天以內造成。

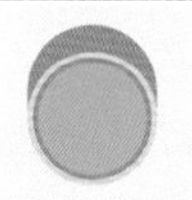

陰性（定性）
0.029～0.257g/日（定量）

正常值

尿蛋白

3+～4+（定性）
3.5g/日以上（定量）

高度增加。在出現微小變化型（minimal change disease）腎病症候群、糖尿病、慢性腎絲球腎炎（膜性腎絲球病變、膜厚增殖性腎絲球腎炎等）、巢狀腎絲球硬化症時常見的數值。也有可能是腎澱粉樣變性病、狼瘡腎炎、紫斑性腎炎（purpura nephritis）造成。

2+～3+（定性）
0.5～3.5g/日（定量）

增加。在出現慢性腎絲球腎炎、糖尿病腎病變、巢狀腎絲球硬化症時常見的數值。也有可能是腎澱粉樣變性病、微小腎絲球疾病（微小變化型）造成。

1+～2+（定性）
0.15～0.49g/日（定量）

輕度增加。在出現慢性腎絲球腎炎、糖尿病腎病變、高血壓性腎硬化時常見的數值。也有可能是良性蛋白尿（直立性蛋白尿、熱性蛋白尿等、1g/日以下為多）、重金屬或藥劑性腎小管病變、間質性腎炎、范可尼氏症所造成。

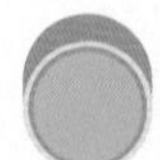

陰性（定性）
0.15g/日未達（定量）

正常值

外，因為尿液會從腎臟經過輸尿管，累積在膀胱中，再經由尿道排泄，所以在這個路徑中如果產生發炎的話就會顯示出異常。

尿液與血液不同，是人類自行排出的物質。因此，在採尿時完全不會有痛感，可說是檢查時的理想材料。在歷史上也有紀錄，從非常古老的時期開

尿沉渣1

紅血球的增加 每高倍視野以內有5個以上	**內科的血尿（多為腎絲球性血尿）** 在出現慢性腎絲球腎炎（IgA腎病、膜性腎病變等）、急性腎絲球腎炎、家族性良性血尿、快速進行性腎炎、間質性腎炎、腎小管壞死、多囊腎、腎結核、腎阻塞、特發性腎出血等時可見的數值。 **泌尿科的血尿（非腎絲球性血尿）** 在出現泌尿道結石、膀胱炎、膀胱腫瘤、前列腺炎、前列腺腫瘤、泌尿道腫瘤、腎盂腫瘤、腎腫瘤、腎及泌尿道的外傷時常見的數值。也有可能是尿道或膀胱內異物、尿道炎、腫瘤造成。
白血球的增加 每高倍視野以內有5個以上	在出現腎暨泌尿系統的感染（腎盂腎炎、膀胱炎、前列腺炎等）時常見的數值。也有可能是急性腎絲球腎炎、慢性腎絲球腎炎的急性惡化期、藥劑性急性間質性腎炎等造成。
上皮細胞 每高倍視野以內有1個以上	在出現腎小管損傷、泌尿道發炎、腫瘤時可見的數值。也有時不具有疾病意義。
圓柱體 低倍放大下在全視野以內有1個以上	在出現腎絲球腎炎、腎阻塞、狼瘡腎炎、腎盂腎炎、間質性腎炎、腎病症候群、急性腎小管壞死、澱粉樣變性病、子癲症、移植腎的急性排斥反應、腎衰竭、重症腎病症候群、糖尿病腎症等可見的數值。即使在正常的情形下也可能看見少數。
細菌、真菌、原蟲 每高倍視野以內有5個以上	在出現泌尿道感染（大腸桿菌、綠膿桿菌、變形桿菌、腸球菌等）、念珠菌感染、酵母樣真菌、皮膚絲狀菌、滴蟲性陰道炎、精子造成。

紅血球 每視野以內有1～4個	正常值	
白血球 每視野以內有1～4個	正常值	
圓柱體 全視野以內0～1個		玻璃圓柱體有時會被認為是正常。其他的圓柱體並不會被視為正常。
上皮細胞 每視野以內不到1個	正常值	扁平上皮細胞（來自尿道、外陰部）有時會被認為是正常。但如果看到立方上皮細胞（腎小管上皮）或是移行上皮細胞（來自腎盂至膀胱之間）、圓柱體上皮細胞的話就是異常。
卵圓形脂肪體為0	正常值	正常的情形下不會看見卵圓形脂肪體。
少量細菌、晶體	正常值	少量是可被認可的。隨著尿液放置時間增加。

高倍放大為顯微鏡「×400倍」，低倍放大為「×100倍」之意。正常值皆為高倍放大。

「糖尿病」☞ 110P　「癌症」☞ 118P　「腎臟疾病」☞ 142P

始就透過檢查尿液，觀察身體的情形。

如今所進行的尿液檢查就是有關比重、尿糖、尿蛋白、尿潛血、尿膽素原（urobilinogen）、觀察細胞成分等的尿沉渣顯微鏡檢查（urine sediments）。

此外，腎臟具有讓尿液變濃（比重變大）的功能。但是如果出現腎病變或是缺乏抗利尿荷爾蒙的尿崩症時，則會排出非常淡（比重小）的尿液。

此外，就算腎臟沒有異常，尿比重的檢查也會被攝取的水分量大幅影響。例如大量攝取水分或是啤酒等時就會變淡，感覺到口渴時就會變濃。因此，很難光靠數值本身就判斷出是異常還是正常。

可能是罹患什麼樣的疾病呢？

出現尿蛋白的話就需要詳細的檢查

尿糖、尿蛋白、尿膽素原的檢查為定性試驗，可透過試紙（尿糖試紙）進行操作。尿蛋白的數值對於評估腎臟功能時是非常有意義的檢查。罹患慢性腎炎、急性腎炎、腎盂炎、膀胱炎等，出現尿路感染或是腎病變時，尿蛋白都會增加。

只是，就算是正常的人，也可能會出現直立性尿蛋白或是良性尿蛋白等非疾病性的蛋白質。因此，雖說正常的數值結果為陰性，但就算是出現陽性結果，也不能馬上就斷定有異常情形。檢測出有尿蛋白的話，就需要進一步的詳細檢查。

出現尿糖的話大部分都可能是糖尿病

檢查出尿糖時，可以說腎臟已經出現問題了。但是，檢測出尿糖，大多都是因為糖尿病所引起。與尿蛋白不同，正常人會出現尿糖是非常罕見的情形。也就是說，在出現尿糖時，有相當高的機率可說是已經接近糖尿病的狀態了。請一定要接受更詳盡的尿液檢查。

測量尿中的紅血球，以及紅血球被破壞時釋放出的血紅素所得數值就是尿潛血。因為代表紅血球出現在尿液中，所以在急性腎炎、膀胱炎、泌尿道結石等都會呈陽性。如果在尿沉渣中發現紅血球時，就代表紅血球已經溶化了，只有尿潛血會呈陽性反應。以上每一種都是相當敏銳的檢查。尿潛血的部分，就算是正常人也可能會出現暫時的陽性反應。

尿膽素原檢查要看的就是肝臟的膽紅素代謝。如果像是溶血性貧血這樣有大量的膽紅素從紅血球中釋出，已經超過肝臟處理能力的極限時就會產生尿膽素原。一般來說，不太會有讓此數值產生異常的疾病，所以平常幾乎不會檢查。

有時在尿液中也會出現癌細胞

將尿液離心後，透過顯微鏡來觀察沉澱部分的沉渣物，用來檢查泌尿道發炎及其他疾病用的就是尿沉渣。在診斷有泌尿道結石時的晶體等時也會使用。在尿液中有時也含有紅血球、白血球、白血球硬化後的物質（顆粒圓柱體）、上皮細胞硬化後的物質（上皮圓柱體）、細菌、草酸及尿酸的晶體等。如果出現癌細胞，也會被診斷出癌症。

尿沉渣，原本是由肉眼在顯微鏡下觀察後判斷。但是最近也開發出了能觀察尿沉渣的自動化機械。在泌尿科就診時，大部分都會在尿沉渣之外，也檢查了尿比重、尿蛋白、以及尿糖，但是健康檢查時卻不一定會檢查尿沉渣。

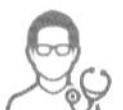

給黃燈的人的建議

尿蛋白檢查呈陽性的人中，有一半都是正常的。只有1次，且檢查結果為1+的話，就不需太過緊張。另外，尿糖沒有黃燈數值，是因為只要尿糖呈現陽性，就幾乎都是糖尿病了。

正常尿液中所含的成分例	
水	約占尿液的98%。
尿素	約尿液的2%。蛋白質分解後的老舊廢物。溶於水無臭無味。
尿膽素	微量。血紅素被分解後形成的黃色色素。
各種荷爾蒙	微量。透過檢查排出到尿液中的荷爾蒙可以得知有無妊娠。
維生素類	微量。沒有在體內被分解的部分就會排出到尿液中，可能會使尿液染色。

其他還有可能因身體狀況而含有糖分或是蛋白質、被分解的藥物成分等。

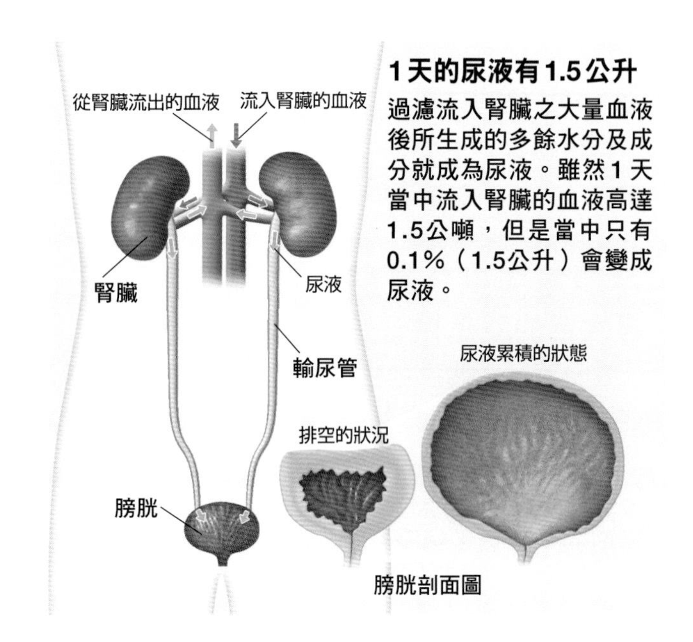

1天的尿液有1.5公升

過濾流入腎臟之大量血液後所生成的多餘水分及成分就成為尿液。雖然1天當中流入腎臟的血液高達1.5公噸，但是當中只有0.1%（1.5公升）會變成尿液。

若想**更進一步**了解更多，請參考以下網站。

臺大醫院健康教育中心
https://health.pms.ntuh.gov.tw/media/465

尿液檢查的數值與注意燈號

尿沉渣2（結晶體）

磷酸銨鎂 尿酸銨 碳酸鈣 磷酸鈣	鹼性尿。特別是在泌尿道感染時可見。在正常情形下也有可能看到。
尿酸 草酸鈣	在出現酸性尿，泌尿道結石（結石成分與結晶體成分間也可能不被認為有相關）時可見。
病理性結晶體	尿液中發現有胱胺酸時就是高胱胺酸尿症。發現有酪胺酸、白胺酸、膽紅素時就是重症肝病變。發現有膽固醇時就是腎病症候群。

尿膽素原

2+～4+

增加。在出現急性肝炎、慢性肝炎、肝硬化、酒精性肝病變、藥物性肝病變、心臟衰竭、溶血性貧血、內出血、紫斑病、便祕、腸阻塞時常見的數值。也有可能是體質性黃疸造成。

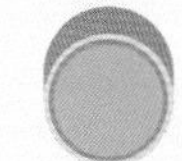

±～+

正常值

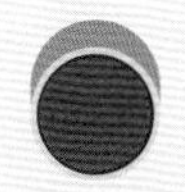

－

減少。在出現膽內膽汁滯留症、阻塞性黃疸、膽道瘻管、服用抗生素導致腸內細菌減少時常見的數值。也有可能是急性肝炎黃疸超急性期、高度肝衰竭造成。

「肝臟疾病」☞ 134P

糞便檢查 糞便中驗出血液的話就有可能是罹患大腸癌

是什麼樣的檢查？

糞便檢查，主要是檢查兩個項目。一個是糞便潛血，另一個就是蟲卵。

可能是罹患什麼樣的疾病呢？

最大目的就是檢查是否罹患大腸癌

在台灣，大腸癌發生人數連續11年盤踞10大癌症之首（至2016年），根據國民健康署最新105年癌症登記資料統計，每年約1萬5千人罹患大腸癌；死亡人數約5千700多人。這是因為飲食的西化，也就是攝取脂肪含量高的食物。大腸癌的診斷，就是糞便檢查最重要的目的。

大腸癌診斷的第一步就是便血等，即在排便時流血。雖然便血通常能馬上就被發現，但是健康檢查時進行的是幾乎看不見的血液（潛血）檢查。

糞便潛血檢查一般都推薦「2日法」。這是連微量的出血也能察覺的檢查，觀察連續2天的糞便（也可以中間間隔1天），確認糞便在大腸內是否有與癌或是息肉等接觸到後出血。如果檢查結果為陽性的話就需要至醫院就診。

潛血檢查的結果，除了大腸癌之外，在出現胃潰瘍、十二指腸潰瘍、或是痔瘡時也會呈現陽性，但不像以前的糞便檢查，在吃了牛肉或是喝了鱉的血後也會出現陽性。

如果是大腸癌的話，建議連續3天進行糞便潛血檢查。若連續3天的糞便潛血結果都是陽性，就需要透過大腸纖維等進行更詳細的檢查。

糞便檢查時的注意事項，記得要將糞便充分混合後再提供檢體。這是因為潛血有可能只在糞便的外側與末端出現。如果只有在糞便的一邊末端有潛血，但又剛好採集到沒有潛血那端的檢體的話，檢查結果就會是陰性。因此，糞便檢查時，最重要的是一定要先將糞便充分混合，才能發現只出現在糞便中那一小部分的潛血。

雖然寄生蟲疾病已經大量減少，但並未根絕

寄生蟲的卵或幼蟲會隨著食物進入人體內後，開始寄生。檢查混合在糞便中排出的這些寄生蟲卵或是成蟲，就是蟲卵的檢查。方法是在顯微鏡下觀察糞便。

二次大戰後，雖然寄生蟲疾病已經大量減少，但並未根絕。如果在糞便中混合著白色絲狀物的話，建議攜帶糞便至醫療院所進行檢驗。

Q 僅藉糞便潛血檢查能分辨是大腸癌或是十二指腸潰瘍嗎？

A 僅憑糞便潛血檢查並無法分辨是癌症還是潰瘍。此外，也無法分辨病變的區域是在胃及十二指腸等的上消化道，還是在大腸等的下消化道。因此，只要糞便潛血的結果呈現陽性，從鼻血開始，到胃潰瘍、胃癌、十二指腸潰瘍、大腸癌、直腸癌、還有痔瘡等的可能性都無法排除。但是，只要用肉眼確認出是糞便周圍的出血的話，就能合理懷疑是直腸或是肛門等下消化道的出血。此外，如果是因血液經消化後出現的紅黑色糞便，那就相對能夠懷疑是來自上消化道的出血。

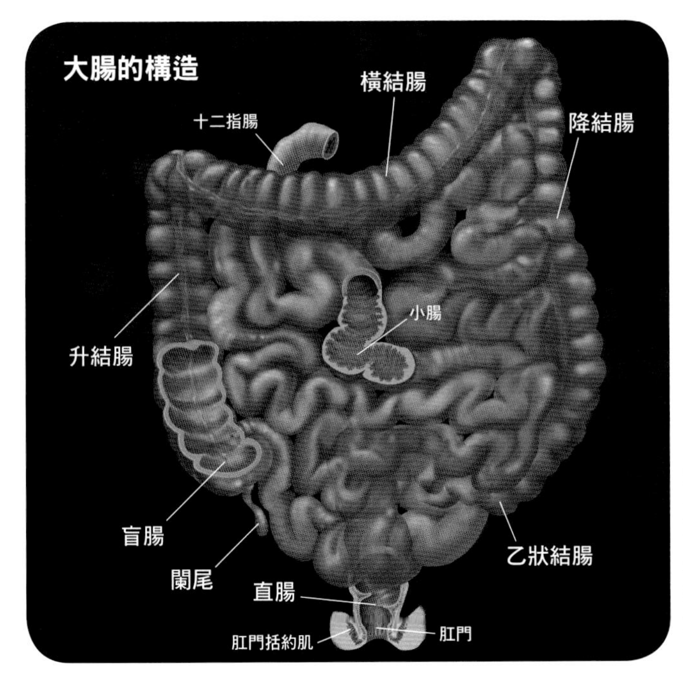

大腸是位於小腸與肛門間長度約1.5～2公尺的臟器。食物的水分在經過乙狀結腸的過程中就幾乎被完全吸收，成為糞便後囤積在直腸中。肛門是以兩層的括約肌來調整排便。癌症會發生的部分雖然遍及整個大腸，但是發生在乙狀結腸及直腸的癌症卻占了超過半數。

糞便檢查的數值與注意燈號

化學性糞便潛血檢查

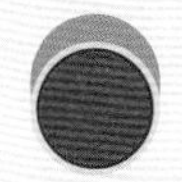

Guaiac法陽性(＋)，Ortho tolidine法陽性(2＋)

在出現從口腔到消化道的發炎、潰瘍、息肉、癌症、靜脈瘤、痔瘡、克隆氏症、胃及腸結核、血液疾病、血管病變、痢疾、寄生蟲感染、腸阻塞、腸套疊、肝內血管腫瘤、膽結石、肝癌、胰臟癌、胰臟炎時可見的數值。

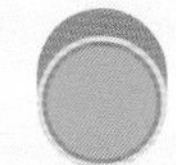

陰性 **正常值**

Guaiac法陰性(－)，Ortho tolidine法陽性(＋)

在出現偽陽性、因藥劑或食物限制的不良影響時常見的數值。也有可能是從口腔到肛門間的消化管出血（潰瘍、腫瘤、大腸炎）、寄生蟲感染、血液疾病、血液病變等造成。

免疫學的糞便潛血檢查 單位：μg（血紅素）/g（糞便） （測量1公克的糞便中所含血紅素的量）

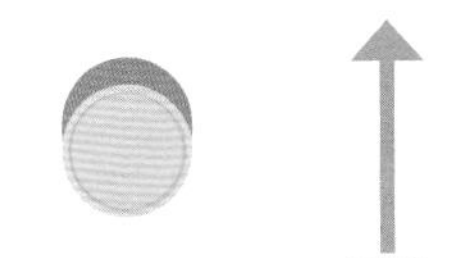

增加。在出現從口腔到肛門間的消化管發炎、潰瘍、息肉、靜脈瘤、痔瘡、克隆氏症、胃及腸結核、血液疾病、血管病變、痢疾、寄生蟲感染、腸阻塞、腸套疊、肝內血管腫瘤、膽結石、肝癌、胰臟癌、胰臟炎時可見的數值。

50

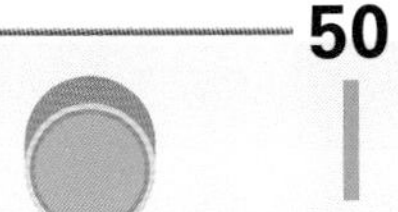

正常值

20

「癌症」☞118P 「胃部疾病」☞132P
「肝臟疾病」☞134P 「大腸疾病」☞140P

甲狀腺荷爾蒙 體重減輕或是全身倦怠的人需要注意

是什麼樣的檢查？

甲狀腺位於喉嚨的下半部，喉結附近的位置。由腦下垂體分泌甲狀腺刺激素（也稱促甲狀腺素，thyroid stimulating hormone，縮寫為TSH）後，就會促進甲狀腺荷爾蒙（也稱甲狀腺激素）的分泌，分泌出甲狀腺素（thyroxine）以及三碘甲狀腺素（triiodothyronine）等的甲狀腺荷爾蒙。甲狀腺荷爾蒙具有能提升蛋白質合成、熱量代謝、氧氣消耗等作用。

甲狀腺素與三碘甲狀腺素，與蛋白質結合後就會失去原有荷爾蒙的作用。因此，健康檢查時測量的是不會與蛋白質結合的游離甲狀腺素、游離三碘甲狀腺素、以及甲狀腺刺激素（TSH）這三種。

可能是罹患什麼樣的疾病呢？

與甲狀腺荷爾蒙相關的疾病有因甲狀腺荷爾蒙分泌過剩的甲狀腺機能亢進症，以及相反的因甲狀腺荷爾蒙不足所引起的甲狀腺機能低下症。甲狀腺機能亢進症有體重減少、脈搏加快、怕熱等症狀，相對的甲狀腺機能低下症則會出現全身倦怠、容易疲勞、怕冷等症狀。

甲狀腺荷爾蒙的數值上升就要懷疑可能罹患葛瑞夫茲氏病

甲狀腺機能亢進症中最多的，就是葛瑞夫茲氏病。葛瑞夫茲氏病是會針對甲狀腺刺激素的受體產生抗體的自體免疫疾病。葛瑞夫茲氏病會產生大量的甲狀腺素與三碘甲狀腺素，讓甲狀腺刺激素變低。甲狀腺機能亢進的原因，除了葛瑞夫茲氏病之外，還有會出現機能亢進性的腺腫，自動過剩合成分泌甲狀腺荷爾蒙的普倫默氏病（Plummer's disease）等。

罹患甲狀腺機能低下症血液中的甲狀腺荷爾蒙減少，甲狀腺機能低下症的原因可能是透過手術將甲狀腺摘除、先天性的荷爾蒙合成障礙、或是橋本氏甲狀腺炎等。橋本氏甲狀腺炎是可在血液中看見對抗甲狀腺組織的抗體自體免疫疾病，會形成瀰漫性的堅硬甲狀腺腫。此外，淋巴球會侵入甲狀腺組織中，形成淋巴球的團塊（濾泡）。

甲狀腺疾病的女性患者較多

單純性甲狀腺腫是青春期的女性或是在妊娠中，甲狀腺呈現瀰漫性腫大的狀態。沒有甲狀腺中毒症狀，甲狀腺荷爾蒙的數值也正常，但是甲狀腺卻比正常情形腫大2～5倍。在青春期可見的單純性甲狀腺腫大約1～3年就會自動消失。

回饋

「回饋」（feedback）字面上的意思是將結果反應在原因上並且自動調節，人體也具備這樣的回饋機制。當血液中的甲狀腺荷爾蒙變少時，由間腦的下視丘釋放甲釋素（TRH），刺激腦下垂體前葉分泌甲狀腺刺激素（促甲狀腺素），使甲狀腺分泌甲狀腺素。這就是使甲狀腺荷爾蒙的血中濃度上升的機制。

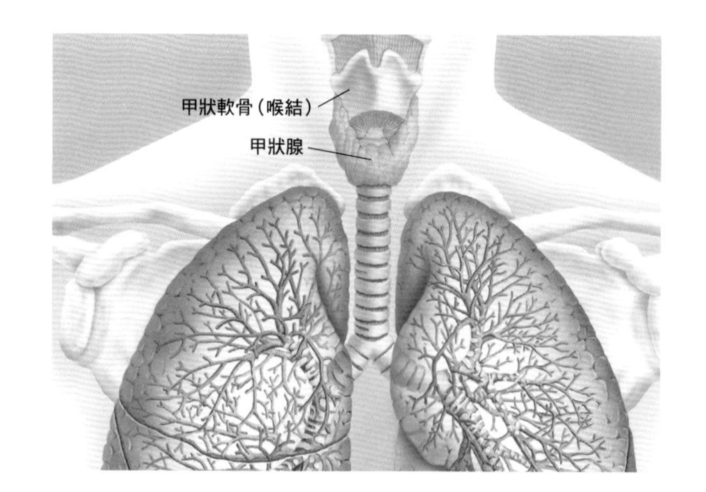

若想**更進一步**了解更多，請參考以下網站。

台灣家庭醫學醫學會「常見的甲狀腺疾病」

甲狀腺荷爾蒙的數值與注意燈號

游離甲狀腺素 單位：ng/dL（測量 1 公合中所含游離甲狀腺素的重量）

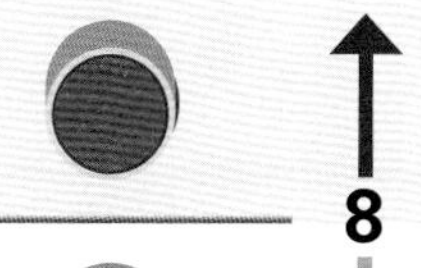

高度增加。在出現因葛瑞夫茲氏病導致的甲狀腺機能亢進症、無痛性甲狀腺炎及亞急性甲狀腺炎的急性期時常見的數值。也可能是甲狀腺激素抵抗症候群（SRTH）造成。

8

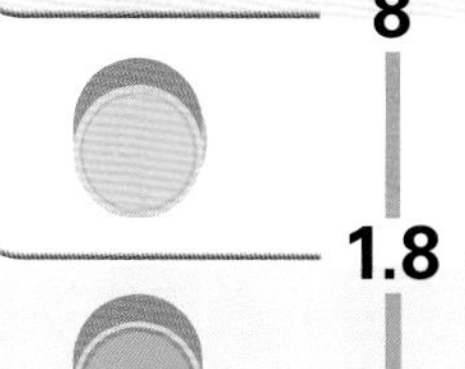

輕度～中度增加。在出現輕度的葛瑞夫茲氏病、無痛性甲狀腺炎、亞急性甲狀腺炎、服用過多甲狀腺荷爾蒙藥劑時常見的數值。也有可能是分泌甲狀腺刺激素之腦下垂體腺瘤、甲狀腺激素抵抗症候群（SRTH）所造成。

1.8

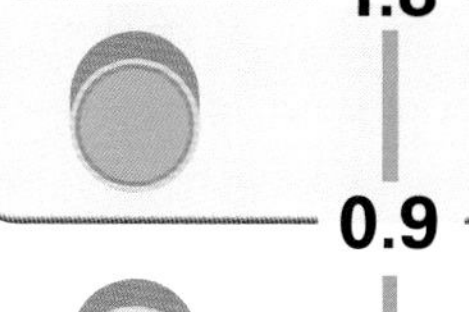

正常值

0.9

輕度減少。在出現伴隨慢性甲狀腺炎的甲狀腺機能低下症、肝硬化、腎衰竭、癌症末期、低蛋白血症等時常見的數值。也有可能是亞急性甲狀腺炎以及無痛性甲狀腺炎的恢復期。

0.4

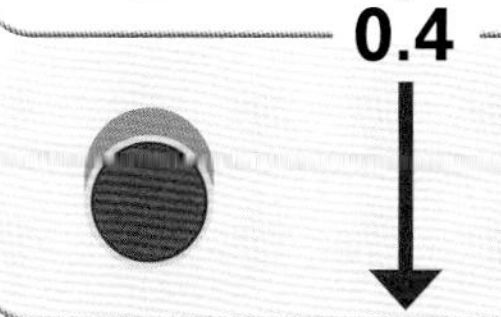

高度減少。在出現伴隨慢性甲狀腺炎的顯著甲狀腺機能低下症、黏膜水腫、下垂體性（中樞性）甲狀腺機能低下症等時常見的數值。也有可能是甲狀腺全摘除手術後造成。

游離三碘甲狀腺素 單位：pg/mL（測量 1 毫升中所含游離三碘甲狀腺素的重量）

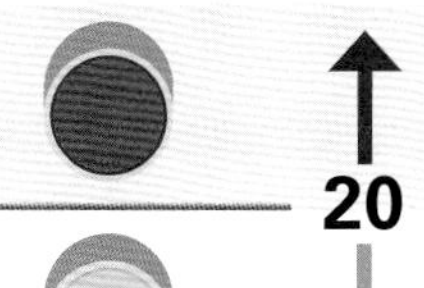

高度增加。在出現因葛瑞夫茲氏病導致的甲狀腺機能亢進症時常見的數值。也有可能是無痛性甲狀腺炎及亞急性甲狀腺炎的急性期造成。

20

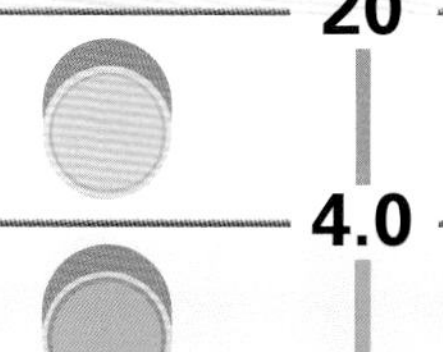

輕度～中度增加。在出現輕度的葛瑞夫茲氏病、亞急性甲狀腺炎、服用過多甲狀腺荷爾蒙藥劑時常見的數值。

4.0

正常值

2.0

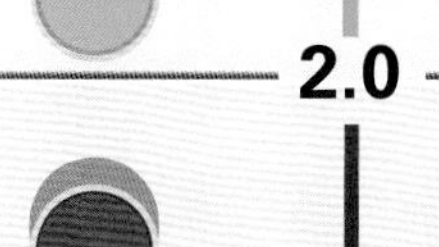

減少。在出現各種的原發性甲狀腺機能低下症、下垂體性（中樞性）甲狀腺機能低下症、肝硬化、腎衰竭、癌症末期、空腹狀態等時常見的數值。也有可能是亞急性甲狀腺炎及無痛性甲狀腺炎的恢復前期、甲狀腺全摘除手術後、神經性食慾不振症造成。

TSH：甲狀腺刺激素 單位：RIA 固相法為 μU/mL，ECLIA 為 μU/mL

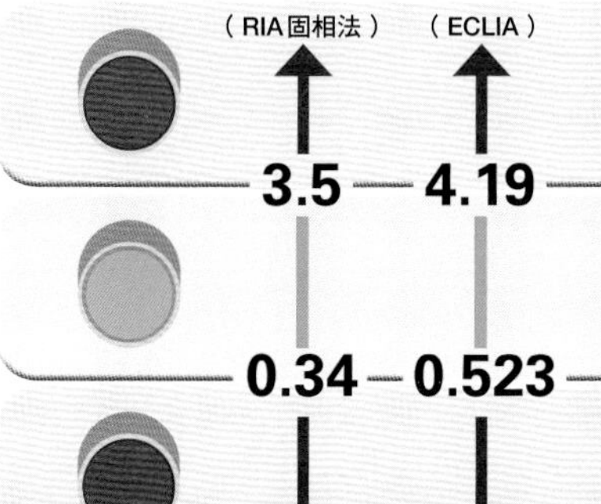

（RIA固相法）（ECLIA）

高值。在出現原發性甲狀腺機能低下症時常見的數值。也可能是甲狀腺刺激素不適合分泌症候群（SITSH）造成。

3.5 — 4.19

正常值 但是，基準值多少會因不同的測定法而異，請參照所使用的測定法的基準值。

0.34 — 0.523

低值。在出現原發性甲狀腺機能亢進症、腦下垂體性甲狀腺機能低下症、下視丘性（三次性）甲狀腺機能低下症時可見的數值。

「甲狀腺疾病」☞ 130P

是什麼樣的檢查？

就目前已知包括有：A型、B型、C型、E型、G型、Delta型（D型）等類型。

C型肝炎病毒可以說是一種很「狡猾」的病毒，基因突變率很高，「分身」很多，很難針對某一種研發疫苗，所以到目前為止並沒有C型肝炎疫苗可打。透過性行為及輸血的針頭等感染的B型也被稱為血清型肝炎，從前雖然是以B型肝炎較多，但近年因已開發出B型肝炎疫苗，因此患者數已經大幅減少了。A型因為是經口感染，也就是並非是透過血液感染的，在會流行的這一點上與其他肝炎不同。

B型肝炎的感染源頭是在病毒的中心部分（核心）。這個核心的部分就稱為HBe抗原。如果帶有這個HBe抗原時，就代表有傳染人的可能性，所以會造成問題。

但是在判斷是否罹患B型肝炎時，要檢測的不是核心，而是病毒表面的抗原。這個稱為HBs抗原在B型肝炎好轉時，會形成對核心的HBe抗體。只要有這個HBe抗體，就是徹底痊癒了。

讓肝硬化及肝癌更加盛行的C型肝炎已成了社會問題

現在所有肝炎中罹患者數最多的前二名是B型肝炎和C型肝炎，因C型肝炎的患者數有成長的趨勢，因此成為重點防患的對象。

檢查時，要測量的就是對C型肝炎病毒的抗體。因為在最近已經能夠測量病毒量了，所以在確認是否感染C型肝炎病毒的定性檢查時，也能同時進行確認有多少病毒的定量檢查。在測量C型肝炎的病毒量時，會利用基因來檢查。當然正常值為0。因不同的檢查方法讓單位有很大的差異，導致有不同的正常值，但是定性檢查的數值為負數時為正常。

最近，已經能夠透過抑制病毒增殖的干擾素療法來治療C型肝炎了。在C型肝炎的治療過程之中，會持續測量病毒量。達到無法測出病毒量的定量界線以下就是治療的目標。

報告顯示，透過「Ribavirin」這種新藥與干擾素的合併療法，能讓治療有效率大幅提升。此外，C型肝炎能用基因來分類（血清型）。已經有許多報告顯示根據這個血清型的不同，有效的干擾素也不同。

最近甚至也開發出了不使用干擾素的分子標的療法，具有讓病毒量銳減的效果。

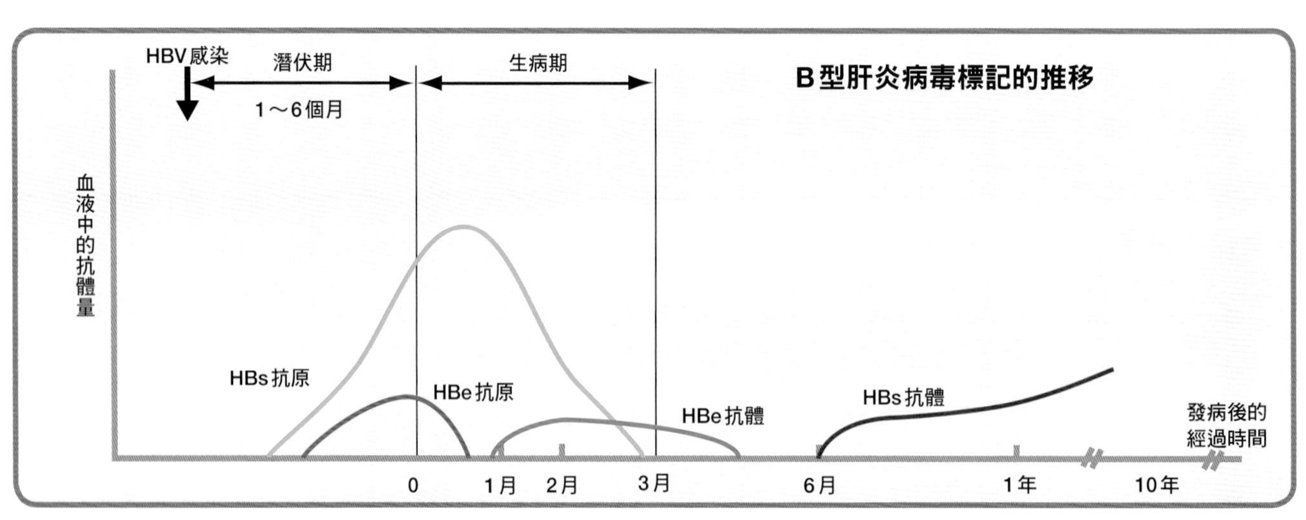

感染B型肝炎病毒（HBV）後，病毒的中心部分（核心，HBe抗原）與病毒表面的抗原（HBs抗原）就會開始增加，自感染起約1～6個月左右就會發病。透過治療，自發病後1個月左右在看不到HBe抗原時，代替的就是HBe抗體的增加。再過3個月左右在看不到HBs抗原後，HBs抗體就會開始增加，這已是自發病後6個月左右的事了。只要形成HBe抗體，就可視為已經痊癒了。

干擾素

干擾素（interferon）是在受到病毒感染時，在體內生成的 1 種蛋白質。透過由白血球及淋巴球等所生成的物質，具有抑制病毒增殖的作用。

但是，有時僅憑自己體內生成的干擾素是無法將病毒殺死的。在 B 型肝炎以及 C 型肝炎轉為慢性化時，就可以給予人工製造的干擾素進行治療。

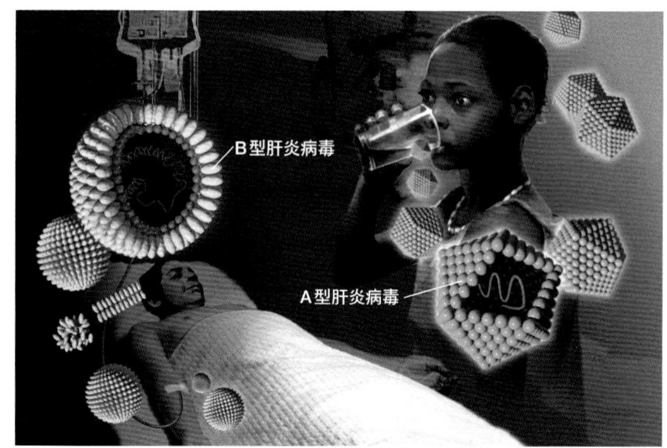

A 型肝炎病毒是透過水或是食物等的經口感染。B 型肝炎病毒，則是透過血液或體液來傳染。

肝炎病毒的數值與注意燈號

HBs 抗原

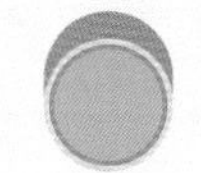

陰性　正常值

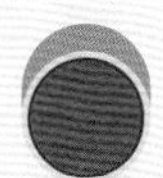

陽性　在出現急性暨慢性 B 型肝炎、帶原者常見的數值。

HBs 抗體

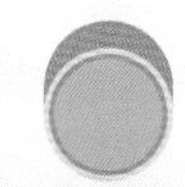

陰性　正常值

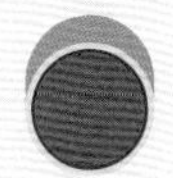

陽性　有可能是曾經感染過 B 型肝炎病毒、或是接種 B 型肝炎病毒疫苗後造成。

HBe 抗原

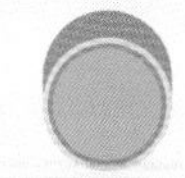

陰性　正常值

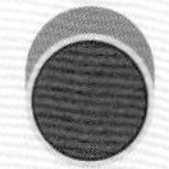

陽性　在出現活動性 B 型肝炎時常見的數值。

HBe 抗體

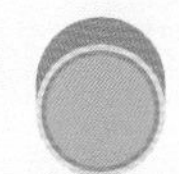

陰性　正常值

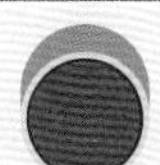

陽性　有可能是曾經感染過 B 型肝炎病毒、帶原者、慢性 B 型肝炎的非活動期造成。

「肝臟疾病」☞ 134P

腫瘤標記 有罹患癌症可能性的人需要進行檢查

是什麼樣的檢查？

隨著治療方法的進步，癌症在現在已經不是那麼可怕的疾病了。但是，癌症是台灣人的三大死因（惡性腫瘤、心臟疾病與肺炎）之一，所有的人都不希望罹患癌症。

雖然診斷癌症的方法林林總總，但是透過血液或是尿液檢查出是否罹患癌症以及知道腫瘤的大小，仍是醫學上的一大夢想。雖然至今仍無法完全實現，但已經有幾項檢查，在體內有癌症時會呈現陽性，以及隨著腫瘤大小的比例數值會越高，這樣的檢查項目就稱為「腫瘤標記」。

腫瘤標記並非萬能

在這裡有些事一定要特別注意。那就是，沒有一種是只有在罹患癌症時才會上升的腫瘤標記。例如，一開始有種被認為是只有在罹患肝癌時才會上升的標記。但是，仔細檢視後，發現肝炎也會讓標記的數值上升，在胰臟癌以及胰臟炎時也會上升。像這樣，腫瘤標記並無法針對某種癌症進行特異標記。

此外，在癌症中也有些不會讓腫瘤標記的數值上升的癌症，所以也不能說因為腫瘤標記的數值沒有上升就代表沒有罹患癌症。實際上，現在所使用的腫瘤標記，已知是就算是沒有患病的人也會呈現陽性的偽陽性機率很高。

但是，如果不知道這件事的話，當沒有罹患癌症的人在看到報告上腫瘤標記呈現陽性結果時，一定會感到非常混亂。此外，腫瘤標記的檢查也需要花上相當大的費用。基於以上的這些理由，腫瘤標記的檢查，其實並不適合在健康檢查時實施。腫瘤標記的檢查會有效，是在已經出現某些症狀，並在檢查時發現異常時、已經知道有腫瘤但是要觀察治療效果時，或是檢查是否復發時等使用。

腫瘤標記雖然有很多種類，但是最具有代表性的，就是能觀察肝癌的甲型胎兒蛋白（alpha-fetoprotein，AFP）及PIVKA-II，還有觀察大腸癌的CEA、觀察卵巢癌及肺腺癌的CA19-9、觀察前列腺癌的PSA、觀察卵巢癌的CA125等等。

觀察肝癌所用的α型胎兒蛋白（又稱甲型胎兒蛋白）及PIVKA-II，能透過與超音波檢查並用，對於治療效果及發現復發時很有效。觀察大腸癌的CEA，是在糞便潛血出現陽性時才需要檢查的。

PSA數值雖然會隨著年齡增加而上升，導致判斷困難，但對於前列腺癌的診斷很有用。如果是要看肺癌及卵巢癌時，雖然圖像診斷較為有用，但CA19-9也能作為一個參考。

健康檢查時，應該要檢查哪一個腫瘤標記比較好呢？

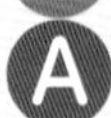
連一個都不需要。倒不如接受影像診斷還比較好。因為在腫瘤標記的檢查中，被懷疑罹癌但實際上是偽陽性的人非常的多，只會讓自己混亂而已。腫瘤標記的檢查是讓出現症狀的人接受才有作用。例外的是，只有男性高齡者的PSA檢查，對於前列腺癌的早期發現非常有用。

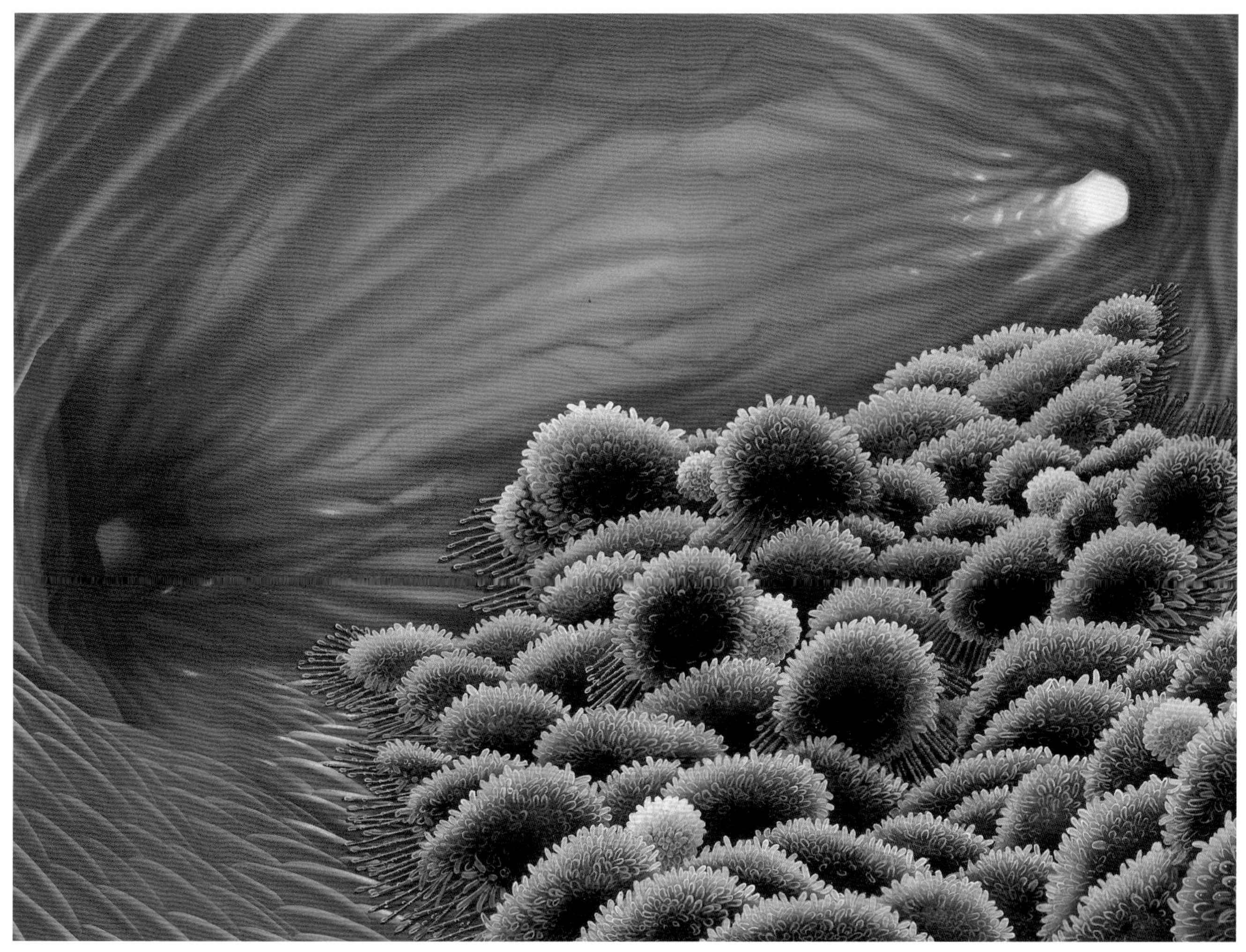

癌症是會讓體內的細胞無秩序持續增加，同時侵襲臟器的疾病。插圖中，在胃部持續增加的就是癌細胞（綠色）的集團（在此，相對於胃內部，癌細胞的比例尺並不正確），黃色的細胞是與癌細胞戰鬥的免疫細胞。

腫瘤標記與注意燈號

主要的腫瘤標記	結果為陽性時可能懷疑的疾病 ※僅記載癌症部分
CA19-9（糖鏈抗原 19-9）	胰臟癌、膽道癌、大腸癌、胃癌
CEA（癌胚抗原）	大腸癌、胰臟癌、膽道癌、肺腺癌、乳癌、甲狀腺髓質癌
AFP（甲型胎兒蛋白）	肝癌
PIVKA- II	肝癌
PSA（前列腺特異抗原）	前列腺癌
CA125（糖鏈抗原 125）	卵巢癌（特別是上皮性卵巢癌）

「癌症」☞ 118P

自體抗體 診斷出是否有類風溼性關節炎等自體免疫疾病

是什麼樣的檢查？

本來，免疫是用以排除外來入侵之細菌與異物的機制。但是，也有因免疫機制出現障礙，反過來攻擊自己身體的疾病。這些的疾病就被稱為「自體免疫疾病」。

以類風溼性關節炎為代表的自體免疫疾病

代表性的自體免疫疾病，有屬於結締組織疾病（又稱為「膠原病」）的類風溼性關節炎及全身性紅斑狼瘡（systemic lupus erythematosus，SLE）等。

此外，還有特發性血小板減少性紫斑病或是溶血性貧血等血液疾病，及多發性硬化症及格巴二氏症候群（Guillain-Barré Syndrome，也稱急性感染性多神經炎）等神經疾病等。其他還有部分的肝炎及腎臟疾病，都被認為是自體免疫機制的作用。

只要發現自體抗體就能指定疾病

雖然免疫系統具有複雜的機制，但是自體免疫疾病則是製造出對付自己身體的抗體，只要檢測這些抗體，就能診斷出自體免疫疾病。

自體抗體的代表性物質是類風溼性關節炎因子（rheumatoid factor，RF）。類風溼性關節炎因子就是對抗自己的免疫球蛋白的抗體，透過測量類風溼性關節炎因子，就能診斷出是否為類風溼性關節炎。

此外，比如像是全身性紅斑狼瘡等，則是會製造出會對抗細胞核的抗核抗體（antinuclear antibody）。

大部分的檢查項目都不能僅憑一個檢查就指出疾病。但是，自體抗體的檢查，只要驗出類風溼性關節炎因子就確定是類風溼性關節炎，驗出抗核抗體的話，就確定是全身性紅斑狼瘡，像這樣只要知道是哪種自體抗體，就能指定對應該種抗體的疾病。

自體免疫疾病，有些能因接受治療而恢復，而有些則無法。現在，據稱原因不明的疾病中，有些都是因為來自自體免疫的問題。

自體抗體與注意燈號

主要的自體抗體※	對應的疾病
類風溼性關節炎因子	類風溼性關節炎
抗核抗體・抗 DNA 抗體	全身性紅斑狼瘡
抗 Sm 抗體	全身性紅斑狼瘡
抗 SS-A/RO 抗體・抗 SS-B/La 抗體	修格連氏症候群
抗 Jo-1 抗體	多發性硬化症
抗心脂抗體（抗磷脂質抗體）	全身性紅斑狼瘡
抗 AChR 抗體	重症肌無力症
抗內因子抗體	惡性貧血

※：在這裡列舉出的檢查都是特殊的檢查，大部分在一般的健康檢查時並不會執行。

「自體免疫疾病」☞ 116P

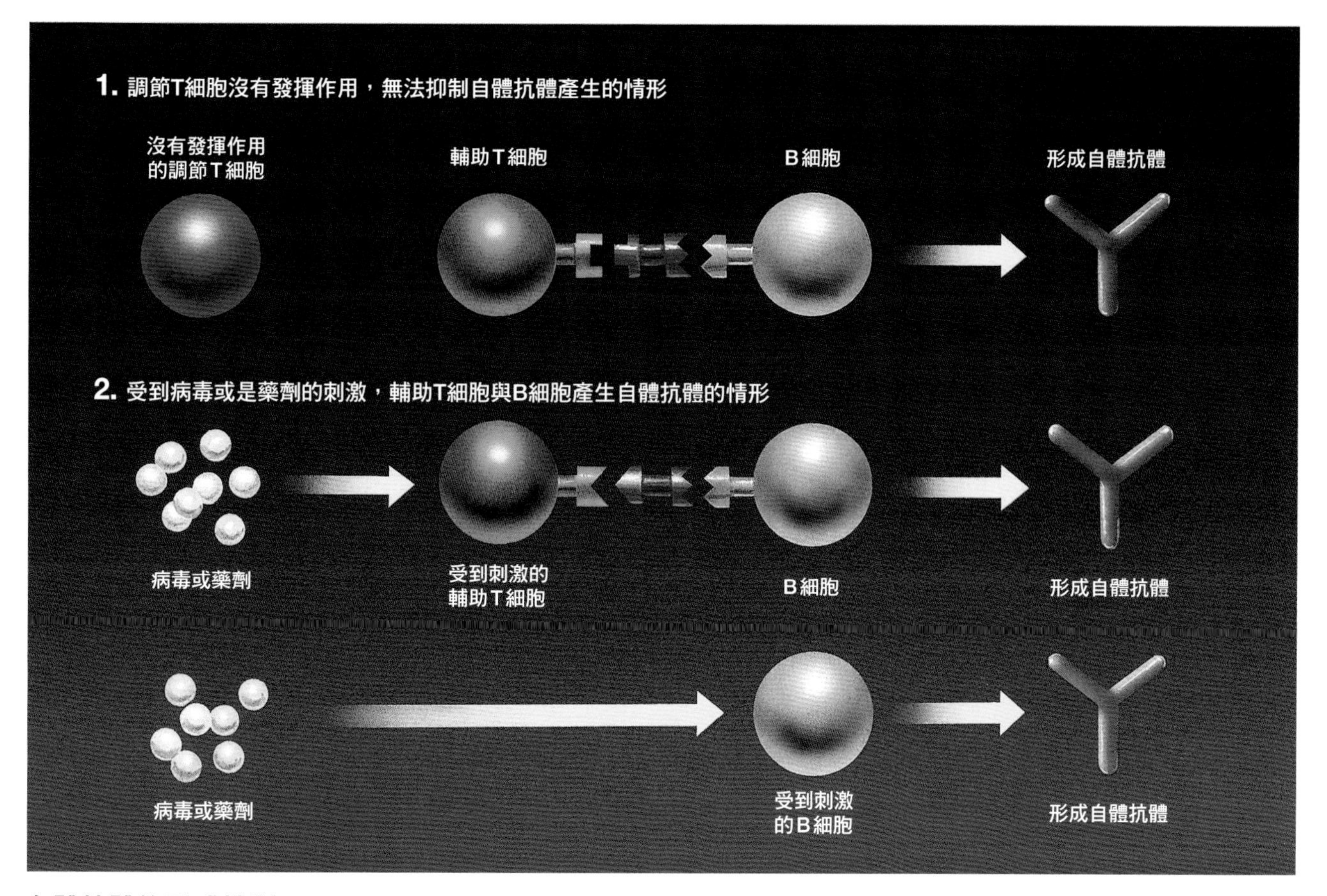

自體抗體的形成機制

通常，免疫會識別自己身體與來自外界的異物，並製造出對付異物的抗體進行攻擊。但是，自體免疫疾病則是不知在什麼原因下產生了對付自己身體的抗體，並且開始攻擊。

1 是具有能抑制製造出自體抗體作用的調節 T 細胞（regulatory T cell），因荷爾蒙等的異常無法正常發揮作用，所以改而製造出自體抗體的案例。

2 是輔助 T 細胞（helper T cell）與 B 細胞受到病毒或藥劑的刺激，產生自體抗體的案例。

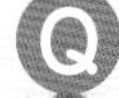
自體免疫疾病是遺傳性疾病嗎？

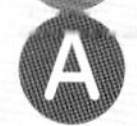
雖然有些自體免疫疾病有遺傳的傾向，但大多都是後天的疾病。在成長的過程中，因為某種讓免疫功能破壞的機制作用，產生對付自己身體的抗體。因為自體免疫疾病的女性患者比較多，所以被認為可能是與女性荷爾蒙等有關係。

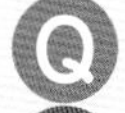
自體免疫疾病應該要怎麼樣治療呢？

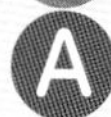
基本上會使用免疫抑制劑。代表性的物質就是腎上腺皮質荷爾蒙（等同於腎上腺皮質類固醇和強的松）。因為副作用多，所以需要很慎重的投藥。但是，罹患自體免疫疾病時，需要考量副作用與效果之間的平衡，在知道有副作用的前提下服藥。

BMI·腹圍 成為發現肥胖的指標

是什麼樣的檢查？

肥胖指的是體內脂肪率過高的狀態。衡量肥胖的指標有體脂率、身體質量指數（body mass index：BMI），以及腹圍等。不論哪種指標都各有優缺點，所以應該採取綜合性的判斷為佳。

很難正確測量的體脂率

體脂肪，正確來說需要測量及比較分別在空氣中的體重與在水中的體重，但是一般人要這樣測量則非常困難。一般市售的體脂肪測量器，有像是站在一般體重計上測量的機型，還有讓雙手握住把手測量的機型等。但是，每家製造商的產品多少都有些差異，手或是腳潮濕時的測定值也會變低，所以並不是正確的數值。以精密的體脂肪測定機測定出的體脂率，成人男性在25%以上～30%以下為輕度肥胖，30%以上～35%以下為肥胖，35%以上為極度肥胖。

還有一種能簡單判斷是否為肥胖的方法，就是「標準體重」。標準體重，就是將身高（cm）減去100後再乘以0.9就能得出。但是，從體格上來看，這個數值的缺點就是不夠標準。

透過BMI，能夠得知肥胖度與標準體重

最近代替標準體重被廣為使用的，就是BMI（身體質量指數）。BMI就是將體重（kg）除以身高（m）的平方所得出的數值。例如體重60公斤，身高170公分（1.7公尺）時，BMI就是60÷（1.7×1.7）＝20.8。

正常的BMI指數為18.5以上25以下。對健康危害最少的數值應該是22。25以上就屬於肥胖。但是，以亞洲人的體質來說，因為較容易罹患高血壓及異常血脂症等疾病，所以即使是在正常值的範圍內，只要接近25就需要注意。

透過BMI也能求出標準體重。計算公式為，將身高的平方再乘上22。例如，身高1.7公尺的人的標準體重，就是22×（1.7×1.7）＝63.6kg。請以標準體重的上下10%作為目標體重。

在代謝健診中首次被導入的腹圍檢測

此外，在最近的概念中，比起皮下脂肪，反而是堆積在腹膜下的內臟脂肪較多的生活習慣病，較會危害健康。

生活習慣病在以前被稱之為「慢性病」，並不是隨著年紀增加就一定會罹患的疾病，而是因為個人的生活習慣而罹患的疾病，所以才會被改稱為「生活習慣病」。而國人的三大死因：癌症、心臟疾病、肺炎的起因都是來自慢性生活習慣病。

內臟脂肪可以透過電腦斷層掃描（CT）測定。但是，更簡單的方法就是透過測量腹圍來判定。

日本於2008年在定期健康檢查的項目中，新增了「特定健康檢查·特定保健指導（代謝健檢）」。以占了日本人死因超過一半的「生活習慣病」的早期發現、早期預防為目的所進行的健康檢查，是以40歲到74歲的人為檢查對象。

在這項健檢中，首次導入腹圍的檢查項目。腹圍的基準，男性為在85公分以上，女性在90公分以上，就會被診斷為內臟脂肪型肥胖。但是，也有報告指出，從哪一個數值開始到哪一個數值為止才算是肥胖，很難畫出一個明確的界線。

可能是罹患什麼樣的疾病呢？

除了這個腹圍的基準之外，血糖、脂肪、血壓的檢查值都是能作為判斷的材料，進而進行代謝症候群（metabolic syndrome）的診斷。被診斷為代謝症候群的人，就需要接受有關生活習慣的指導（積極的支援）。

給黃燈的人的建議

因為BMI數值在25以上就屬於肥胖，所以要以25以下的數值為目標，須調整飲食的份量與內容，並且加上運動等以改善生活習慣。雖然基準值為22，但是23～24卻更能期待長壽。也就是說，有不少案例顯示，稍微有點肥胖的人反而壽命更長。數值在25以上雖屬危險，但是過低也不好。所以請以23～24為努力的目標。肥胖的人，需要適當的減重與適當的運動雙管齊下。光只靠其中一項是無法改善BMI數值的。此外，「限制醣類減重法」有可能會造成各式各樣的症狀，請一定要注意。

特定保健指導的對象

腹圍	85cm以上（男性），90cm以上（女性）
血糖	100mg/dL以上（空腹時血糖）
脂肪	150mg/dL以上（中性脂肪） 或是 40mg/dL未達（HDL-膽固醇）
血壓	130mmHg以上（收縮壓） 或是 85mmHg以上（舒張壓）

除了腹圍之外，只要在血糖、脂肪、血壓這3個項目中，有２個項目符合上表的檢查值時，就是需要接受積極支援的對象。此外，就算只有符合１個項目，但如果曾有吸菸習慣的人也屬於需要接受積極支援的對象。積極的支援，就是檢視當事人的生活習慣，並且建立行動計畫及實行，持續支援當事人的生活。

另一方面，一樣都是符合１個項目但沒有吸菸習慣的人，且年齡為65歲到74歲的人（只要腹圍的基準符合時），也是需要給予動機支援的對象。給予動機支援，就是檢視當事人的生活習慣，並且建立行動計畫及協助其實行。

BMI	25以上
血糖	100mg/dL以上（空腹時血糖）
脂肪	150mg/dL以上（中性脂肪） 或是 40mg/dL未達（HDL-膽固醇）
血壓	130mmHg以上（收縮壓） 或是 85mmHg以上（舒張壓）

腹圍的數值在85cm以下（男性），90cm以下（女性）（也就是不符合左表中任何一項基準的人），只要BMI在25以上，血糖、脂肪、血壓這３個項目，都符合上表的檢查值時，也是需要接受積極支援的對象。此外，就算只有符合２個項目，但如果曾有吸菸習慣的人也屬於需要接受積極支援的對象。

同樣都是符合２個項目但是沒有吸菸習慣的人，還有只有符合１個項目的人，又或是年齡在65歲到74歲之間的人（只要BMI的基準符合時），也是需要給予動機支援的對象。

BMI的數值與注意燈號

BMI：身體質量指數

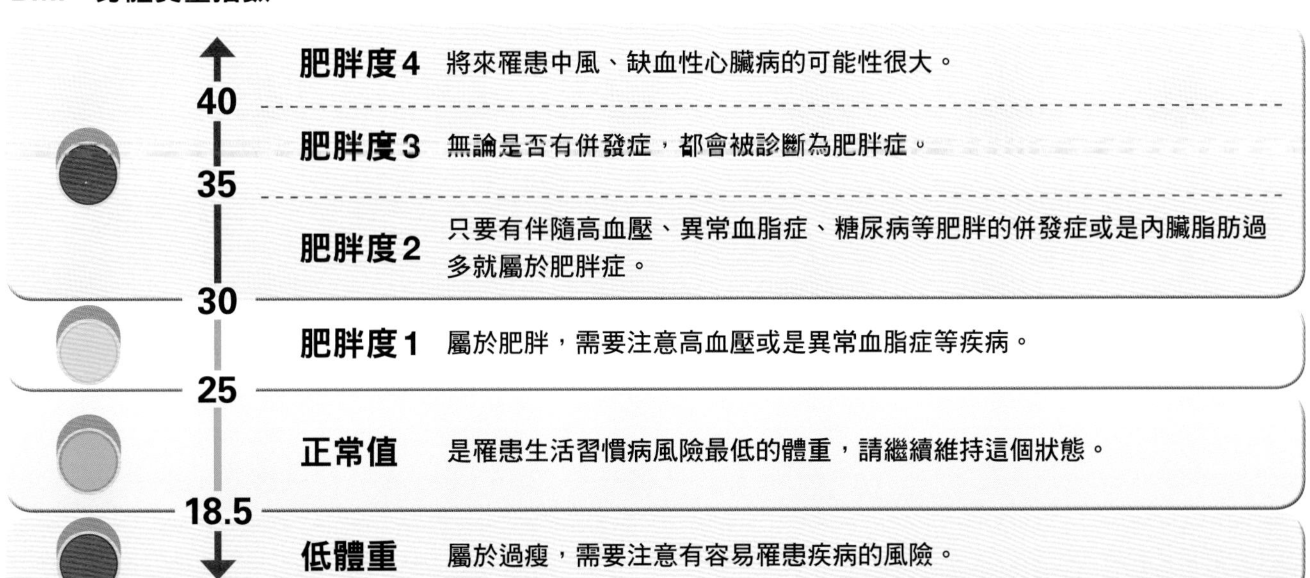

「腦與神經的疾病」☞124P 「心臟疾病」☞128P 「高血壓」☞114P 「異常血脂症」☞112P 「糖尿病」☞110P

體重與BMI的關係（男性）

身高 (cm)	體重 (kg)	BMI
170	66.5	23.0
170	69.5	24.0
170	72.3	25.0

體重與BMI的關係（女性）

身長 (cm)	體重 (kg)	BMI
160	58.8	23.0
160	61.5	24.0
160	64.0	25.0

這是呈現身高170cm的人（以男性為例），以及160cm的人（以女性為例）在體重與BMI之間的關係的表格。無論何者，只要BMI值的範圍落於23～24間（稍微有點肥胖）較有可能長壽（表中藍色的部分）。但是，只要超過25就屬於肥胖了（表中黃色的部分），需要注意。

BMI =

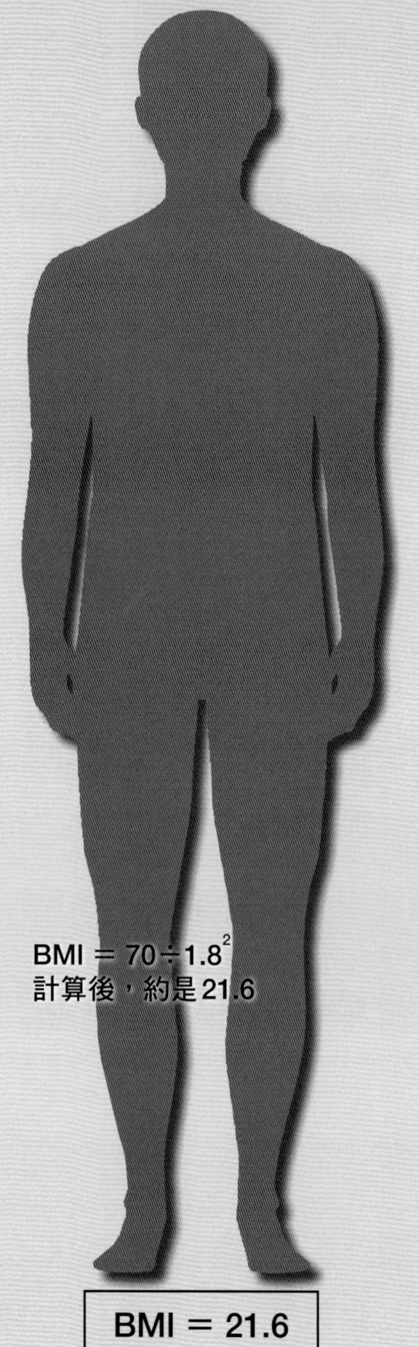

肥胖的程度以BMI值來判斷

身高與體重比較容易測量。將體重（kg）÷身高（m）^{2}所得出的數值就稱為BMI，可作為表示肥胖程度的指標。下方的插圖是以相同體重但是身高不同的範例來計算BMI值。如果是相同體重的話，身高越矮則BMI值就會越大（也就是所謂肥胖的程度較高）。

體重（kg）÷｛身高（m）｝^{2}

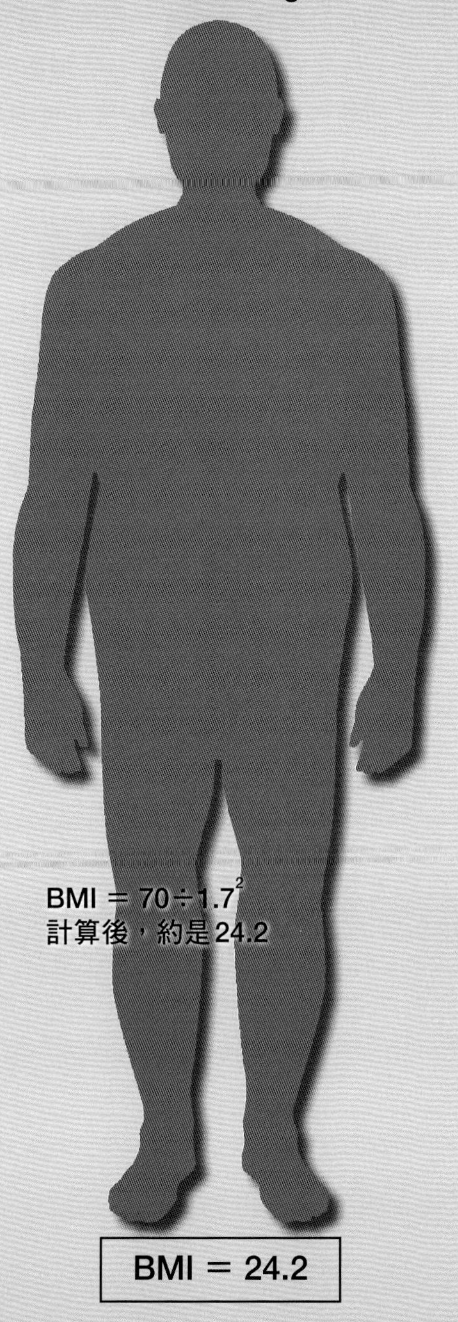

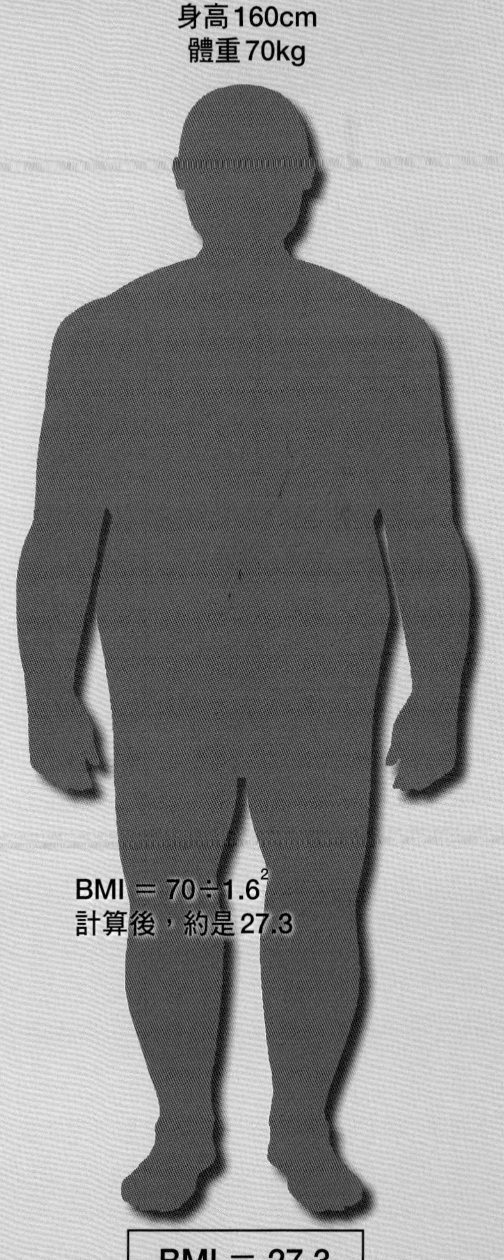

CK 用來檢查心肌梗塞很方便

是什麼樣的檢查？

肌酸磷酸激酶的英文為「creatine kinase；CK」或是「creatinine phosphate kinase；CPK」。CK是本來存在於肌肉中的酵素，因此CK數值高的話，就代表肌肉的細胞出現異常。在讓CK數值變高的物質中，有種稱為肌肉失養症的罕見疾病。肌肉失養症是肌肉會逐漸變形、萎縮的遺傳性疾病。

可能是罹患什麼樣的疾病呢？

激烈運動也會讓CK上升

CK這種檢查，當初是針對肌肉失養症所使用的特殊檢查。但是，隨著檢查精密度的提升，已知有許多種的肌肉疾病都會讓CK數值上升。透過最近檢查的靈敏度，已知就連馬拉松等非常劇烈的運動也會損害肌肉，導致CK值上升。此外，藥物的肌肉注射也會讓數值上升。

還有，被用於高膽固醇血症的治療藥物「抑制劑」（斯他汀類藥物）的副作用，有可能會導致「橫紋肌溶解症」。所以在首次使用抑制劑時，最好先檢測一下CK數值。

用於心肌梗塞的診斷是最有力的發揮

CK這種酵素已知有骨骼肌型（CK-MM）、腦型（CK-BB）、心肌型（CK-MB）這3種同功酶（雖是相同的酵素，但是蛋白質構形有些許不同的物質。請參照24頁的專欄）。在正常的狀態下，幾乎所有的CK都是分泌自肌肉，所以90%是CK-MM，而幾乎看不見CK-BB。只有在心肌梗塞的時候，CK-MB的數值才會上升。因此，在CK值很高的時候，只要確認CK-MB增加的話就能診斷為心肌梗塞。還有，也要確認CK整體的數值究竟上升了多少，以推算心肌梗塞的範圍。

心肌梗塞時LDH（參照28頁）或是AST（參照22頁）的數值會上升，或是紅血球沉降速率（參照50頁）會亢進。但是，CK-MB對於心肌梗塞的特異性非常高，還有在心肌梗塞發生的數小時後CK-MB的數值就會開始上升，所以非常有用。心肌梗塞時會特別增加的有心肌鈣蛋白（cardiac troponin，cTn）這種酵素以及肌紅素。診斷是否為心肌梗塞時，最理想的狀態就是檢測這3個項目。

因運動或是肌肉注射導致CK數值上升時，只要安靜休息一下就能恢復，除此以外的情形，就需要接受詳細的檢查，進行綜合的判斷。

缺血性心臟病

冠狀動脈負責將血液提供給心臟的肌肉（心肌）。隨著冠狀動脈的動脈硬化惡化，血管逐漸變狹窄，導致無法輸送足夠血液就稱為缺血。因缺血引起的心臟疾病就稱為缺血性心臟病（ischemic heart disease），可分為心絞痛（狹心症）與心肌梗塞兩種。發生心絞痛時，心肌不會壞死，可以恢復，心肌梗塞時心肌會死亡，無法恢復。缺血性心臟病會出現胸部疼痛的症狀，心絞痛會持續數分鐘到10分鐘左右，心肌梗塞則會持續數小時。

CK的數值與注意燈號

CK：肌酸磷酸激酶 單位：IU/L（將1公升中的肌酸磷酸激酶的量以國際單位（IU）來表示的數值）

2000

高度上升。在出現急性心肌梗塞時常見的數值。也有可能是心肌炎、進行性肌肉失養症、惡性高熱（琥珀膽鹼全身麻醉）、末梢循環不良、多發性肌炎、皮肌炎、甲狀腺機能低下症、橫紋肌溶解症、外傷·熱症·動脈阻塞等肌肉病變造成。

中度上升。在出現急性心肌梗塞時常見的數值。或是，也有可能是心肌炎、進行性肌肉失養症、末梢循環不良、多發性肌炎、皮肌炎、甲狀腺機能低下症、橫紋肌溶解症、外傷·熱症·動脈阻塞等肌肉病變造成。

500

輕度上升。有可能是急性心肌梗塞、心肌炎、心包膜炎、進行性肌肉失養症、多發性肌炎、皮肌炎、大量攝取酒精者、甲狀腺機能低下症、週期性四肢麻痺、神經原性肌肉病變、強直性肌肉失養症、腦外傷、腦梗塞、乙型交感神經阻斷劑（降血壓藥）的副作用等造成。

正常值的上限

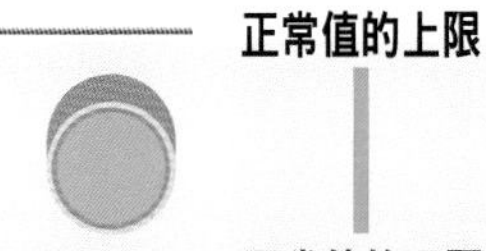

57～197※（男性）
32～180※（女性） **正常值**

正常值的下限

有可能是甲狀腺機能亢進症、妊娠、長期臥床造成。

※：在日本臨床檢查標準協議會（JCCLS）的「日本主要臨床檢查項目的共用基準範圍案-解說與利用指引」（2014年3月31日修正版）中，59～248（男性），41～153（女性）。

「心臟疾病」☞128P

若想**更進一步**了解更多，請參考以下網站。

衛生福利部中央健康保險署 - 全民健康保險「何謂急性心肌梗塞」

血清蛋白分離 方便用於多發性骨髓瘤等的診斷

是什麼樣的檢查？

將血液中的血球成分（紅血球與白血球等）去除後的部分就稱為血漿（plasma）。在血漿中，含有能讓血液凝固的血纖維蛋白原這種蛋白質。再從血漿中去除血纖維蛋白原後的產物就是血清（serum）。透過仔細觀察在血清中所含的蛋白質就能分辨疾病。

想要詳細觀察血清中所含之蛋白質的方法有很多種，其中包括可透過利用抗體抗原反應的免疫電泳法（immunoelectrophoresis），不過這是極為特殊的檢查，最為普遍的方法是利用電泳（electrophoresis）來區分。電泳是對溶有蛋白質的溶液施加電壓後，再根據蛋白質分子的電荷、大小、形狀等來篩選的方法。

以前電泳只有黑白圖像，只能靠色彩深淺來判斷，但是現在已經有電泳圖型（densitometry pattern）可以判讀了。將透過電泳取得的黑白圖像，以光密度計來判讀後，白蛋白及各自分離的比例就會以山型的方式呈現，這就是「電泳圖型」。

血清中的蛋白質可以分為五種

電泳後，就能將血清中的蛋白質分離成白蛋白、α_1-球蛋白、α_2-球蛋白、β-球蛋白、以及γ-球蛋白這五種。

在正常的狀態下，白蛋白約占50%，是最高、斜率最大的山型。在α_1-球蛋白、α_2-球蛋白、β-球蛋白中，含有各種生物活動時所必需的蛋白質。最重要的就是γ-球蛋白的山型，裡面含有與免疫相關的抗體。這些蛋白分離的比例只是一個大概參考值。有經驗的醫師，能從電泳圖像的山型不同來進行診斷。

可能是罹患什麼樣的疾病呢？

有許多種的疾病都會讓γ-球蛋白（丙型球蛋白）增加，特別是只有γ-球蛋白增加，電泳圖成為非常陡峭的山型時，就是巨球蛋白血症（macroglobulinemia）。此外，在肝硬化時γ-球蛋白也會全面增加，但是斜率比較緩和。這就稱為多源性高丙型球蛋白血症。這樣的判斷，並不是靠各自分離出的百分比，而是藉由電泳圖像的山型形狀來判讀。

透過血清蛋白分離最能發現的，就是製造γ-球蛋白細胞的惡性腫瘤，也就是多發性骨髓瘤。在罹患多發性骨髓瘤時，γ-球蛋白會呈現出非常陡峭的傾斜山型，對於診斷來說非常有幫助。

在發生肝硬化時，β-球蛋白與γ-球蛋白會合成一個山型，這就稱為架橋（bridge）。此外，腎病症候群時，α_2-球蛋白的山型會變高。

因為現在已經能夠測量蛋白質的個別分離，所以使用血清蛋白分離的頻率已經降低了。但是富有經驗的醫師因為能從血清蛋白分離中獲得許多資訊，所以是非常重要的檢查。

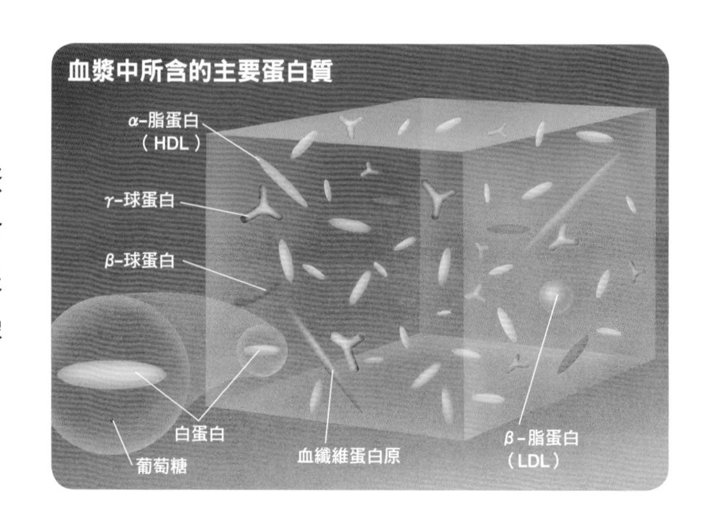

Q 一般健康檢查時也會進行血清蛋白分離的檢查嗎？

A 一般健康檢查時並不會進行血清蛋白分離的檢查。會透過測量白蛋白，得出總蛋白中所占的白蛋白比例（A/G比，參照60頁）等檢查來代替。A/G比的正常值為1.2～2左右。球蛋白增加，A/G比在1以下時，就要懷疑可能是罹患了某種疾病。如果A/G比出現異常時，就要進行血清蛋白分離的檢查。

血清蛋白分離的數值與注意燈號

血清蛋白分離

白蛋白	：60.5～73.2%	正常值
α₁-球蛋白	：1.7～2.9%	
α₂-球蛋白	：5.3～8.8%	
β-球蛋白	：6.4～10.4%	
γ-球蛋白	：11～21.1%	

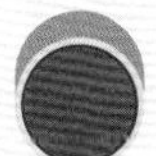

檢查結果	疾病
白蛋白減少	無白蛋白血症
白蛋白減少 α₂-球蛋白增加	腎病症候群
α₁-球蛋白減少	α₁-抗胰蛋白酶缺乏症（AATD）
β-球蛋白減少	無轉鐵蛋白血症（atransferrinemia）
γ-球蛋白減少	無（低）免疫球蛋白血症
白蛋白・α₁-球蛋白・ α₂-球蛋白減少 γ-球蛋白增加，β-γ bridging	肝硬化
α₂-γ 陡峭的峰值	M蛋白（多發性骨髓瘤、巨球蛋白血症等）

「血液疾病」☞146P　「肝臟疾病」☞134P　「腎臟疾病☞142P

若想**更進一步**了解更多，請參考以下網站。

臺大醫學院生化學科「蛋白質體學於生物醫學上之應用」

動脈血液氣體分析 如果 pH 失衡的話就是重症

是什麼樣的檢查？

人類在呼吸時，會透過肺來吸收氧氣並排出二氧化碳。此外，腎臟也會排出與吸收電解質。為了檢視這個呼吸的狀態與腎臟的狀態複合後的結果，就需要進行動脈血的檢查。

正常的人的血液為中性

人類的血液在正常狀態下是pH7.4，大約保持在中性。但是，如果呼吸狀態不好的時候血液就會偏酸，pH的數值會變成小於7.4，這個狀態就稱為酸中毒（acidosis）。相反地，如果過度呼吸的話，血液就會偏鹼性，pH數值會大於7.4，這個狀態就稱為鹼中毒（alkalosis）。

此外，腎臟惡化無法生成尿液時也會變成酸中毒。呼吸的狀態不佳而變成鹼中毒的情形則稱為「呼吸性鹼中毒」。相對於此，因腎臟狀態不佳而變成酸中毒時則稱為「代謝性酸中毒」。

像這樣為了正確檢視血液的狀態，就需要採集手臂的動脈或是腳的動脈血液來進行測定。測定的項目就有動脈血氧分壓（P_ao_2，在動脈血所含的氣體中氧氣所占的壓力）、動脈血二氧化碳分壓（P_aco_2，在動脈血所含的氣體中二氧化碳所

動脈血液氣體分析與注意燈號

BE：鹼超量 單位：mEq/L

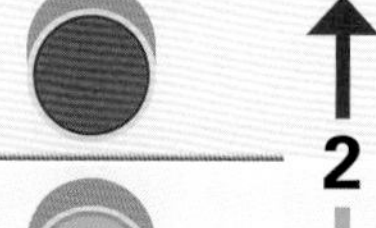

在出現代謝性鹼中毒時常見的數值。也有可能是急性呼吸性鹼中毒、慢性呼吸性酸中毒造成。

2

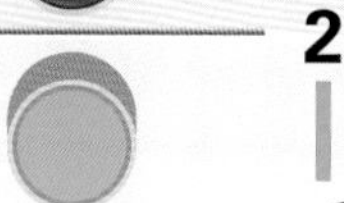

正常值

−2

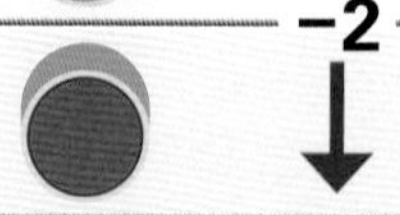

在出現代謝性酸中毒時常見的數值。也有可能是急性呼吸性酸中毒、慢性呼吸性鹼中毒造成。

P_ao_2：動脈血氧分壓 單位：mmHg

102

正常值

88

P_aco_2低下・肺泡-動脈血氧分壓差正常時

肺部沒有異常的低氧狀態。是在高地、貧血、吸入低濃度氧氣時常見的數值。也有可能是血紅酸異常症造成。

P_aco_2增加・肺泡-動脈血氧分壓差正常時

肺泡低換氣。在出現慢性阻塞性肺病、重積性氣喘、神經肌肉疾病、手術後低換氣、胸廓疾病、窒息時常見的數值。也有可能是中樞神經疾病、呼吸肌肉病變、胸廓變形、胸膜沾黏造成。

P_aco_2增加・肺泡-動脈血氧分壓差加大時

可能是呼吸器疾病末期。

P_aco_2正常或是低下・肺泡-動脈血氧分壓差加大時

●擴散障礙

在出現間質性肺炎、肺炎、肺瘀血、成人呼吸窘迫症候群時常見的數值。也有可能是心臟衰竭造成。

●換氣・血流的分布不均勻等

在出現肺栓塞、肺塌陷、支氣管氣喘、慢性阻塞性肺部疾病、慢性支氣管炎時常見的數值。也有可能是肺動靜脈廔管、心房（心室）中隔缺損造成。

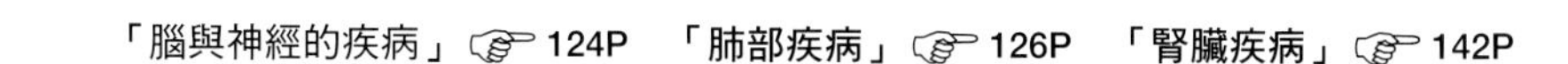
「腦與神經的疾病」124P 「肺部疾病」126P 「腎臟疾病」142P

占的壓力）、動脈血氧飽和度（S_ao_2），動脈血pH、鹼超量（BE）、血漿HCO_3^-濃度。

可能是罹患什麼樣的疾病呢？

pH值是動脈血檢查中最重要的項目

動脈血的檢查中最重要的是pH度。身體會透過各式各樣的代償讓pH保持在7.4附近的中性數值，如果失衡的話，就會進入相當嚴重的狀態。導致呼吸性酸中毒的疾病有呼吸中樞抑制、肺部疾病、氣管阻塞、神經肌肉疾病等。此外，導致呼吸性鹼中毒的疾病有心因性過度換氣、水楊酸中毒、疼痛、發熱等。另一方面，導致代謝性酸中毒的疾病有嘔吐及高度脫水，而導致代謝性鹼中毒的疾病則有下痢及投放藥物等。

以針筒抽取動脈血，比從靜脈抽血在技術上來說更為困難，有著不容易止血的缺點。因此最近多使用只要用光線照在手指上，透過顏色來測量氧氣飽和度的儀器。這種儀器所利用的就是氧氣較多的血液為鮮豔的紅色，氧氣較少的血液就呈紅黑色的特徵。

P_aco_2：動脈血二氧化碳分壓 單位：mmHg

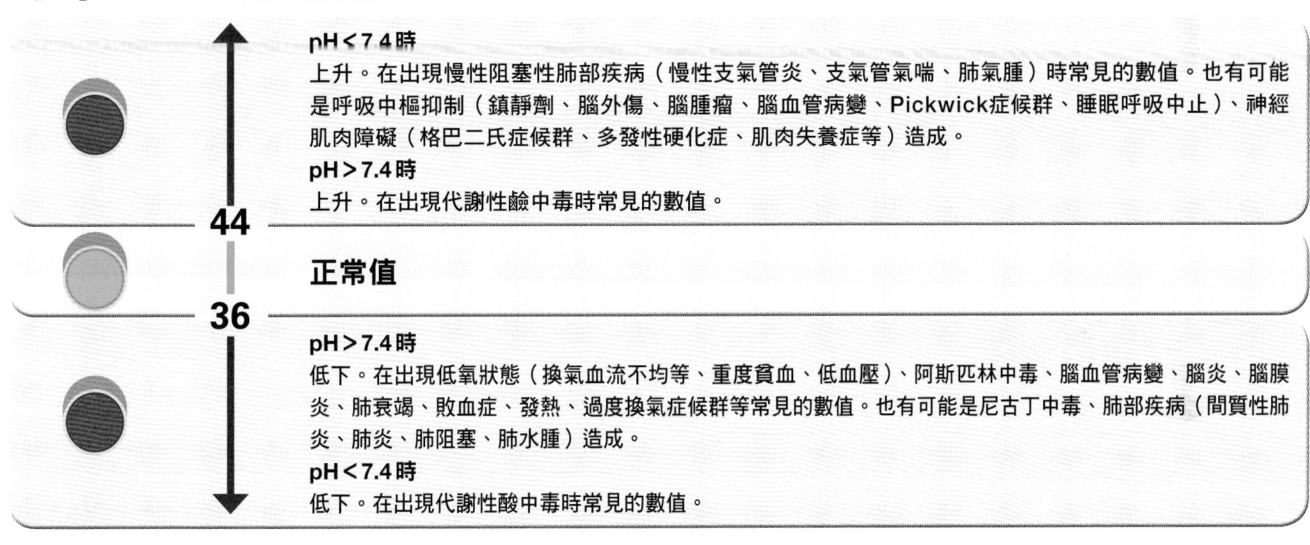

動脈血pH 單位：pH

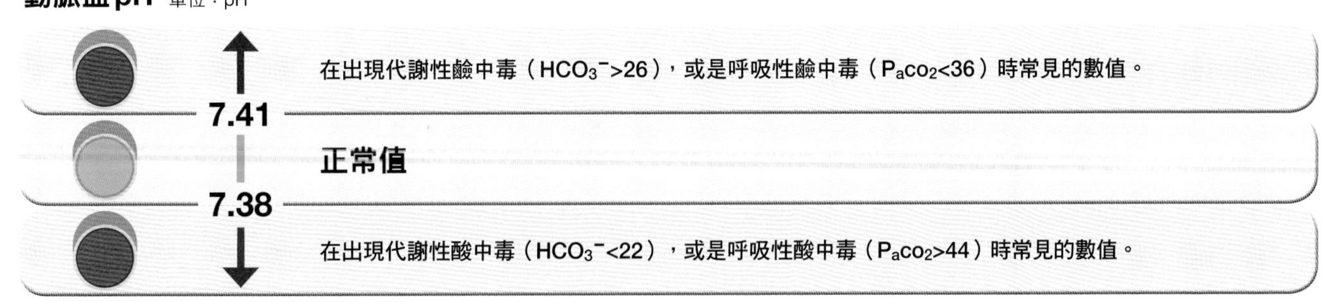

血漿HCO_3^-濃度 單位：mEq/L

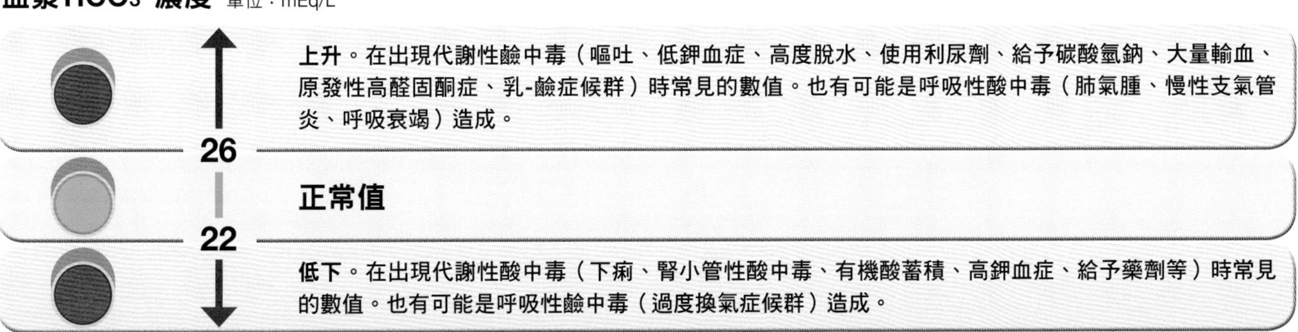

鐵代謝 診斷是否為缺鐵性貧血

是什麼樣的檢查？

在紅血球中，有種稱為血紅素（也稱血紅蛋白）的蛋白質。這個血紅素，具有與氧氣結合的能力，能夠將來自肺部的氧氣運送到全身各處。

製造紅血球時需要鐵

血紅素是由血基質與球蛋白相互結合而成。在血基質的中央有鐵分子，因此在生成血紅素時，需要鐵。

鐵能從已經破壞的紅血球中再次吸收，在生成新的紅血球時再次被利用。因此，一般來說不需要獲得太多新的鐵。但是如果因為出血等原因使得鐵流失到體外時，就必須從飲食中補回原本流失的部分。特別是，女性大多會因為月經而流失鐵，在出現子宮肌瘤等經血量多時也會有鐵不足的情形。

此外，從10多歲這個世代後半到20多歲世代前半，鐵質會因成長需要以及因月經流失，在雙重流失的狀況下，很常出現鐵不足的情形。從這些原因得知，女性必須比男性攝取更多的鐵。

在體內，一般來說並不會只有鐵游離，而是會與運鐵蛋白（transferrin）結合。在運鐵蛋白中，有會與鐵結合以及不與鐵結合的物質。與鐵結合的血清鐵，以及不與鐵結合的不飽和鐵結合能力的總和就稱為總血鐵（總鐵結合能力）。健康檢查時只要看血清鐵的數值就已足夠。

血清鐵出現異常的話，就需要其他詳細的檢查

鐵代謝的數值與注意燈號

鐵（血清鐵） 單位：μg/dL（測量1公合中所含血清鐵的重量）

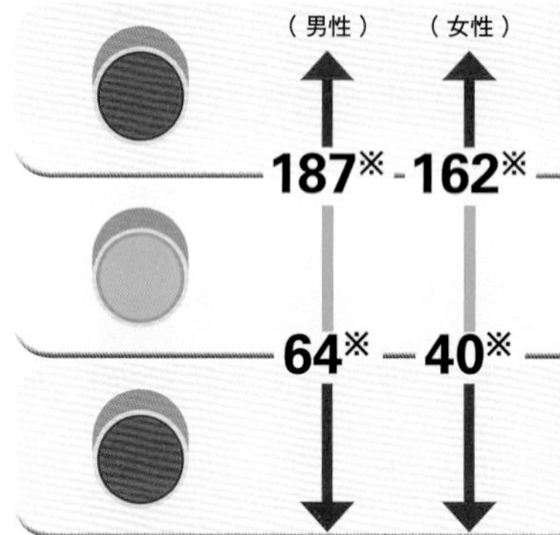

正常值的上限以上。在出現血鐵沉積症、急性肝炎、再生不良性貧血、純紅血球再生不良、急性白血病、頑抗性貧血、鐵芽球性貧血時可見的數值。

正常值

正常值的下限以下。在出現缺鐵性貧血時常見的數值。也有可能是感染症、膠原病、惡性腫瘤、真性紅血球增多症造成。

總鐵結合能力 單位：μg/dL（測量1公合中所含血清鐵與不飽和鐵結合能力的總和）

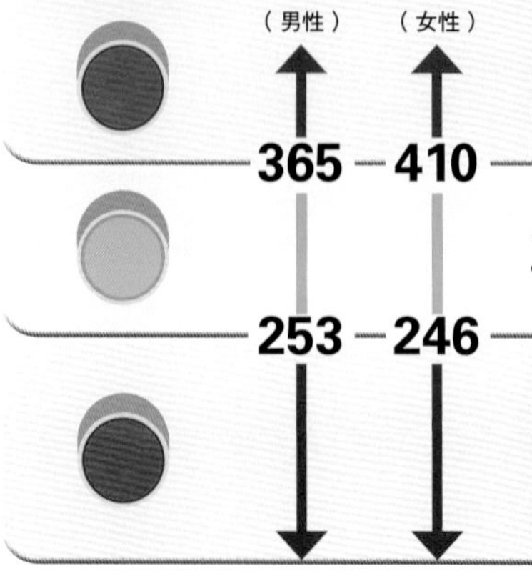

正常值的上限以上。在出現缺鐵性貧血、妊娠、使用蛋白同化荷爾蒙時常見的數值。

正常值

正常值的下限以下。在出現肝病變（肝硬化、急性肝炎）、營養障礙、感染症、腎病症候群時常見的數值。也有可能是蛋白質流失性腸症、膠原病、先天性無運鐵蛋白貧血造成。

「血液疾病」☞ 146P

※：在日本臨床檢查標準協議會（JCCLS）的「日本主要臨床檢查項目的共用基準範圍案-解說與利用指引」（2014年3月31日修正版）中，為40～188。

檢查與鐵結合的運鐵蛋白稱為血清鐵，測量不與鐵結合的運鐵蛋白的量稱為「不飽和鐵結合能力」（unsaturated iron-binding capacity；UIBC）。此外，鐵在組織中原本就大量存在於鐵蛋白中，而鐵蛋白則存在於組織中，只有少量會流出到血液中。

因此，在詳細檢視鐵代謝時，除了血清鐵之外，還會進行總鐵結合能力、不飽和鐵結合能力、以及鐵蛋白這四項檢查。

可能是罹患什麼樣的疾病呢？

雖然有會讓鐵異常增加的疾病，但每一種都是相當重度且罕見的疾病。因此，在健康檢查時成為問題，檢測出鐵值低下時，幾乎都是診斷為缺鐵性貧血。

出現缺鐵性貧血時，會讓血清鐵及鐵蛋白下降，不飽和鐵結合能力上升。只要像是服用藥物一樣補充鐵的話就能恢復，這時就需要服用藥物直到儲藏鐵（鐵蛋白）上升為止。

以前曾有使用放射性鐵（^{59}Fe），檢查鐵是如何在全身的血液量以及身體中流動的時代。但是，只要沒有非常特殊的疾病，現在都只會進行總鐵結合能力、不飽和鐵結合能力、血清鐵、以及鐵蛋白這四項檢查。

鐵蛋白 單位：ng/mL（測量1毫升中所含鐵蛋白的重量）

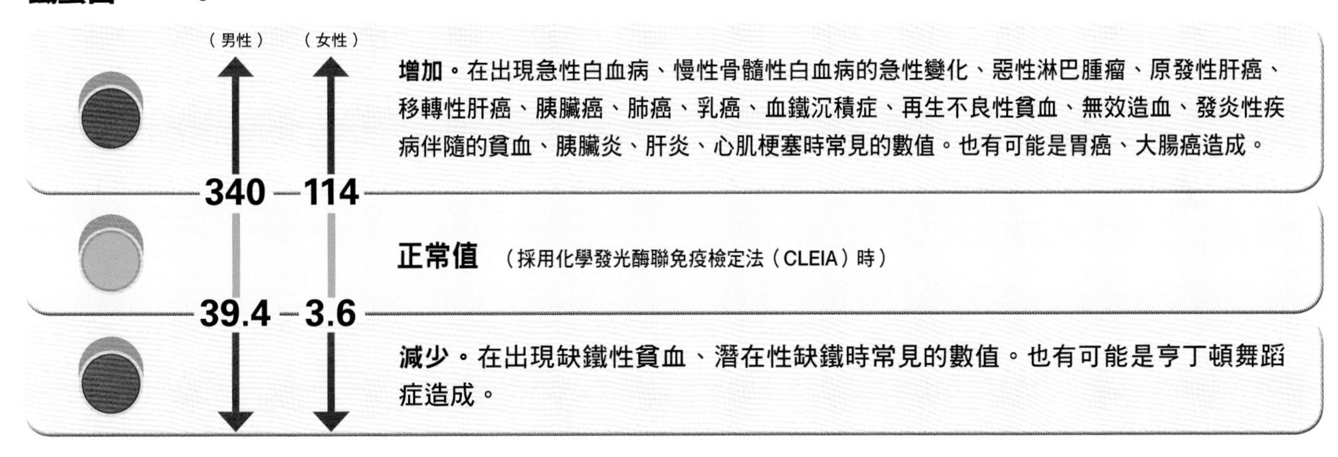

不飽和鐵結合能力 單位：μg/dL（測量1公合中所含不與鐵結合之運鐵蛋白的重量）

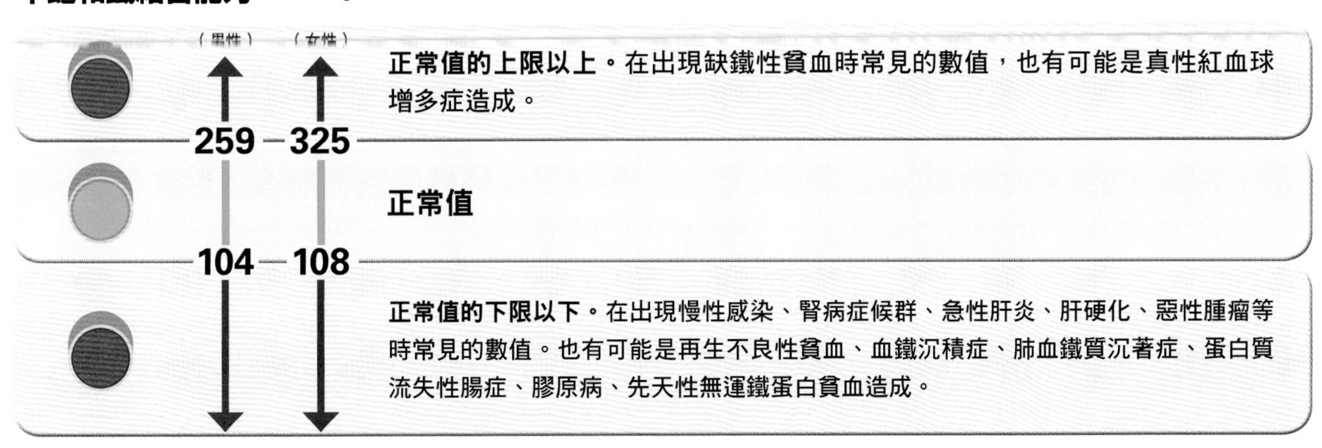

基因檢測 檢查將來發生疾病的可能性

是什麼樣的檢查？

自2001年完成定序人類基因體之基因圖譜（The Sequence of the Human Genome）以來已經過了10年以上。隨著基因分析研究的急速進步，基因檢測已經運用在疾病發病前的診斷、疾病感受性（疾病的罹患容易度）的診斷、藥劑感受性診斷（藥物的作用容易度）等方面。現在，也有許多家進行基因檢測的企業誕生，此外，基因分析的費用也正持續下降中。相信基因檢測的活動今後應該會更活絡。但是，就像這本書中介紹的其他檢查一樣，絕對不能以人云亦云的態度來接受。

知道那些沒有治療法的疾病

這是因為與其他的檢查不同，有時會認知到那些完全沒有治療方法的疾病。其他的檢查只要知道是哪種疾病，就能建立應該進行何種治療的方針。這是因為該疾病的病理，例如「如果罹患某種疾病時，檢查時測量的物質為什麼會增加」這樣的因果關係，在分子的階段就已經很明確了。

但是，基因檢測的情形就完全不同了。基因與疾病是建立在「帶有某種基因的人會有較高的機率罹病」的關係上。對於「某種基因究竟是如何引發疾病」的機制卻完全不清楚。就算知道在將來有可能罹患某種沒有治療方法的疾病，醫生也只能束手無策。聽到這樣的訊息，應該有不少人會認為「那乾脆不要知道還比較好」。

因為基因檢測會有這樣的問題，所以在考慮是否要接受的階段時，就一定要與基因檢測的諮商師進行討論，針對在接受檢測後可能會發生的情形，進行討論。最後，再決定是否要接受基因檢測。

此外，基因與疾病有明顯高度相關關係，只限於其中的一小部分而已。為了避免被誇大不實的廣告欺騙，事先與諮商師討論就非常重要了。

基因檢測技術的發展，對患者個人的診斷與治療帶來了極大的利益。相反的，在倫理、法律、以及社會上卻有不少問題。例如，如果包含了不是以治療為目的進行的診斷，檢查結果不只會對患者個人，也會對其家族或是共有遺傳訊息的血緣者造成影響。

基因檢測是經手最極致的個人訊息的檢查。必須要對個人資訊、受驗者與其家族，還有血緣者的人權進行徹底的保護與保障。

可能是罹患什麼樣的疾病呢？

基因檢測是以診斷感染症為目的而擴大的

其實，在解碼人類基因體圖譜之前，即已展開「活用基因的檢查」。例如，受到細菌或是病毒感染而導致感染症的基因檢查。進行感染症的基因檢測時，並不是要發現人類的基因，而是要檢測、定量出在血液等中所含的細菌或病毒的基因。最有效的，就是結核菌。以結核菌來說，如果透過人工增殖培養的話，需要花上將近3個月。但是透過基因檢測，只要一個晚上就能檢測出與培養具有相同感度的結核菌。而病毒的檢測，以肝炎病毒及免疫不全病毒的定量為目的的基因檢測，現在則被廣為使用。

此外，在檢查惡性腫瘤時也會檢測基因。像是白血病或是某種癌症，已知是人類基因中所含的基因出現變異，所以只要檢測出那種變異基因就能得知是否罹患該種癌症及其大小。特別是慢性骨髓性白血病，能在10萬個細胞中檢測出1個白血病細胞，所以也是很普遍的檢測。

雖然之後的發展值得期待，但也有倫理上的問題

產前檢查也是基因檢測的一環。能透過羊水及絨毛中所含的基因，檢測出胎兒的先天性代謝異常或是其他異常。這種產前檢查因為有倫理上的爭議，

所以需要與遺傳諮商師進行產前諮詢，是在嚴格的限制下才能進行的檢測。

此外，在法醫學的領域也會進行基因檢測。例如像是親子鑑定或是犯罪搜查時，作為辨識個人使用。

現在與我們生活最密切有關的基因檢測就是感染症的檢查，但這也不是會在一般健康檢查時會進行的項目。但是，今後基因檢測應該會更為蓬勃發展，會與現在執行的培養及顯微鏡檢查一樣重要吧。更重要的是，在今後基因檢測應該也會應用在調查是否容易罹患疾病，或是藥效是否容易發揮等方面。只要基因檢測的倫理問題被解決後，就是一個強力的武器。

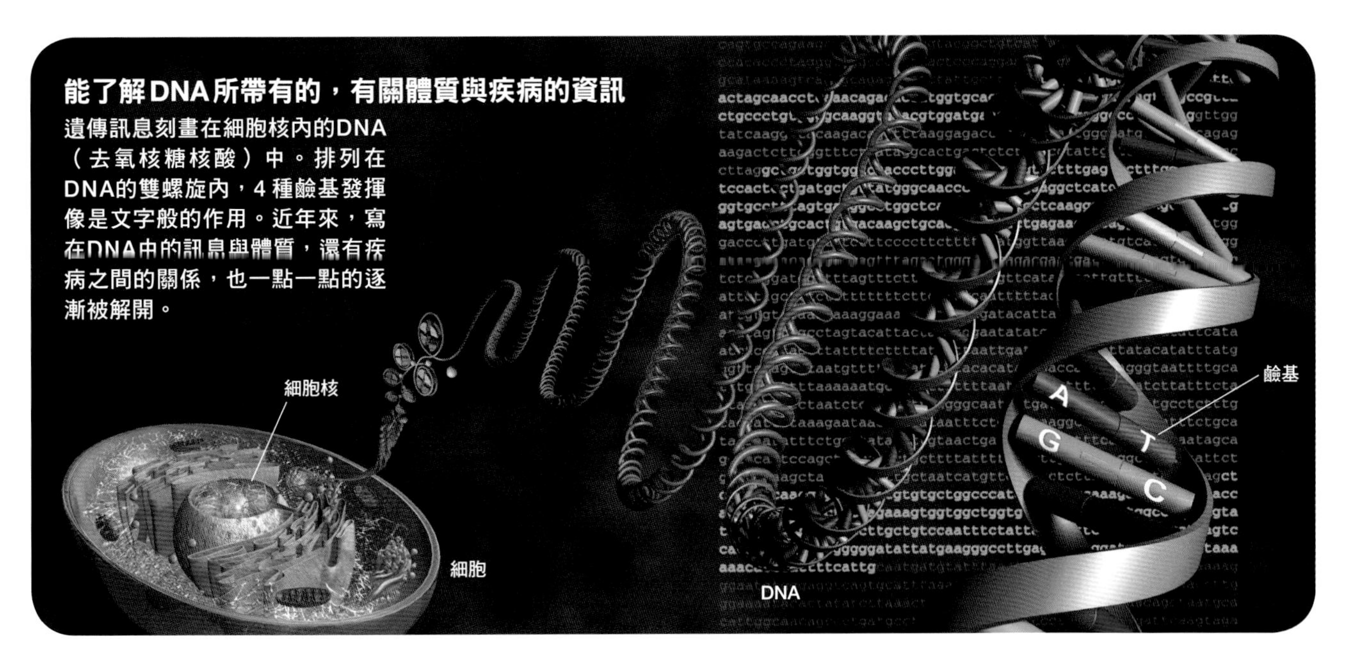

能了解DNA所帶有的，有關體質與疾病的資訊

遺傳訊息刻畫在細胞核內的DNA（去氧核糖核酸）中。排列在DNA的雙螺旋內，4種鹼基發揮像是文字般的作用。近年來，寫在DNA中的訊息與體質，還有疾病之間的關係，也一點一點的逐漸被解開。

基因檢查的範例

疾病名稱	概要	預防暨治療方法
亨丁頓舞蹈症	因隱性遺傳，只有男性會發病。帶有致病基因的男性100%會發病。女性則要看致病基因的載體而定。	仍未找到治療方法。
乳癌（部分）	乳癌極小部分的致病基因已經被解開，如果帶有這種致病基因，有60%～80%的機率會罹患乳癌。但是，並不能說因為沒有帶有這種基因就不會罹患乳癌。還是有可能發生與這種致病基因無關的乳癌。	因為無法阻止乳癌發病，所以只能頻繁接受乳癌檢測，或是預防性的切除乳房等。
思覺失調症（部分）	病例的10%，已經分辨出其致病基因。但並不代表沒有這種基因，就不會罹患思覺失調症。	仍未找到預防方法。

若想**更進一步**了解更多，請參考以下網站。

臺大醫院基因醫學部基因分子診斷實驗室

認識依性別‧年齡層別而可能罹患的疾病

罹患疾病的容易度是否依性別、年齡層而有差異呢？什麼是有效的預防對策呢？

在國人平均壽命已經超過80歲的現在，如何能夠在漫長生涯中健健康康度過，應該是每個人最關心的事情。究竟我們在什麼年齡可能罹患哪些疾病呢？讓我們來認識依性別和年齡層別所可能罹患的疾病及預防對策吧！

協助：北村 聖 日本國際醫療福祉大學醫學部 醫學部長‧教授 東京大學名譽教授

根據日本厚生勞動省的患者調查（2014年），女性的住院患者數和門診患者數都比男性多10個百分點[※1]。但是如果追究調查的內容，就會發現有患者數男性比女性多的疾病，例如：癌症。

性別和年齡層不同，容易罹患的癌症也不一樣

全世界最新醫學統計：女性每3人就有1人在其一生中會得到至少1種癌症，男性則是每2人就有1人會得癌症。而在日本國立癌症研究中心[※2]的統計資料中，2013年新被診斷罹患癌症的人推估約86萬人（男性約50萬人，女性約36萬人）。究竟在什麼年齡層容易罹患何種癌症呢？男性和女性易罹患的癌症有否不同呢？相信應該是很多人都關心的議題。

根據日本國立癌症中心所發表的資料（2013年），在男女皆會罹患的癌症中，消化器官（胃、大腸、直腸等）的癌症與肺癌，男性約是女性的3倍；相反地，甲狀腺癌則女性患者數約是男性的4倍。此外，在男性特有的癌症與女性特有的癌症方面，似乎分別都有較易罹患的年齡層。只有男性才會罹患的前列腺癌（攝護腺癌，prostate cancer），60多歲以上的患者數增加，女性特有的乳癌、子宮癌、卵巢癌則是40歲以上的患者數逐漸增加。

前列腺癌的風險要因為家人和親族等的病歷、死因以及高齡。當出現排尿不順、排尿困難、尿線變細、尿流速變慢、尿流斷斷續續、排尿後感覺尿液未排盡等症狀時，就應該盡快到醫療院所接受診療。

子宮癌中，子宮頸癌在20多歲後半便有罹患的可能性，當年齡過了40歲以後，罹患率就維持持平狀態。日本國際醫療福祉大學醫學部的北村聖教授表示：「現在，雖然沒有強制女性務必接種子宮頸癌疫苗，但是從預防的觀點來看，還是接受疫苗接種比較好」[※3]。此外，即使已經接種疫苗了，20多歲後半～40歲左右的女性，最好還是能夠定期接受子宮頸癌檢查。

另外一個女性特有癌症「乳癌」大約占了女性所罹患癌症的20%，乳癌的罹患率從30多歲開始逐漸增加，在40多歲後半到50多歲前半會達到高峰，其後逐漸減少。「當乳房有腫塊、胸部部分或全部腫脹等，就該去接受乳癌檢查。乳房攝影術對乳癌的早期發現而言是有效的診療方式，若憂心自己罹患乳癌的人，應該盡快就診」（北村教授）。

在癌症預防方面，禁菸、節酒、均衡飲食、適度運動、維持適當體重、預防感染等是極有效果的預防方法。除了感染以外，其餘均與生活習慣密不可分，因此修正生活習慣可以說與預防息息相關。

※1：住院暨門診之男女比（女性55%、男性45%）的差以百分比來表示。
※2：日本國立癌症研究中心癌症資訊服務請看：http://ganjoho.jp/public/index.html

生活習慣病以男性居多

所謂的生活習慣病（lifestyle related diseases）是統括了各種疾病的表現，其中又以高血壓（hypertension）、異常血脂症（dyslipidemia）、糖尿病（diabetes mellitus）等最為代表[※4]。

生活習慣病會因抽菸、飲酒過量、偏食、運動不足、壓力過大等原因而發病，倘若置之不理的話，便有可能導致癌症、心血管疾病、腦血管疾病。「為了不罹患生活習慣病，自我管理非常重要」（北村教授）。

生活習慣病最恐怖的地方就是沒有自覺症狀，在不知不覺的情況下進行，傷害我們的腦部、心臟、血管等。中性脂肪（neutral fat）多，而且高血壓、高血糖，男性腹圍超過85公分、女性超過90公分的話，就會有代謝症候群之虞。

根據日本厚生勞動省的疾病患者調查結果來看，源自生活習慣病的酒精性肝炎（alcoholic Hepatitis）、肝癌、心肌梗塞等許多疾病以男性居多。而女性大多是膀胱炎、甲狀腺炎、類風溼性關節炎（rheumatoid arthritis）等與生活習慣病無關的疾病，不過這並不表示女性不會罹患生活習慣病，必須特別注意。無論男性或女性，年紀一旦超過30歲就應該審視自己的生活習慣，注意要有適當的飲食和運動，以免變得肥胖。

高齡者易罹患肺炎

接下來，讓我們根據年齡別來認識中年以後，在什麼年紀容易罹患何種疾病吧！癌症集中於40歲以上，心臟及血管疾病為50歲以上，腦溢血為60歲以上，肺炎則大概是65歲以上。肺炎會隨著年齡的增長而增加，特別是因為腦血管疾病（腦中風、腦溢血）和認知症（失智症）等而導致咀嚼、飲食能力欠佳的高齡者，因誤嚥食物和飲料而導致肺炎（誤嚥性肺炎）的案例非常多。

依性別、年齡層別而可能罹患何種疾病的彙總表如下所示，敬請參考。

（執筆：遠藤芳文）

從性別暨年齡層來看，特別顯著的疾病

性別／年齡層別	20世代	30世代	40世代	50世代	60世代	70世代
男性	・感染HIV → ・思覺失調症（又稱精神分裂症，schizophrenia）等精神疾患的發病 ・20歲以上的成年男子每6人便有1人罹患糖尿病或是糖尿病前期	・有提高健康風險之吸菸習慣的人，在所有年齡層中以此世代最多（占此世代的41.9%） ・生活習慣病 → 【生活習慣病的預防對策】適當的身體活動、運動、營養均衡的飲食、禁菸、避免過度飲酒	・生活習慣病的增加 ・肥胖者最多的世代，有36.5%是代謝症候群的預備群 ・消化系統（胃、大腸、直腸）方面的癌症比例增加 ・癌症 → 【癌症的預防對策】戒菸、改善肥胖、避免飲酒過量	・肥胖未消除，代謝症候群增加 ・運動對生活習慣病有預防效果，該世代運動不足的人占26.9% 【代謝症候群的預防與改善（男女共通）】 消除肥胖、適當的飲食、適度的身體活動與運動、正常的規律生活、充分的睡眠與休養	・癌症方面，男性比女性有顯著的增加 ・前列腺癌顯著增加 ・此世代的22.9%極有可能有糖尿病 ・糖尿病 → ・罹患生活習慣病的人很多（每2人有1人） ・肺炎 →	・癌症方面，男性比女性有顯著的增加 ・消化器官的癌症減少，前列腺癌與肺癌的比例增加 ・此世代的27.3%極有可能有糖尿病
女性	・易罹患凸眼性甲狀腺腫（Graves' disease） ・思覺失調症（又稱精神分裂症）等精神疾患的發病 ・子宮頸癌 → ・梅毒劇增 ・不吃早餐導致健康風險提高的人，在所有世代中，以此世代最多（占此世代的13.5%）	・30世代後半的罹癌率，女性比男性略微增加 ・子宮肌瘤增加 【生活習慣病預防對策】適當的身體活動與運動、營養均衡的飲食、戒菸、避免飲酒過量	・罹癌率女性比男性略微增加 ・以乳癌、子宮癌、卵巢癌最多 ・因子宮肌瘤而住院的人數增多 ・癌症 → 【癌症的預防對策】戒菸、改善肥胖、避免飲酒過量	・此世代的20.6%有肥胖現象 ・因乳癌住院的人數增加 ・50世代後半是罹患卵巢癌的高峰 ・停經後的子宮體癌（corpus carcinoma）增加 ・停經後的更年期障礙人數增加 ・骨質疏鬆症 →	・罹患乳癌、子宮癌、卵巢癌的比例減少，消化系統方面的癌症比例增加 ・此世代的11.4%極有可能罹患糖尿病 ・糖尿病 →	・此世代的17.2%極有可能有糖尿病

※：所謂「罹患癌症」是指初次被診斷為癌症。

<參考資料>

「國民健康‧營養調查報告」（2015年厚生勞動省）／「Smart Life Project」主頁「了解生活習慣病！」（厚生勞動省）／「國立癌症研究中心癌症資訊服務」主頁／「患者調查概況」（2014年厚生勞動省）／厚生勞動省，e-健康網/NHK健康ch「梅毒劇增！續增的患者數」／東京大學醫學部附屬醫院精神神經科 思覺失調症（精神分裂症）AYA世代中心 主頁／國立感染症研究所主頁「年輕男性之HIV感染症的發生動向2007～2011年」/公益財團法人長壽科學振興財團「健康長壽網」主頁/公益社團法人日本產科婦科學會主頁「了解疾病：婦科疾病」

※3：日本曾經發生接種疫苗後無法移動，必須使用輪椅的事故。但是經過詳細調查後闡明並非疫苗的副作用所引起。

※4：這樣的疾病與肥胖（內臟肥胖）複合的狀態統稱為「代謝症候群」（metabolic syndrome）。

什麼是有效的科學性「癌症篩檢」?

癌症篩檢必定有優點也有缺點

在我們生活周遭，究竟有多少人曾經接受過癌症治療呢？台灣從1982年起，惡性腫瘤就一直蟬聯國人的十大死因之首。根據衛生福利部的公布，現在每 3 人中就有 1 人在一生中罹患過癌症。現在，不只是台灣，日本、歐洲、美國等也都會對患者人數最多的癌症，以早期發現為目標進行「癌症篩檢」(cancer screening)。癌症若能早期診斷及治療是可以治癒的，所以應該養成定期篩檢的好習慣。目前衛福部國民健康署已經將大腸癌、乳癌、子宮頸癌及口腔癌等國人發生率高的四大癌症，列為癌症篩檢的重要工作。但是癌症篩檢有時會造成身體負擔，或給受檢者極大的壓力，反而產生不利的可能性很高。本篇報導以鄰國日本的癌症患者情形以及癌症篩檢為主，讓我們在接受癌症篩檢前，可以先正確理解癌症篩檢的優缺點。

協助：日本東京都癌症篩檢中心

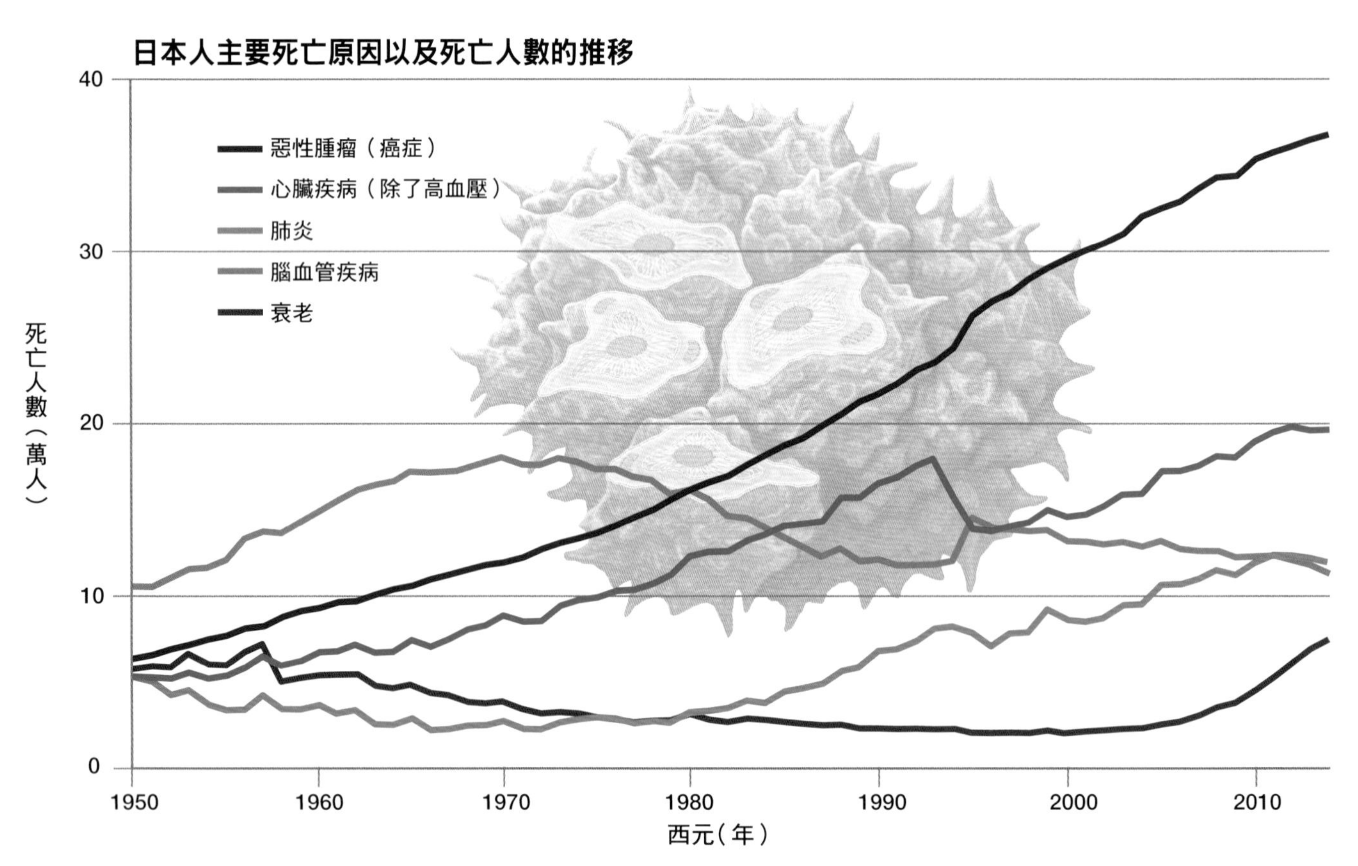

日本人死因的年份推移。從約1980年起，癌症死亡人數大幅增加。癌症是現在日本死亡原因排行第一名，接著依序為心臟疾病（除了高血壓）、肺炎、腦血管疾病、衰老。圖表係根據日本政府統計總合窗口「e-Stat」(http://www.e-stat.go.jp/) 的資料製作而成。

根據我國衛福部國健署在2018年12月27日公布的民國105年癌症登記報告，新發癌症人數為10萬5,832人，較104年增加676人，癌症時鐘又快轉2秒，平均每4分鐘58秒就有1人罹癌。大腸癌發生人數雖連續11年為第一，然較104年減少205人，且連續2年下降，顯示民眾參與大腸癌篩檢的效果已逐漸產生。

而107年癌症死亡人數為4萬8,784人，占所有死亡人數28.2%，死亡率每10萬人口206.9人，較上年上升1.5%，標準化死亡率為每10萬人口121.8人，降1.3%。

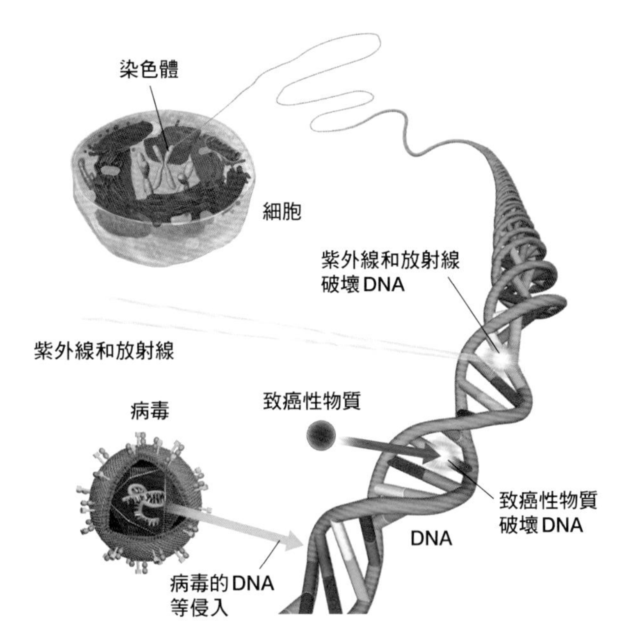

造成細胞 DNA 累積異常的各種主因

細胞的DNA會受紫外線、放射線、致癌性物質或病毒等影響而造成部分損傷。細胞內雖然存在著修復DNA的功能，但有時候也會發生修復失敗，而使基因功能無法正常運作的情形。而與細胞分裂等有關的基因功能無法正常運作是導致細胞癌化的原因。

癌症患者急速增加的原因？

為什麼罹患癌症的人數以及因癌症而死亡的人數一直在增加呢？事實上，癌症患者攀高的主要原因之一就是「高齡化」。

在構成身體的細胞中，存在著記錄遺傳訊息的DNA，其中包含有控制細胞分裂的基因、以及控制廢棄細胞自然清理機制的基因等。當負責細胞重要運作的多種基因異常累積，就會生成無秩序反覆分裂的細胞或者產生會「轉移」到其他組織的「癌細胞」。當組織的一部分形成癌細胞的大團塊（腫瘤）時，會造成組織受到物理性壓迫，或者無法維持組織功能，進而導致死亡。

基因發生異常的原因有很多（右上插圖），而長壽也會容易造成基因異常累積。雖然還有其他原因導致癌症患者增加，但對現在的高齡化社會而言，在某種意義上，癌症患者的增加也是理所當然的。

提早發現是最佳的預防對策

癌症的治療效果會受發現時的期數（進程）所左右。根據「腫瘤大小」、「有無轉移到淋巴結」、「有沒有轉移到其他器官」等三個要素，大致分成I～IV個階段（期數）。例如剛開始只有罹癌部位（原發腫瘤）的組織癌化，這大多屬於第I期～II期。此時，如果能用手術將癌化組織切除，通常大多數預後（prognosis，預測疾病的過程與結果）都良好。

但如果癌化的細胞轉移到淋巴結時，則大半就可能屬於第 III 期以上。人體的器官係藉由血管和淋巴結互相聯繫，因此若有轉移到淋巴結時，就會被懷疑是否有轉移到其他器官。如果發現實際上已經轉移到其他器官，則就被診斷為第IV期。當數個器官都有癌細胞時，大多已經無法用手術切除，預後也不佳。

通常在我們生活中，大多是有出現一些症狀才會去醫院，這時才開始進行是否罹癌的診斷。但是有症狀出現才發現的癌，很可能腫瘤已經長到某種程度大小了。因此在症狀出現前探知惡性腫瘤（癌症）存在，以降低癌症死亡率為目的的措施，就是「癌症篩檢」。

癌症「診斷」和「篩檢」的不同

或許「診斷」和「篩檢」感覺像很類似的用詞，但實際上診斷和篩檢是有很大的差別，一個是針對已出現有症狀的人所進行的措施，另一個則是對沒有症狀的健康人所進行的措施。

例如，在出現咳嗽或流鼻水等症狀的狀態下去醫院，則醫生會針對該症狀進行必要的檢查，並做出「診斷」。此時，由於疾病的徵兆已經出現，所以患病的比例極高。而篩檢是以無出現症狀的健康人為對象。像這類的人比起有症狀的人患病的比例就會比較低。事實上，癌症篩檢可說和這個道理是一樣的。由於並非是以已出現某些症狀的人為對象，而是以沒有症狀的人對象，因此在這種背景下，癌症篩檢的對象實際上會有罹癌的比例可以說非常的低。

癌症篩檢必定存在的缺點

對於接受癌症篩檢的個人而言，最大的好處就是可以發現早期癌症、預防死亡。如果這麼說的話，可能有人就會認為那管他是什麼樣的癌症篩檢，反正就是先接受篩檢就對了！但是或許大家沒有意識到，其實癌症篩檢也伴隨著不少缺點。只要是以健康人為對象，篩檢的前提就是要能降低受檢者的不利處。

那麼具體上篩檢有什麼缺點呢？作為癌症篩檢對象的「健康人」，可以大致分成兩種，一種是「實際健康者」，另一種是沒有出現症狀的「早期癌症者」。接受篩檢後，勢必會將受檢者分類成有罹癌跡象者（陽性）和沒有罹癌跡象者（陰性）。在這裡，實際上如果能將健康者和罹癌者準確區分的話，就沒有什麼問題，但其中會有一定的機率是已罹癌了，但篩檢結果卻被判斷為陰性。像這樣在篩檢中有被漏失的情況稱為「偽陰性」（false negative）。偽陰性的人就會錯失了發現癌症的機會。再者，還有令人擔憂的不好影響，就是偽陰性者因為對於癌症的檢驗結果已經安心，所以反而會比沒有接受篩檢的人，更容易延誤了癌症出現時的初期對應。

另一方面，如果在篩檢時被判斷為陽性者，之後通常會被指示要接受精密治療，但其中也存在一定比例的人不接受精密檢查。在不接受精密檢查的人中，有人會認為「篩檢結果是陽性」這就是事實。如果是這樣的話，即使事實上沒有罹患癌症，但精神上卻已經承受了很大的壓力。當然如果真的罹癌，這是有助於早期發現的。然而不論是哪種，不接受精密檢查者會比較不利。

再者，假設在篩檢中被診斷為陽性，也接受了精密檢查，並不表示壞處就消失了。事實上，在既有的癌症篩檢中，即使被診斷為陽性，但實際上發現早期癌的機率非常低。假設對癌症篩檢中被判斷為陽性的100人進行精密檢查，實際上發現罹癌的人數也只不過個位數而已。剩下的雖然是陽性，但實際上並不是癌，這種現象稱為「偽陽性」（false positive）。在精密檢查中，也有可能發生因照射X光而受到輻射傷害，或者因內視鏡檢查而使器官開孔之類的事故。由於偽陽性的人必須承受這些不必要的風險，因此在篩檢中，要能對健康的人做出正確的判斷，也是非常重要的一環。在不是罹癌者

日本罹癌人數與罹癌死亡人數的推移

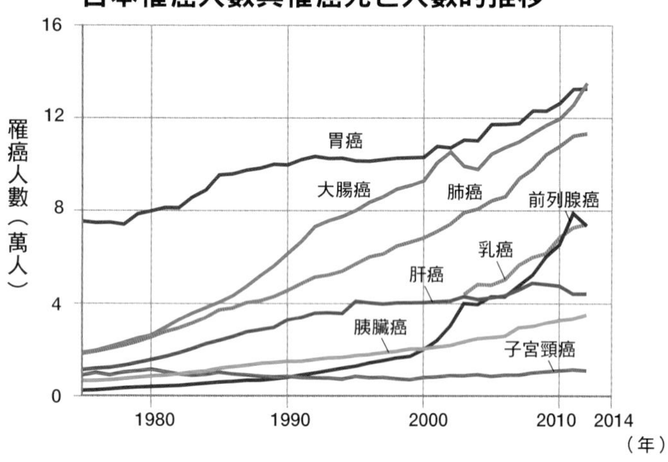

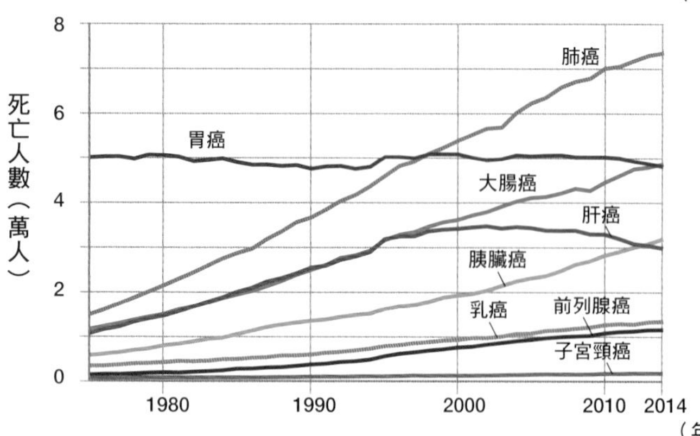

上面圖表顯示的是罹癌人數（上）與年間死亡人數（下）的推移。這裡的罹癌人數是指每年新確診的癌症患者人數。整體而言，罹癌人數有增加的趨勢。特別是罹癌人數最多的胃癌、大腸癌及肺癌的合計人數，約占全體罹癌人數的45%。

※：上面圖表中的罹癌人數和死亡人數係根據日本國立癌症研究中心癌症資訊服務《癌症登錄 統計》中的資料繪製而成。

中，篩檢的結果是陰性者之比例稱為「特異度」（specificity）。這是管理篩檢品質的重要指標。

在癌症篩檢中，除了為了防止偽陰性（漏掉早期癌症）而追求高敏感度（sensitivity）的手法外，也為了防止偽陽性（對健康的人進行精密檢查）而追求高特異度。但利用高敏感度手法進行篩檢的話，會增加偽陽性的人；另一方面，如果為了減少偽陽性的人而降低敏感度的話，在機率上可能就會導致偽陰性者增加。

我們常會看見標榜「超高敏感度癌症篩檢」的醫院或診所。如果只有提高敏感度，很可能產生大量不需要接受精密檢查的偽陽性者。對於受檢者而言，很可能是缺點比優點多。

也有不需要治療的癌症

除此之外，還有就是更為麻煩的「過度診斷」（overdiagnosis）問題。當罹癌後，一般人往往會認為如果之後不治療的話，可能會沒救了。但是在癌症中，也存在某些癌症會自然消滅或者從早期癌（early cancer）發展到進行癌（advanced cancer）的過程非常緩慢，不會成為直接致死的原因。像這種如果沒有經過癌症篩檢，照理說就不會發現的癌，卻因癌症篩檢而被檢測出的情形就稱為「過度診斷」。

假設因癌症篩檢呈陽性的人，全部都是過度診斷的話，則該篩檢並未具有可使因癌症導致的死亡率下降的效果。不僅如此，還會給被過度診斷的人，帶來原本不必要的精密檢查所造成的負擔和嚴重壓力。由於在發現癌時，無法分辨這是需要治療的癌，還是不需要治療的癌，所以很難感覺到過度診斷的壞處。不過在機率上一定有某些人會因為過度診斷而蒙受其弊。

在癌症的篩檢中，會像這樣存在著數種缺點（請參考下表）。而且事實上，能發現癌症，預防死亡的案例，只不過是全部癌症篩檢對象中的極少部分而已。因此現在推薦的是以科學性檢驗手法進行癌症篩檢，亦即能估計哪一種癌，要進行什麼樣的篩檢，即可使死亡率下降。

什麼是「科學公認」的癌症篩檢？

癌症篩檢的好處和壞處

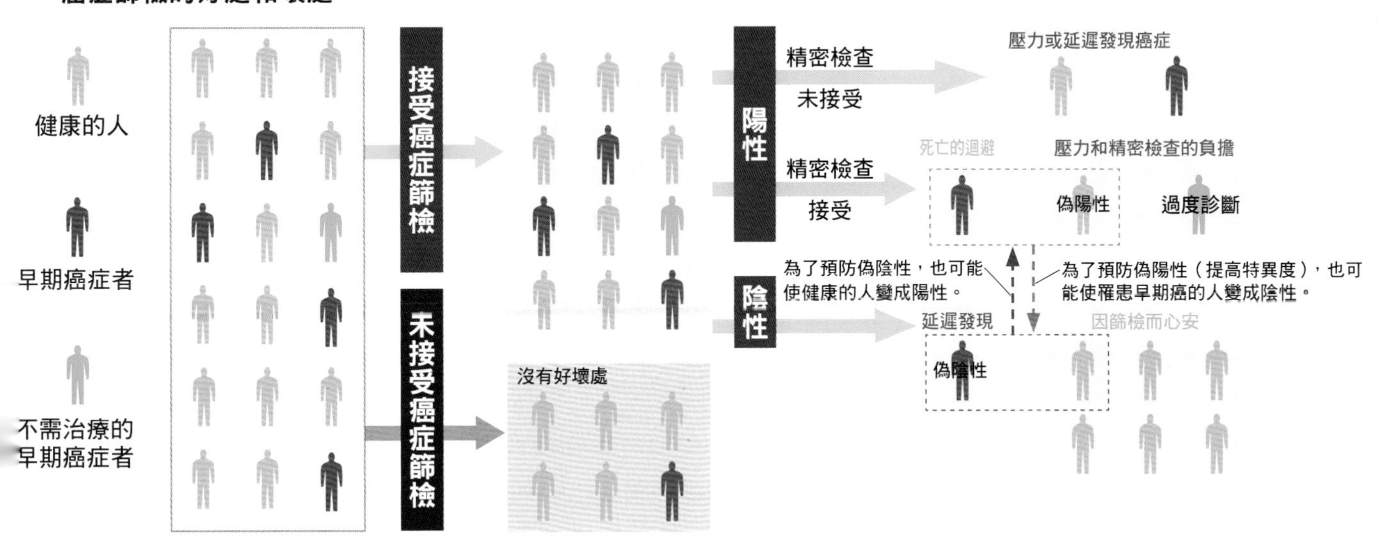

健康的人接受篩檢的好處（藍字）和壞處（紅字）。接受篩檢可以得到最大好處的只有發現早期癌的人。在現況癌症篩檢中，相對於所有的受檢者，只有1％以下的人發現癌細胞。再者，在陽性者中，實際發現癌細胞者也僅有數％（根據癌症種類和受檢設施會有所差距）。在癌症篩檢中，即使是陽性者，但是沒有發現早期癌的剩下90多％人，相當於偽陽性。沒有接受癌症篩檢的人，不管有沒有早期癌，都不會發生「篩檢而產生的壞處」。

在日本，可以進行以檢查癌症為目的的各種身體檢查。但是根據科學估計，有望降低死亡率的癌症篩檢只有胃癌、肺癌、大腸癌、乳癌和子宮頸癌而已，而且也有了詳細的檢查手法及對象年齡的規範。

那麼，究竟「科學公認的癌症篩檢」是指什麼樣的篩檢呢？癌症篩檢的功效是「減少癌症的死亡率」。換句話說，接受癌症篩檢的人，其死亡機率必須比沒有接受癌症篩檢的人低。篩檢手法的有效性是根據專家檢討大量的研究結果所做出的判斷。專家們根據這些大量研究結果，並在考量篩檢之缺點（照射X光而受到輻射傷害等）的情況下，進而提出針對特定族群進行篩檢的建議。在日本，厚生勞動省也接受了這種建議，並且制定出推薦的篩檢手法。

可降低死亡率的五種癌症篩檢

這裡就讓我們來了解日本所建議的癌症篩檢手法。胃癌篩檢的主流是「X光檢查」，亦即所謂的鋇劑造影檢查（barium examination）。在喝下鋇劑後，必須前後左右變換體位，使鋇劑能與整個胃充分接觸後再進行X光攝影，進而詳細觀察胃黏膜的凹凸高低變化。當胃黏膜有損傷時，或者表面形狀有異時，即會反應出不自然的陰影，因而被判定為「陽性」（請參考右頁下方影像）。日本從2016年度起，也開始建議以胃內視鏡檢查作為篩檢的工具。但是以癌症篩檢而言，目前可實施高精度管理的安全設施仍然很少。

肺癌的篩檢則是建議年齡40歲以上的人士要接受「胸部X光檢查」。在胸部X光檢查中，癌化的細胞團塊會以不自然的陰影顯現在X光片上。當然，也有因為癌細胞以外的原因而使陰影映照在X光片上。如果吸菸指數（每日吸菸支數×吸菸年數）超過600的50歲以上人士，則除了胸部X光檢查外，還希望他們能接受「痰脫落細胞檢查」。所謂的痰脫落細胞檢查是指對含於痰中的肺細胞進行檢驗，確認有無癌細胞的一種檢查。

歐美國家尚未承認肺癌篩檢的有效性，但近年來日本國內多數研究的結果，大體上都顯示存在有效性。因此如果有高精度管理的肺癌篩檢，也建議大家可以前往接受篩檢。

大腸癌的篩檢方式是「糞便潛血檢查」，亦即所謂的「糞便檢查」。當大腸內有腫瘤形成時，有時會妨礙排便通道，進而造成出血。透過調查糞便中的微量血液，即可判斷是否有罹癌的可能性。這種檢查手法的有效性在歐美廣泛受到認可。在日本的大腸癌篩檢，為了避免因偶然糞便中沒有含血液所造成的漏失診斷，因此建議最好連續兩天採便。

再者，糞便潛血檢查結果是陽性，但經過精密檢查後，發現是良性腫瘤（息肉）的情形也很多。良性腫瘤是大腸癌的癌前病變疾病，因此只要切除，可望之後罹患大腸癌的機率會大幅降低（並非絕對不會發生癌變）。

再者，女性乳癌及子宮頸癌篩檢的有效性是全世界公認的。在乳癌篩檢方面，有名的方法就是將乳房擠壓，然後拍攝X光片的「乳房攝影」。就和胃癌、肺癌的篩檢一樣，癌化細胞的形狀會與周圍細胞不同，因此在拍攝的影像上會呈現出與周圍不同的陰影。而子宮頸癌篩檢，則是直接採集子宮頸部（入口）的細胞，然後確認有無癌細胞。子宮頸癌的篩檢方式被公認是包含20歲以上年輕人在內也有效的唯一篩檢手法。

在日本建議的癌症篩檢手法及詳細內容

篩檢項目	檢查內容	對象年齡	篩檢間隔
胃癌	胃部X光檢查、或者胃內視鏡檢查	50※1歲以上	2年1次※2
肺癌	胸部X光檢查及痰脫落細胞檢查	40歲以上	1年1次
大腸癌	糞便潛血檢查	40歲以上	1年1次
乳癌	乳房X光檢查	40歲以上	2年1次
子宮頸癌	子宮頸細胞檢查	20歲以上	2年1次

本表彙整了日本厚生勞動省針對特定族群所建議的癌症篩檢手法。對於這些以外的癌症篩檢及篩檢手法，沒有科學根據可以證明能降低受檢者的死亡率。針對這5種癌症中，有足夠科學根據而被強烈建議的手法（大腸癌、乳癌、子宮頸癌），也有對不利之處進行充分說明及在確保篩檢品質下所建議的手法（胃癌、肺癌）。篩檢的內容也可能會根據新的研究結果而改訂。

※1：目前針對40歲以上者也可實施X光檢查。
※2：X光檢查目前可每年1次。

觀察細胞「形貌」，判斷惡性度

通常癌症篩檢時，只要被判斷為陽性，都會進行精密檢查。在接受內視鏡、或比篩檢時更精密的X光檢查等後，如果仍然高度懷疑有罹癌的可能性時，就會透過觀察該組織細胞，進而確定診斷的結果。

細胞會根據其所屬組織，排列方式和外形都有規則。如果該組織癌化的話，細胞的排列方式會從原來的形狀發生改變。在專家之間則是將這些細胞的樣子以「形貌」來表現。由於癌細胞會根據種類和進程而有不同「形貌」，所以是判斷惡性度（grade）和進程的重要依據。雖然有些利用拍攝X光影像或內視鏡檢查就可以直接判斷出是癌，但為了要檢討治療方針等，因此儘可能檢查組織細胞之事也就顯得益發重要。

為什麼癌症死亡率無法下降呢？

透過癌症篩檢來達成降低死亡率的效果，其手法當然有科學性根據，但是否能有成效，則深受篩檢品質是否能完善管理的影響。癌症篩檢並不是只要受檢一次，就能立即展現效果。經過癌症篩檢被判斷為陽性的人，必須要接受精密的檢查，並在規定的間隔期間內定期接受檢查，這樣從頭開始按計畫進行檢查，才有望可以降低死亡率。換句話說，重要的是除了要實踐有科學根據的檢查手法，亦即「高度品質技術」外，還要有計畫性實施檢查的「高度系統品質」。在日本國立癌症研究中心，專門研究癌症篩檢有效性的齋藤博博士表示：「在日本無法達到死亡率減少的原因之一，是因為對於癌症篩檢的所有對象，無法建構出能在完善管理基礎下進行科學性根據的篩檢機制。占半數受檢對象，採地域別進行的地區民眾癌症篩檢，雖然有持續建構該種機制，但也有很多自治體仍在進行沒有科學根據的篩檢。雖說精度管理也在改善之中，但仍然不足夠。再者，占剩下受檢對象的公司行號團體癌症篩檢（公司和保險公司所進行的癌症篩檢），則尚未有精度管理機制。亦即沒有可以提升日本國家整體成果的體制。今後重要的課題是只進行有科學根據的癌症篩檢，以及針對公司團體等的癌症篩檢，建構可提升成果的機制。」子宮癌和乳癌的死亡率都已有明顯下降實績的歐美等國家，透過完整的系統性精度管理，進行只有經科學確認效果的癌症篩檢，因此可使死亡率實際減少。

在診斷上所使用的手法不一定對篩檢也有效

很可惜的是，以像年輕層別的癌症或者在稀有部位形成的癌等患者數較少的癌症為對象的篩檢手法，目前還未有科學性的有效建議。這是因為對於像患者人數少的癌症實施篩檢，可以得到好處的人非常少；反之，獲得壞處之人的比例就會變很高。

胃部X光檢查的照片

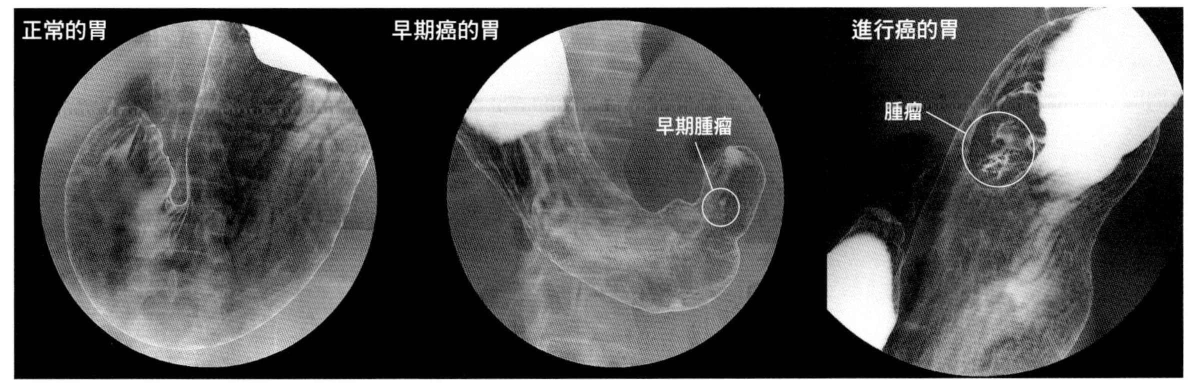

胃部鋇劑造影檢查的照片。左邊是正常的胃，中間是早期胃癌。右邊是進展中胃癌的X光照片。觀察進行癌的照片（右），可以發現在胃的表面部分有像皺摺般的結構。在早期癌的X光照片中，則很難觀察出皺摺般結構。在癌症篩檢時，為了避免漏失這種些微的差異，所以通常都是根據數位醫生的觀察結果再來判定篩檢結果。

人體癌症地圖

事實上，身體上各種組織都會發生癌。根據最近統計顯示，每年每150人中就有１人被診斷為癌症。這裡彙整了身體每個部位發生的癌症特徵、終生盛行率（lifetime prevalence）、平均每年相對於所有癌症的發生率及死亡率（這裡並非網羅所有的癌症）。

腦部癌症
根據癌細胞形成的部位不同而有數種名稱。再者，不管腦部的腫瘤是惡性或良性，由於會壓迫到腦組織，所以必成為治療的對象。

眼癌
有時會在眼瞼、淚腺、結膜等處形成惡性腫瘤。病例數較少。

口腔和咽喉的癌症
有食道癌、甲狀腺癌、咽頭癌等。該三種癌的平均每年罹患者比例約5%左右。

甲狀腺

肺癌
肺癌是日本人癌症死亡人數最多的癌症、約占每年所有癌症死亡人數的20%。男性一生中每10人便有１人會罹患肺癌，女性則為每20人有１人。

乳癌
大多是乳房內乳管癌化而產生的。女性一生中每11人就有１人罹患乳癌。乳癌是女性罹癌人數最多的癌症。再者，約5%的乳癌與遺傳有關。

肝癌
約有90%來自肝細胞的癌變。肝癌的發生主要與Ｂ型、Ｃ型肝炎病毒感染有關。男性一生中約每30人有１人可能罹患肝癌，女性則為約50人有１人。再者，肝癌約占所有癌症死亡人數的8%。

胰臟癌
九成的胰臟癌是發生在胰管。當發現時，五成以上都已經是屬於第III期或第IV期的進行癌和晚期癌了。胰臟癌占所有癌症死亡人數的8.5%。不論男女，都是每40人即有１人可能罹患胰臟癌。

皮膚癌
構成皮膚的細胞癌化所產生的。約占日本人罹癌人數的2%。據表示，日本人比歐美人有不易罹患皮膚癌的傾向。

卵巢癌
卵巢癌約占女性患癌人數的2.5%。雖然卵巢腫瘤大多為良性，但是也有少數會癌化。再者，乳癌遺傳基因也是會提高卵巢癌的發病率。在女性的一生中，每90位女性就會有１位可能得到卵巢癌。

前列腺癌（攝護腺癌）
罹患人數約與肺癌相同，大約７萬人。在男性的一生中，每11位男性就會有１位患上前列腺癌。前列腺癌大多進展較慢，因此很少成為直接死因。

惡性肉瘤癌
器官和骨頭之外的「軟組織」也會發生癌化。全身有肌肉和肌腱之處都可能發生，不過一年10萬人中只有３、４個案例，患者人數不多。

惡性淋巴瘤
惡性淋巴瘤是淋巴球（白血球的一種）癌化形成的惡性腫瘤。罹癌人數和死亡人數都約占整體癌症的3%。

胃癌
日本人罹患胃癌的人數非常多。每年每1000人中就有１人罹患胃癌。男性一生中約每9人有１人可能罹患胃癌，女性則為約18人有１人。每年死亡人數之多僅次於肺癌和大腸癌，約占全部癌症死亡的13%。

腎臟癌
腎臟癌可以分為腎細胞癌、腎盂癌（腎盂是連接尿道的部位）和輸尿管癌。腎細胞癌約占腎臟癌的７成左右，而腎臟癌約占全部癌症的2.5%。

大腸癌
日本人大多數的大腸癌是發生在乙型結腸和直腸。大腸癌的死亡人數約占全部癌死亡人數的13%。近年來，有逐漸增加的傾向，罹患人數已經超越了胃癌。此外，大腸癌也是女性死亡人數最多的癌症。

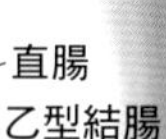

子宮癌
子宮癌可分為子宮內部癌化的「子宮體癌」和子宮入口附近癌化的「子宮頸癌」。據表示，女性在一生中每30人就有１人罹患。不過不管是子宮體癌或子宮頸癌，只要能早期發現，治癒成效相當高。建議20歲以上女性接受子宮頸癌篩選。

膀胱癌
以血尿為主要症狀。膀胱癌死亡人數約占全部癌症死亡人數的2%。每年約每6000人中就有１人罹患膀胱癌。男性罹患人數約是女性的3倍。

睪丸癌
睪丸癌非常少見，每年新發病例為每10萬人中約有１人。再者，睪丸癌多發於20世代後半～30世代的年輕族群。有的睪丸癌的發生與遺傳有關。

白血病（血癌）
大多是骨髓細胞癌化引起的，也稱為血癌。男性一生中約每100人就有會１人罹患白血病，女性則為約每150人有１人。

骨癌
骨癌是由構成骨骼的骨細胞發生癌化所產生的癌症。雖然其中也有像「骨肉瘤」（osteosarcoma）這種好發於兒童的惡性腫瘤，但是病例的絕對數非常少。

※：本地圖中的數值數據來源為日本國立癌症研究中心癌症資訊服務《癌症登錄 統計》中的資料。

另一方面，在以單獨個人為對象受檢的癌症檢查中，有時可以接受到在大規模篩檢（mass screening）中不被建議的檢查。在醫院，個人癌症檢查所進行的「伺機性篩檢」（opportunistic screening），這種癌症篩檢是針對已經出現症狀，亦即為了能對患者進行診斷所實施的檢查。但有時卻發生將這種方式當作癌症篩檢，應用在正常健康人身上的情形。當然這樣可能可以發現早期的癌症，但以正常健康人作為篩檢對象，真的有效嗎？目前仍然是個未知數。但過度診斷等一定會產生不利的影響，因此接受篩檢的人承受缺點的機率自然比較高。

例如，在伺機性篩檢中最有名的手法就是「正子斷層造影（PET）檢查」。正子斷層造影檢查是利用一種含有會釋放微量放射線原子的糖類來找出癌細胞的位置。這是因為癌細胞比其他細胞需要更多的糖分，所以只要追蹤放射線的來源，就可以調查出癌細胞的所在位置。但是目前尚未有研究結果報告顯示，健康的人接受正子斷層造影檢查，可以減少死亡率。

不過對於已經被診斷為癌症的患者來說，正子斷層造影檢查在調查癌細胞有無轉移、以及調查術後腫瘤大小變化等診斷上，是非常有效的手法。對於有出現症狀者的診斷手法，即使是有效的檢查方式，也並不意味著該種檢查方式一定會對以沒有症狀的「健康人」為對象的癌症篩檢有相同的效果。事實上，正子斷層造影對於早期癌的敏感度不高，因此作為篩檢工具而言，不能說是特別有效。

此外，也常聽聞如果罹患某些特定癌症，可透過調查血中濃度增加的物質（腫瘤標記）來發現早期癌的手法。目前為止，雖然發現了很多腫瘤標記（tumor marker），但有時候雖與癌症無關，也會形成高濃度的情形，所以目前幾乎很少透過調查腫瘤標記來判斷有無腫瘤（癌細胞）。再者，目前也沒有腫瘤標記作為癌症篩檢工具能降低死亡率的科學證據。腫瘤標記和正子斷層造影一樣，大多用於已經知道是罹癌患者的診斷之用。

實際上，前列腺癌的腫瘤標記「前列腺特異抗原」（PSA）可以發現早期前列腺癌，所以有時候也會被利用在伺機性篩檢的癌症篩檢上。但是前列腺癌大多不是導致直接死亡的原因，所以PSA檢查可能導致過度診斷增加。因此在以多數人為對象的大規模篩檢中並不被建議。

雖說如此，但其中也確實有透過像這類伺機性篩檢而實際發現癌症，進而受益的人。是否要採伺機性篩檢，都是個人自由，不過如果要接受篩檢時，最好還是選擇已經有研究證實具有科學有效性的篩檢手法。再者，在此之際，最好也能事先理解與建議的癌症篩檢相比，很可能承受的缺點機率會較高。

要開發出劃時代的篩檢手法相當困難

在發現早期癌症的篩檢手法開發上，經由許多研究者的努力，一直不斷在發展中。相信大家也常在各種報導中有看到或耳聞諸如「可能可以應用在早期癌症的發現上」等的論述。但是在這10年間，可以推薦的新型篩檢手法只有「胃內視鏡檢查」。那麼其他被期待的新篩檢手法又是如何呢？

實際上，被報導出來的研究大多是只能夠針對已經進行到某種程度之癌症患者的檢測靈敏度（detection sensitivity）進行確認。當報導中顯示例如「能以90%的機率辨識出癌症患者」時，常會讓人認為能以非常高的靈敏度發現癌症，但其實這幾乎無法可以直接成為對早期癌症的靈敏度。

像各種報導中的最尖端研究結果，如果要能成為被建議的癌症篩檢手法，就必須在以健康人為對象的癌症檢查時，調查其偵測早期癌的靈敏度程度以及不會誤判健康人為癌的特異度程度，並且還需要能證明它具有可降低死亡率的效果。要滿足這些所有的條件不只非常困難，在驗證上還需要花費很長的時間，因此新手法的開發一直難以實現。

如今，被稱為「癌症篩檢」的手法，除了在科學性根據上有不少差距外，也或多或少有缺點存在。在各種癌症資訊大量湧現的現在，如果能預先了解各種選項的意義，或許一旦需要時就能成為助力。

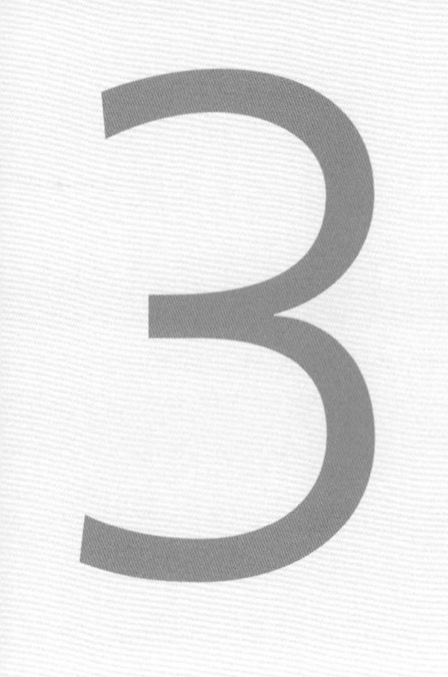

藉由檢查獲悉

癌症、糖尿病、心血管疾病等，檢查數值

監修　**高久史磨**　執筆　**北村 聖**

藉由身體健康檢查，能夠掌握癌症、糖尿病、自體免疫疾病等各種疾病的徵兆。在第3章中，我們將針對檢查所發現的疾病，就其致病原因、初期症狀以及現在的治療方法等加以解說。倘若能夠知道檢查數值與疾病的關聯性，那麼當檢查結果的數值是屬於「黃燈」時，就能儘早留意疾病的潛在風險。

的疾病

將提醒罹病的可能性，本章僅就其中的幾種疾病加以解說

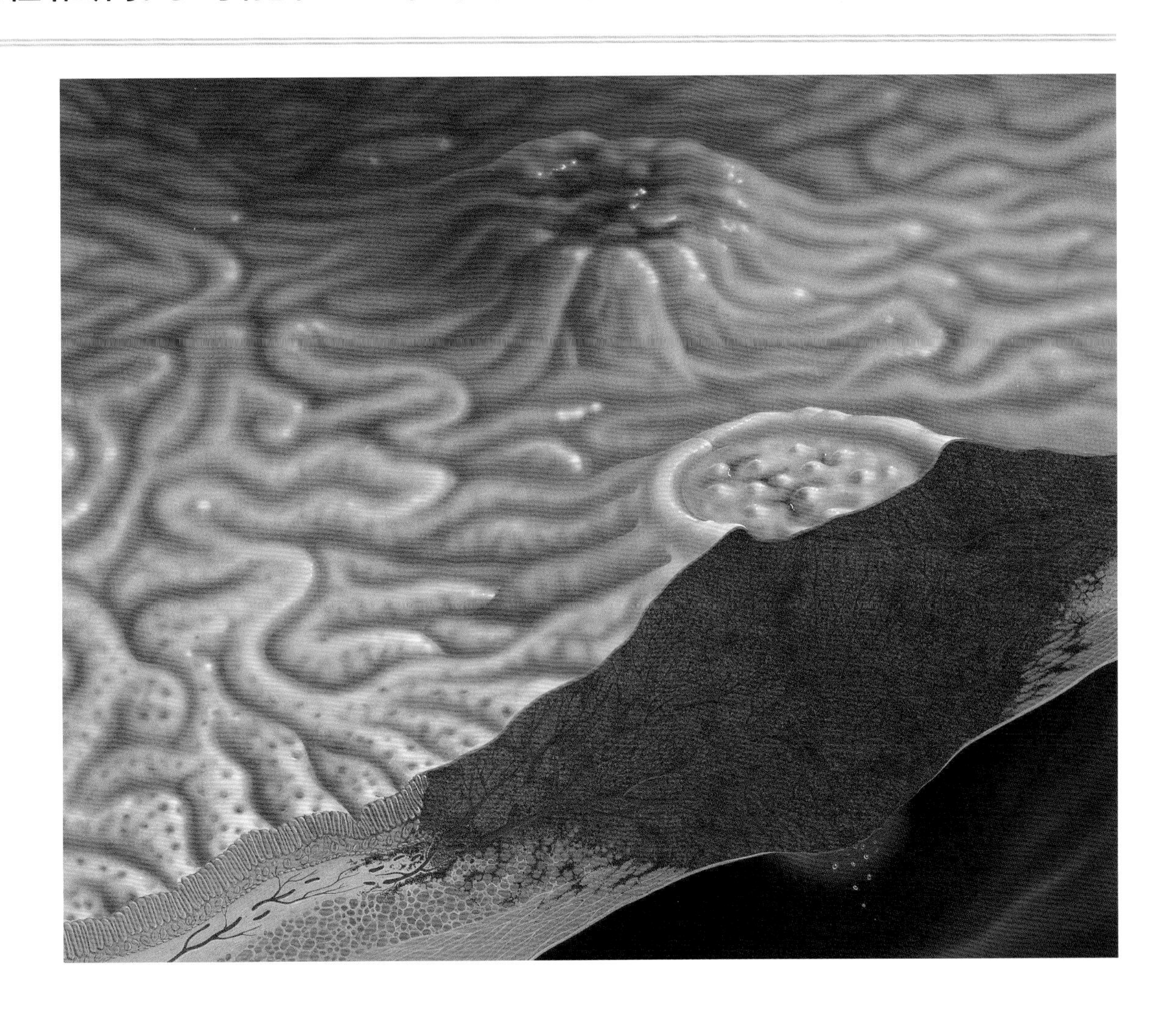

人體的機制與疾病

北村 聖

日本國際醫療福祉大學醫學部 醫學部長・教授
東京大學名譽教授

在第2章中，我們主要針對健康檢查所做的檢查項目到底檢查些什麼？當出現異常值時，可能罹患什麼樣的疾病進行解說。第3章中，將針對檢查數值出現異常時所可能罹患的疾病進一步詳細解說。在此之前，讓我們先來了解人體的結構和運作機制。藉此，當身體發生異常時，應該就比較容易了解究竟出現什麼樣的障礙。

我們人體是由呼吸系統、循環系統、消化系統、泌尿系統、神經系統、骨骼系統、肌肉系統、生殖系統等許多要素所構成。呼吸系統與循環系統將氧氣和養分運送到全身各處，以維持生命。消化系統和泌尿系統消化、吸收食物，將不要的老舊廢物排出體外。神經系統、骨骼系統、肌肉系統各有功能，或是視物、或思考、或支撐身體、或使身體運動等。藉由這些要素彼此協調運作、發揮功能，使我們能夠過著「像人」的生活。

那麼，就讓我們詳細來認識身體的各構成要素吧！

氣體交換的場所 —— 呼吸系統

呼吸系統（respiratory system）是掌管將氧氣從外界吸入體內，將二氧化碳排出之氣體交換的器官。從鼻腔、咽、喉、氣管、支氣管抵達肺部的空氣通道（氣道）與肺部就相當於呼吸系統。

呼吸系統為了從空氣中吸入氧氣，必須向外界開放。因此，經常暴露在大氣中之細菌、病毒等外敵和有毒物質的攻擊之下。為抵禦外敵和有害物質，會從鼻腔、支氣管黏膜分泌出分泌物，藉由打噴嚏或是咳嗽將異物排出，或是利用免疫作用攻擊外敵等，呼吸系統具備各式各樣的防禦機制。

當呼吸系統的狀態變差，會出現咳嗽、有痰、流鼻水、打噴嚏，甚至惡化到咯血、呼吸困難、發紺（陷入缺氧狀態，使皮膚、黏膜帶青色的徵狀）等各式各樣的病徵。若以疾病來說的話，可能會從感冒、感冒症候群等較輕的疾病，惡化到支氣管炎、氣喘、肺炎、肺癌等。

維持生命的管線 —— 循環系統

循環系統（circulatory system）是掌管將肺部所吸入的氧氣以及消化系統所吸收的營養素等運送到全身，並將來自體內各部分的老舊廢物予以收集的器官。將血液送出到全身的心臟和血管以及淋巴結、淋巴管等可以完成循環系統的功能。收集異物並運送的淋巴管在免疫功能方面，扮演不可或缺的角色。

當循環系統發生障礙時，往往會陷入呼吸困難、心律不整、發紺、休克等狀態。特別是若當事人有心臟方面疾病的話，若延遲治療，甚至有喪失性命之虞。

循環系統的狀態發生惡化，可能是從心臟送出來的血液量減少，也有可能是器官或者組織的血管出現異常。在可能危及生命的心血管疾病方面，有心肌梗塞（myocardial infarction）、急性心臟衰竭（acute heart failure）等。

心肌梗塞和急性心臟衰竭等，目前已知其背景為高血壓和動脈硬化。負責搬運物質的循環系統是維持生命所不可或缺的管線，如何保護該管線不因動脈硬化而堵塞、破裂是件非常重要的事情。

從食物攝取能量 —— 消化系統

生物若沒有來自外界的能量供應，生命功能就會停止。人類也必須攝取食物，利用能量來維持生命

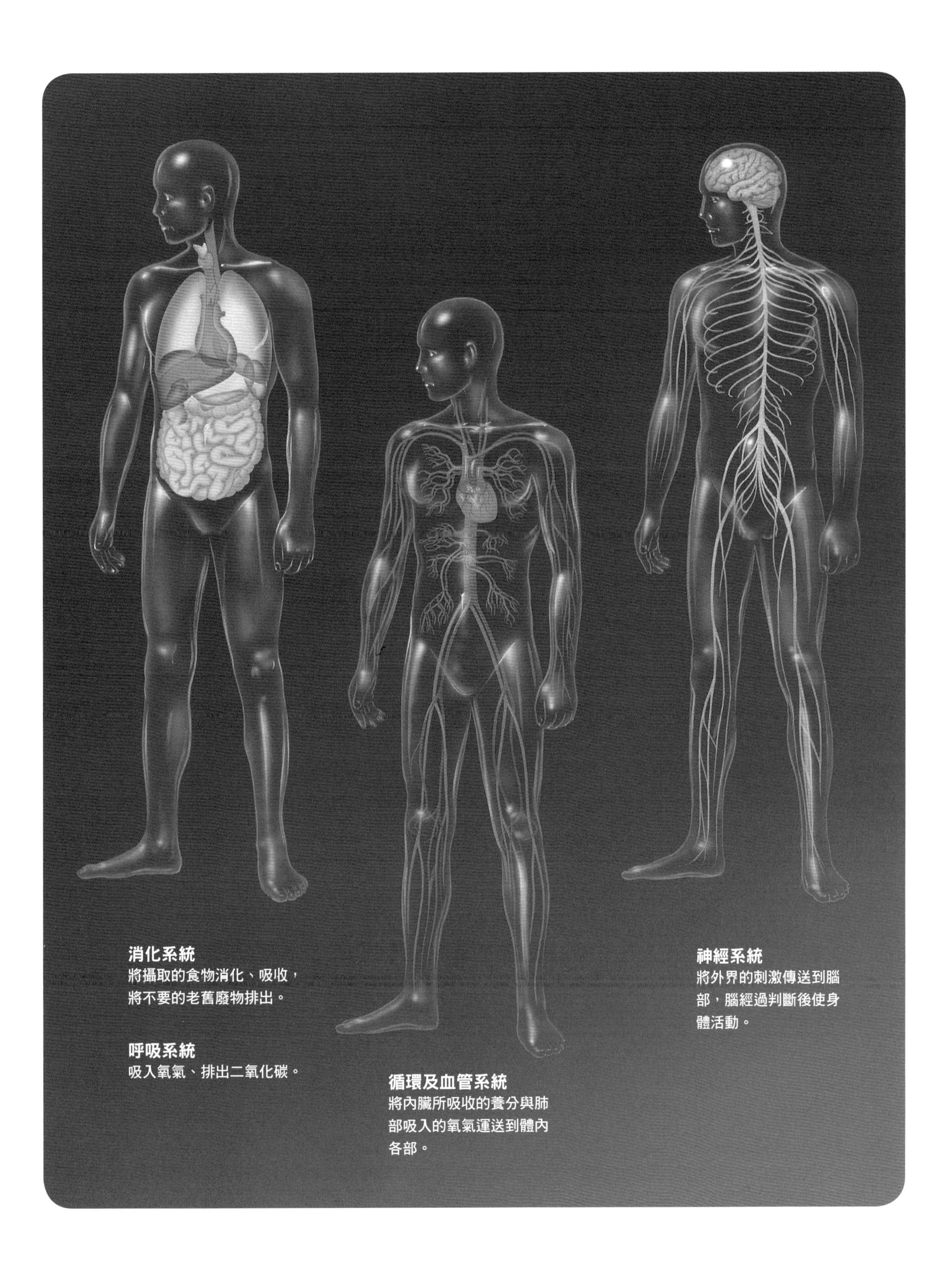
消化系統
將攝取的食物消化、吸收，
將不要的老舊廢物排出。
呼吸系統
吸入氧氣、排出二氧化碳。
循環及血管系統
將內臟所吸收的養分與肺
部吸入的氧氣運送到體內
各部。
神經系統
將外界的刺激傳送到腦
部，腦經過判斷後使身
體活動。

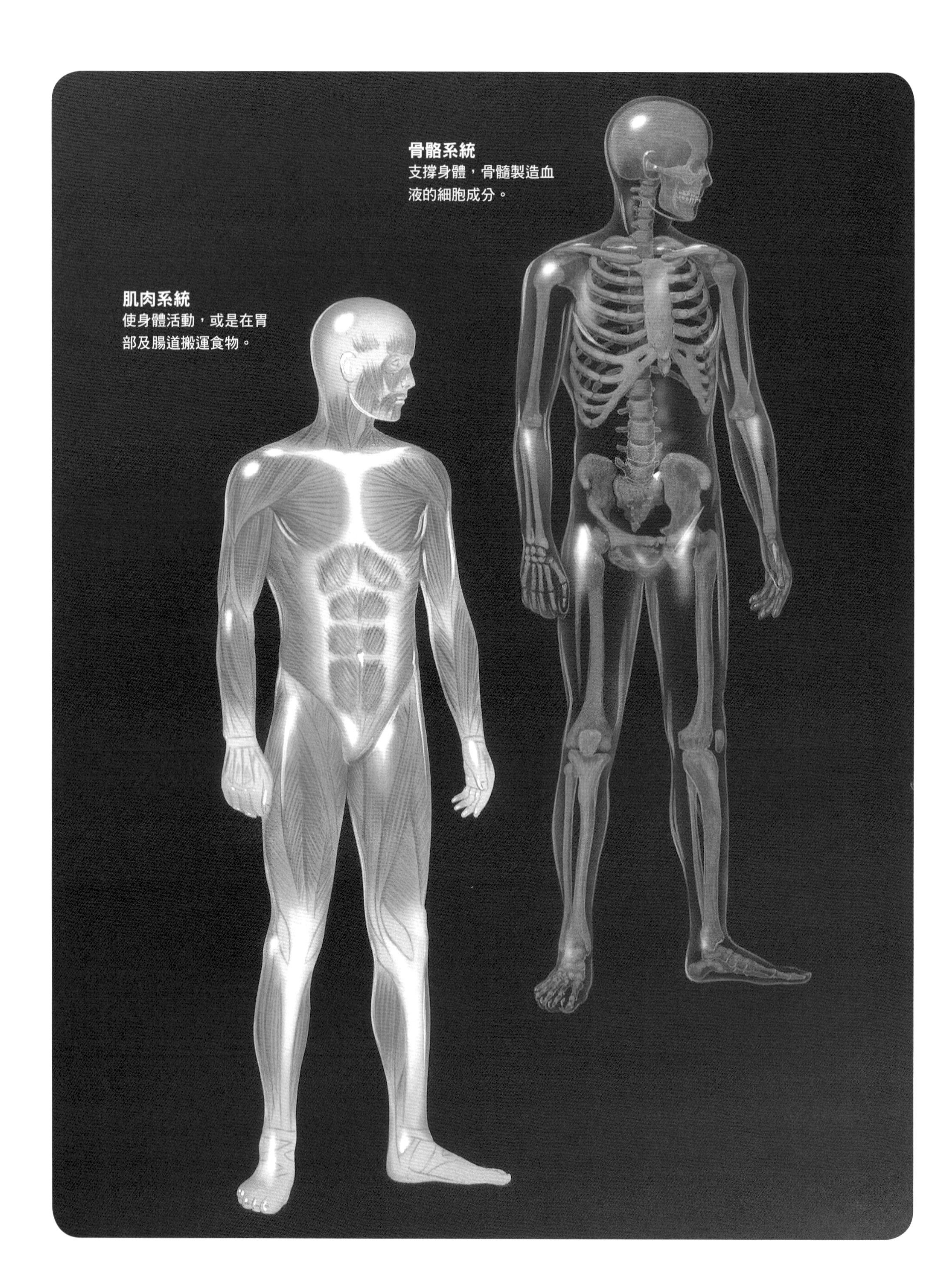
骨骼系統
支撐身體，骨髓製造血
液的細胞成分。
肌肉系統
使身體活動，或是在胃
部及腸道搬運食物。

活動，而負責從食物中攝取能量的就是消化系統（digestive system）。消化系統將生物賴以維生的食物分解、吸收，並且排出老舊廢物。

消化系統是指由從口到肛門的食物通道（消化管）以及製造消化酵素（也稱消化酶，digestive enzyme）分泌到消化管的胰臟、肝臟、膽囊等器官所組成。

消化系統發生異常時，除了會有腹痛、腹瀉、便祕等情況之外，甚至還會出現吐血、便血、胃灼痛、食慾不振、噁心、嘔吐等病徵。此外，因為食物無法消化、吸收，就會有營養不良的情況發生。

胰臟和肝臟除了製造消化酵素外，還具有其他重要功能。肝臟合成養分，應身體所需貯存、供應。再者，肝臟還有解毒有害物質的功能。

由於肝臟具有合成養分（蛋白質）的功能，因此當肝臟狀態變差時，就會導致營養不良。另外，肝臟還會製造膽汁，經由膽管注入至十二指腸。一旦膽管出現問題，因為膽汁無法順暢排出，就會引發黃疸。

胰臟除了具有分泌消化酵素的功能外，也會分泌名為胰島素（insulin）、升糖素（glucagon）的荷爾蒙，具有調節血糖的功能。當胰臟的狀態變差無法分泌胰島素時，血液中的糖分居高不下，也會罹患糖尿病。

消化系統的疾病，包括各器官的發炎、潰瘍、癌症，甚至還會有膽結石。

維持體內環境恆定 —— 泌尿系統

泌尿系統是將體內食物中所不需要的物質，以尿的形式排出體外。是由形成尿液的腎臟、將尿輸送到膀胱的輸尿管、貯存尿液的膀胱、將膀胱所貯存的尿液排出體外的尿道所構成。

腎臟將老舊廢物、體內多餘的水分或是排出，或是再吸收，以進行滲透壓的調節、血液的淨化。隨時保持身體內部環境的恆定是腎臟最重要的功能。

因慢性腎炎（chronic nephritis）、腎衰竭（renal failure）等導致腎臟原本的功能——血液的淨化作用不能充分，最終可能罹患尿毒症（uremia）而有性命之虞。因此，若演變成慢性腎炎、腎衰竭時，就必須採取人工透析來治療。

當包括腎臟在內的泌尿系統狀態惡化時，會出現血尿、蛋白尿、尿量異常等尿方面的異常。再者，也可能導致高血壓。

關於泌尿系統方面的疾病包括了：腎病症候群（nephrotic syndrome）、腎盂腎炎（pyelonephritis）、膀胱炎、尿道炎、腎衰竭、腎與輸尿管及膀胱的結石、癌症等。

接收外界訊息以採取適當行動 —— 神經系統、骨骼、肌肉

動物接收到來自外界的刺激時，之所以能夠根據這些刺激進行判斷，而採取適當的行動，乃是因為擁有神經系統的緣故。神經系統中，以腦部功能尤為重要。再者，神經系統也調節全身功能，包括：心臟搏動、呼吸、消化吸收、排泄等等。

因此，當腦和神經受到障礙時，可能會出現無法言語、不能理解別人所說的話、身體無法活動、無法辨識眼前的物體是什麼、無法調節心跳、呼吸等身體功能的各種症狀，嚴重時甚至還會危及性命。

走路、跑步、跳躍、抓握時，當然需要腦部發揮功能。此外，支撐身體的骨骼和使身體活動的肌肉都扮演重要角色。

骨骼除了支撐身體之外，像是顱骨、肋骨等能保護器官、骨髓具有製造紅血球、白血球等血液細胞成分的功能。

另一方面，肌肉除能活動身體外，胃部和腸道的肌肉會搬運食物，而心肌則能將血液輸送到全身各處。再者，肌肉還具有將脂肪、糖分轉換成能量以維持體溫的功能。

當骨骼、肌肉發生障礙時，動物最基本的功能，亦即讓身體自由活動的能力喪失，再加上倘若讓心肌、使肺部膨脹的橫膈膜以及內臟肌肉遭受威脅的話，將會陷入更危及的狀態。

儘早獲知複雜的身體有無異常

我們的生命憑藉呼吸系統、循環系統、消化系統、泌尿系統、神經系統、骨骼、肌肉等各種要素發揮適當功能而得以維繫。而能夠儘早獲知其是否異常的就是身體健康檢查。

胰臟中的胰島細胞（islets of Langerhans）會分泌胰島素（荷爾蒙）。因為胰島素的分泌變差，或是體細胞無法對胰島素有立即反應（敏感度降低），而引發的疾病就是糖尿病。

胰島素的功能是降低血糖。胰島素具有將飲食中所攝取的醣類貯存在肌肉和肝臟的功能。當生物處於沒有進食的饑餓狀態，就會從肌肉與肝臟動員醣類，維持自己的生命。當胰島素沒有分泌時，就會處於一直使用糖分的狀態。也會從肌肉、肝臟動員，提升醣類代謝（carbohydrate metabolism），提高血糖值。

第二型糖尿病約占90%

糖尿病分為二種類型，一種是胰島的胰島素分泌細胞逐漸遭受到破壞，胰島素異常不足的類型，此稱為「第一型糖尿病」（胰島素依賴型糖尿病）。第一型糖尿病多在兒童和青少年時期發病，因此也稱為「青少年糖尿病」。與歐美人相較，台灣和日本這類型的患者較少，約占糖尿病患者的5％以下。

另一類型是40歲以上的成年人罹患的「第二型糖尿病」（非胰島素依賴型糖尿病），約占糖尿病患者數的90%。一般認為大多是因為多種遺傳性因素，再加上環境跟年齡增長的關係。肥胖、高脂肪的飲食、壓力、運動不足等各式各樣的環境因子以及後天性因子是第二型糖尿病發病與惡化的原因。而一般所說的生活習慣病係指第二型糖尿病。

糖尿病的三大併發症

糖尿病的病徵有三多：多渴、多喝、多尿以及體重減輕等，嚴重時還可能陷入昏迷狀態。倘若長期不採取治療措施的話，就會出現各種併發症。其中，糖尿病視網膜病變（diabetic retinopathy）、糖尿病腎病變（diabetic kidney disease, DKD）、糖尿病神經病變（diabetic neuropathy）被稱為糖尿病三大併發症。

糖尿病視網膜病變是眼底的血管出現變化，引發視力障礙、視力低下的疾病。因為眼睛的角膜、水晶體和與光學相關的結構並無問題，因此無法藉由配戴眼鏡或隱形眼鏡來矯正。在第一型糖尿病患者中有80%會出現該疾病，而糖尿病視網膜病變也是導致成人失明的第二名疾病。

糖尿病腎病變是腎臟內部負責過濾尿液的裝置「腎絲球」（renal glomerulus）因糖尿病而發生特異性變化，出現了蛋白尿、腎功能低下的疾病。倘若置之不理，大多數情況會在數年內惡化成腎功能衰竭，導致尿毒症。目前，在台灣進行人工透析（取代腎臟功能的治療法）的患者中，最多的原因就是因為糖尿病。

糖尿病神經病變是末梢神經的溫度感覺等知覺發生障礙的疾病。患者即使碰觸到炙熱的物體也沒有感覺，也很容易因為燒傷而罹患感染症或是化膿。

除了這三大併發症外，還有腳趾等發生組織壞死、腐爛的糖尿病壞疽（糖尿病足）以及糖尿病昏迷等。

糖尿病的檢查與診斷

在糖尿病的診斷方面，早餐前空腹時的血糖值非常重要。正常值在110以下，當超過126以上

糖尿病的種類及其特徵

第一型糖尿病	第二型糖尿病
●多在15歲以下（兒童和青少年時期）發病。 ●可見到容易口渴、多喝、頻尿、不明原因的體重減輕等典型病徵。 ●具遺傳性因素（與第二型糖尿病相較，遺傳傾向少）。 ●在發病前、發病時並不顯肥胖。 ●發病大多屬突發狀況。 ●胰島素的分泌極端降低。 ●治療時，注射胰島素是不可或缺的方法。	●發病年齡一般都在中年以後。隨著飲食生活的日益歐美化，台灣的年輕人和兒童罹患第二型糖尿病的人數增加。 ●受遺傳的影響大。 ●發病前及發病時有80%可觀察到肥胖現象。 ●發病的進程緩慢。 ●胰島素的分泌極端低下，產生胰島素抗性。 ●治療時，以飲食療法和運動療法為中心。 ●占總糖尿病人數的90%。

時就判斷是糖尿病。

在血液檢查中，尚未判定為糖尿病，僅是胰島素分泌略為變差時，就會先喝下葡萄糖（甘甜果汁），經過30分鐘後再行抽血，進行測量血糖值的口服葡萄糖耐量試驗（oral glucose tolerance test，OGTT）。然後根據型態（pattern）區分是糖尿病型、臨界型，還是正常型。若是臨界型的話，雖無立即治療的必要，不過還是要進行飲食療法為妥。

此外，紅血球中有由血紅蛋白與糖結合而成，名為糖化血紅素（也稱糖化血紅蛋白，英文：hemoglobin A1c）的物質，只要調查糖化血紅素占全血紅蛋白中的百分比（%），就能了解最近約1個月的平均血糖水平。

糖尿病的治療雖以運動和飲食療法為中心，不過有時還會加上降血糖藥物。倘若糖尿病狀況非常嚴重時，若是第一型糖尿病的話，還必須注射胰島素。糖尿病的治療應以控制病情為目標，目前尚無法完全根治。

糖尿病臨床診斷的方法

●根據空腹時之血糖值與75g口服葡萄糖耐量試驗（OGTT）2小時值的判定基準（靜脈血漿糖值、mg/dL）

	正常範圍	糖尿病範圍
空腹時的血糖值	110 mg/dL未達	126 mg/dL以上
口服葡萄糖耐量試驗2小時值	140 mg/dL未達	200 mg/dL以上
判定	上述兩者皆視為正常型。	上述兩者皆視為糖尿病型。
	既不屬於正常型也不屬於糖尿病型者視為臨界型。	

又，隨機血糖值在200mg/dL以上者，亦視為糖尿病型。即使是正常型，若1小時值在180mg/dL以上的話，與未達180mg/dL者相較，惡化為糖尿病的風險高，因此必須以臨界型來處理（經過觀察等）。

●糖尿病學會的糖尿病診斷基準

臨床診斷：

1. 空腹時的血糖值在126 mg/dL以上，75gOGTT 2小時值在200 mg/dL以上，隨機血糖值在200 mg/dL以上，只要有其中一項（靜脈血漿糖值）在他日所進行的檢查中確認出現2次以上，最好就將之診斷為糖尿病（不過，必須確認是在無壓力狀態下的高血糖）。即使超過這些基準值，若僅是1次檢查的結果，稱為糖尿病型。
2. 顯示為糖尿病型，並且滿足下列各條件中的其中一項時，即使僅是1次的檢查，亦可診斷為糖尿病。
   （1）有糖尿病的典型病徵（口渴、多飲、多尿、體重減輕）。
   （2）糖化血紅素在6.5%以上。
   （3）確實可觀察到糖尿病視網膜病變。
3. 在過去曾經滿足上述的1.或是2.，並且在病歷中得到確認，就應當診斷為糖尿病，或以疑似糖尿病來對應。
4. 在根據以上條件而難以判定是否為糖尿病的情況下，追蹤患者，過一段時間再檢查。
5. 針對各患者，應將成因與症態併計。

流行病學調查：在以推估糖尿病頻率為目的的場合，僅是1次檢查所做的「糖尿病型」判定，亦可改解讀成「糖尿病」。

健康檢查：如何防止看漏了糖尿病至關重要。篩選時，不僅以血糖值為指標，並需參考家族病史、肥胖等臨床資訊。

*第1次與第2次的檢查方法不一定要相同。倘若第1次的判定是「隨機血糖值在200 mg/dL以上」的話，第2次檢查最好使用不同的方法。第1次檢查的空腹血糖值若是100～109 mg/dL的話，第2次最好能進行口服葡萄糖耐量試驗。再檢查時，原則上糖化血紅素和血糖值二者皆需測定。

若想**更進一步**了解更多，請參考以下網站。

中華民國內分泌暨糖尿病學會
http://www.endo-dm.org.tw
社團法人中華民國糖尿病衛教學會
https://www.tade.org.tw

異常血脂症 攸關性命之疾病危險因子

血液中含有膽固醇（cholesterol）、中性脂肪（三酸甘油酯）、磷脂質（phosphatide）等脂質。當這些脂質中的其中一種增加，所含濃度比正常狀態還要高的狀態稱為異常血脂症（dyslipidemia）。

具體來說，中性脂肪在150以上，LDL-膽固醇在140以上，HDL-膽固醇未達40，只要有其中一項就會被診斷為異常血脂症。它們被視為攸關性命之疾病──心絞痛、心肌梗塞、腦血管障礙等危險因子而受到相當的關注。

此外，也有因為肝臟和腎臟方面的疾病、糖尿病、甲狀腺功能低下症（hypothyroidism）等其他疾病所導致的異常血脂症。雖然掌握是否有異常血脂症非常重要，但是異常血脂症並無特別的自覺症狀。

膽固醇增加的原因為何？

飲食過量、過度攝取動物性脂肪、運動不足、肥胖等導致膽固醇增加。又，過度攝取醣類、過度飲酒、飲食過量、運動不足等也會使中性脂肪增加。

體內膽固醇大約有80%是肝臟製造的，只有約20%是藉由飲食攝取的。飲食中所攝取的脂肪被小腸吸收，貯存在肝臟。被貯存的膽固醇以膽汁酸（bile acid）的形式分泌到十二指腸，也是細胞膜和荷爾蒙的原料被運送到體內各處。

被當成細胞膜和荷爾蒙之原料的膽固醇，被稱為「LDL（低密度脂蛋白）-膽固醇」。LDL也被稱為「壞膽固醇」，是動脈硬化的主因。

如果是健康的人，其細胞內多餘的LDL會藉由「HDL（高密度脂蛋白）-膽固醇」而被肝臟所回收，就不會演變成異常血脂症或動脈硬化。血液中的總膽固醇，LDL約占３分之２，因此當膽固醇的總量多時，一般會認為LDL也多。

異常血脂症的治療及診斷

LDL與HDL之所以失衡，主要是因為飲食中攝取了大量的膽固醇。

治療時，首先應著重於飲食療法。限制食用含膽固醇的食物，大量攝取會阻礙膽固醇吸收的纖維素，避免過度的肥胖。運動療法對於中性脂肪的減少也是具有效果，而使用藥劑的治療也極為有效。

血管的疾病

動脈硬化	動脈管壁變硬，失去彈性之病變的統稱。大多發生在高齡者身上。隨著動脈硬化的日趨嚴重，可能會引發心絞痛、心肌梗塞、腦出血、腦梗塞等併發症。異常血脂症、抽菸、高血壓是三大危險因子。此外，運動不足、肥胖、糖尿病也都是誘因。
剝離性動脈瘤	血管（動脈）壁不只一層，而是有多層。剝離性主動脈瘤（dissection aortic aneurysm）是血液流入第１層和第２層之間，而呈現剝離狀態的疾病。當血管壁變得更薄，動脈瘤在外側破裂時，會有致命性的過程。診斷必須根據病徵和CT檢查及胸部大動脈血管造影，血液檢查並非有效的方法。治療手段採用外科治療。
血栓閉塞性脈管炎（Bürger病）	不明原因的腳部血管閉塞。多發於青壯年男性，且有吸菸史。腳部肌肉從血液中獲取氧氣，當氧氣不足時，就會舉步維艱。經過一小段時間，又能夠走路了。藉由手術移植血管予以治療。

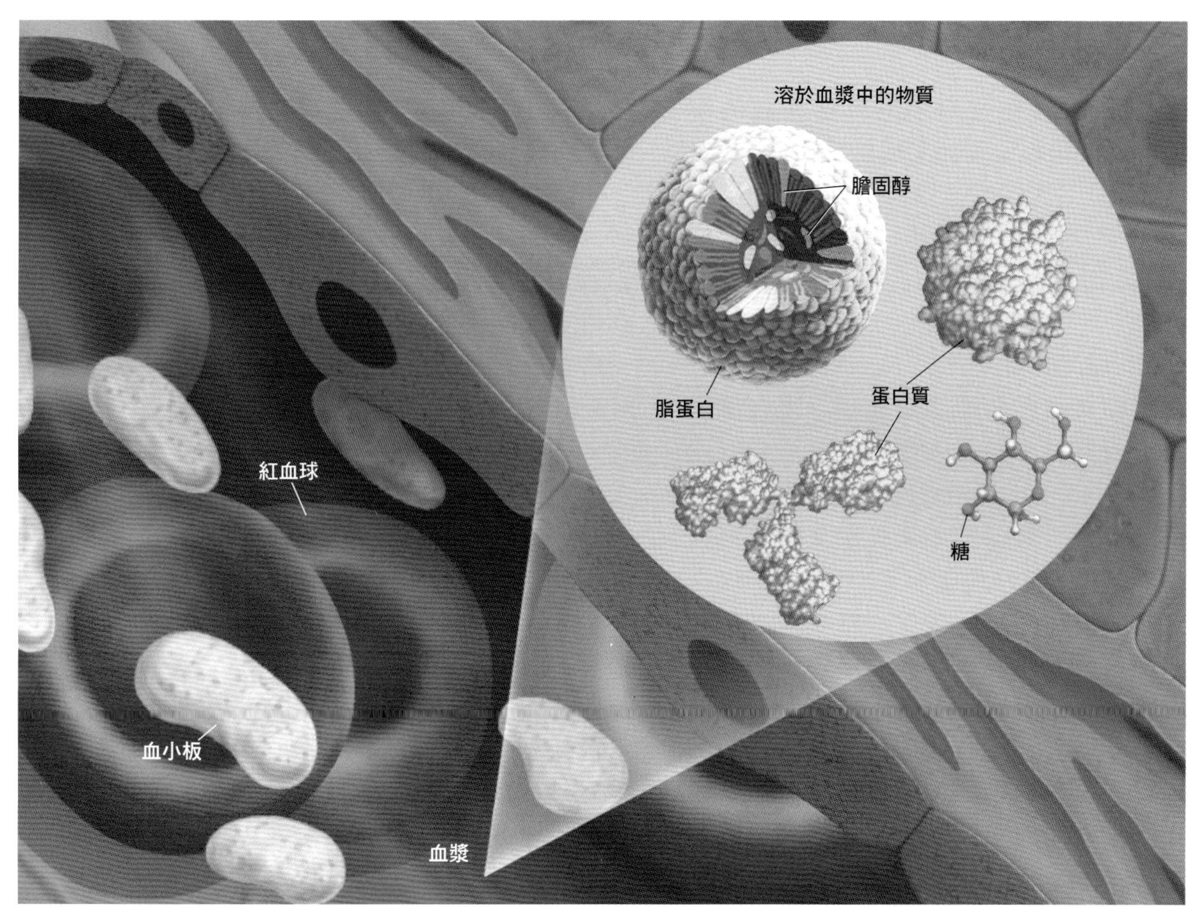

在血液的液體成分「血漿」中，除了有抗體、酵素等蛋白質外，也包含膽固醇等脂質。所含脂質的濃度高於正常值的狀態稱為「異常血脂症」。

治療方針之原則	管理區分	脂質管理目標值區分（mg/dL）			
		LDL-膽固醇	非 HDL-膽固醇	中性脂肪	HDL-膽固醇
初級預防 首先，改善生活習慣，然後考慮進行適當的藥物治療。	低風險	未達 160	未達 190	150 未達	40 以上
	中風險	未達 140	未達 170		
	高風險	未達 120	未達 150		
次級預防 隨著生活習慣的改善，考慮藥物治療。	冠狀動脈疾病之回溯	未達 100 （未達 70）※	未達 130 （未達 100）※		

※：家族性高膽固醇血症（familial hypercholesterolemia）、急性冠狀動脈綜合症（Acute Coronary Syndrome，ACS）時考慮。除了有糖尿病外，還有其他高風險的病態（非心因性腦梗塞、末梢動脈疾病、慢性腎臟病、代謝症候群、主要危險因子重疊、吸菸）併發時，以此為準。

若想**更進一步**了解更多，請參考以下網站。

中華民國血脂及動脈硬化學會
http://www.tas.org.tw

台灣動脈硬化暨血管病醫學會
http://www.tsavd.org.tw

高血壓 矯正生活習慣是治療的首要工作

對現代人而言，高血壓應該是耳熟能詳的疾病。根據世界衛生組織對高血壓所做的定義：「收縮壓（最高血壓）在140毫米汞柱（140mmHg）以上，或是舒張壓（最低血壓）在90毫米汞柱（90mmHg）以上」。

測量剛起床時的血壓

不管是在醫院或診所皆能測量血壓，現在家用的血壓計也普及開來，任何人都能在家裡自行測量血壓。

自己測量血壓時，有二點必須特別注意。第一點是在一天中，每人的血壓都有10～20mmHg左右的變化。各位必須理解：僅是心情起伏，都會影響到血壓，而剛起床時的血壓與活動後的血壓會有很大的差異。

第二點是基本上會測量剛起床時以及活動前的血壓，以判斷血壓的高低。這是一天中血壓比較低的時候。

若只是血壓高一點，基本上不會發生什麼危險。必須立即讓血壓降下來的，就是血壓超過前面提到的高血壓基準值者。舉例來說，當收縮壓超過180～200mmHg以上時，有可能會昏倒或是失去意識。若僅是暫時性的最高血壓來到160mmHg，則無立即治療的必要。

高血壓也被稱為「沉默的殺手」。有高血壓的人動脈硬化也在進行中，將來罹患心絞痛、心肌梗塞或是腦梗塞、腦出血的危險性非常高。

雖然沒有立即降低血壓等短期性控制的必要，但是必須以10年、20年為單位進行控制。

治療的首要工作是必須注意生活習慣，特別是飲食生活

高血壓治療的首要工作就是矯正生活習慣，特別是飲食生活，注意不要攝取過多鹽分。另外，適度的運動、避免過度肥胖也很重要，最好能夠戒菸。

除了生活習慣的改善之外，還可以搭配服用降血壓藥的治療。採取組合使用各種降血壓藥的方法，將血壓控制在更好的狀態。

有超過90%以上的高血壓是不明原因

根據診斷，有9成以上的高血壓是不明原因的「原發性（本態性）高血壓」（primary hypertension或essential hypertension），該診斷排除了「續發性高血壓」（secondary hypertension）。

所謂續發性高血壓就是可以找到導致血壓升高的原因，例如：腎臟疾病導致的「腎性高血壓」（renal hypertension）、內分泌異常的「內分泌性高血壓」（endocrine hypertension）等。原發性高血壓患者大多數是35歲以上，而續發性高血壓患者的年紀比較輕。

高血壓的疾病

原發性高血壓	不明病因的高血壓。成人中有20%罹患高血壓，其中有90%以上被診斷為原發性高血壓。相關研究認為年齡增長、基因異常、環境因子以及食鹽攝取量過多等多項要素有各種程度的相關。由於沒有特徵性症狀，因此大多是藉由健康檢查等發現。
腎性高血壓	因腎臟所引起的高血壓，可分為腎實質性和腎血管性二大類。腎實質性高血壓是因為各種因素導致腎功能發生障礙，鈉排泄障礙使得體液量增加。腎血管性高血壓是腎動脈變窄，導致出現腎臟缺血性障礙。當流入腎臟的血液量少或是出現腎臟障礙時，腎臟會分泌出提高血壓的「升壓物質」使血壓升高。必須進行腎臟或是流入腎臟之血管的治療。
內分泌性高血壓	大多數原因是腎上腺（位在腎臟上方的1對內分泌腺體，由皮質和髓質所構成，分泌出各種荷爾蒙）等內分泌腺體的良性腫瘤所造成。以外科手術將腫瘤摘除，進行治療。

在診斷血壓之際，首先必須確認不是腎性高血壓、內分泌性高血壓等續發性高血壓，然後才開始進行治療，這一點非常重要，須留意。

以水柱測量血壓

血壓測量單位是「mmHg」（毫米汞柱），表示可以將汞柱（水銀柱）壓升多少高度。換算成水的話，100mmHg的血壓係指會將水柱壓升1.3公尺高的壓力。

水 1.3m

水銀 100mm

鹽分使血壓升高

1. 攝取鹽分，血中的鈉濃度提高。

鹽（NaCl）

2. 為了稀釋鹽濃度會補充水，因此血液量增加。於是，血管內的壓力升高。

高血壓是「沉默的殺手」

當身體一直處於高血壓的狀態時，可能會提高血管因被堵住而破裂（左下），或是心臟肌肉變肥大，引發心臟衰竭（右下）的危險性。高血壓在進程中並無自覺症狀，因此也被稱為「沉默的殺手」。

1. 高血壓導致血管內部出現小傷口。為了醫治該傷口，白血球聚集，將血管堵住了。

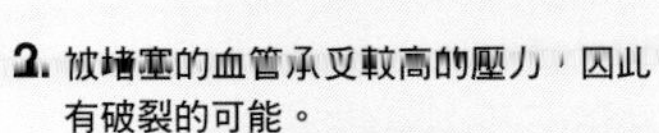

白血球

2. 被堵塞的血管承受較高的壓力，因此有破裂的可能。

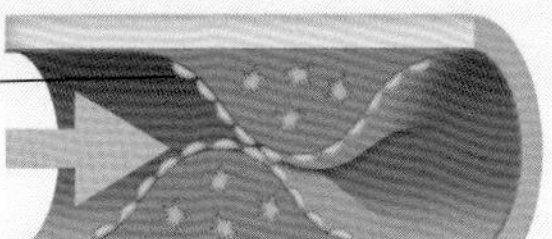

血小板（凝血因子堵住傷口）

1. 因產生較高的血壓，導致將血液推擠至全身各處的心肌（紅色箭頭）承受較大的負擔，於是逐漸增厚。

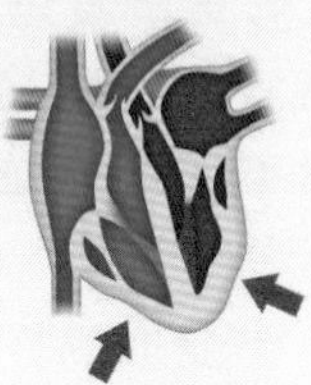

2. 肌肉變厚，以致愈來愈沒彈性，引發動作不良（心臟衰竭）。

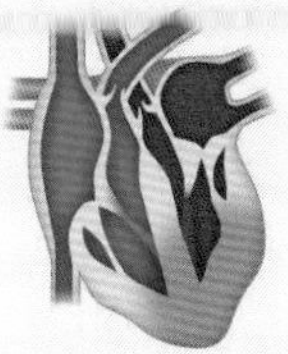

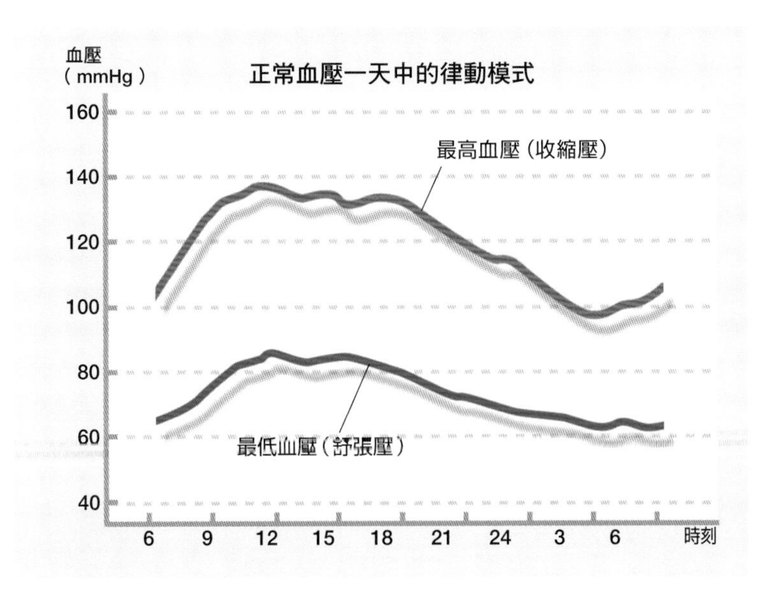

正常的血壓是晚上睡覺時低，隨著清晨起床開始活動而逐步上升，中午時候達到最高。而高血壓的人這樣的節律是紊亂的，可能早上就突然上升，或是晚上血壓不會降下來。

在家中測量血壓時，必須每天都在固定的時間測量。一般建議是在早上起床排尿後，吃早餐前測量血壓。

若想**更進一步**了解更多，請參考以下網站。

社團法人台灣高血壓學會
http://www.ths.org.tw

中華民國防高血壓協會
http://hypertension.org.tw

自體免疫疾病 以青春期至更年期前的女性為多

免疫具有能夠排除來自外界之細菌以及病毒的功能。但是，當免疫出現某些異常狀況時，就會將自己的身體與組織視為異物，於是形成「自體抗體」（autoantibody）和「淋巴球」（lymphocyte）轉而攻擊自己的身體，這就是「自體免疫疾病」（autoimmune disease，縮寫為AID）。

隨著各式各樣的研究推展，針對各種疾病，研究者會調查是否有免疫異常的情況發生。同時，無法歸類為自體免疫疾病的其他不明原因的疾病，研究者認為有一部分也可能是自體免疫機制出現問題。

一般而言，免疫異常可藉由測量免疫球蛋白（抗體，有IgG、IgM、IgA等數種，存在於血液等體液中）的量，淋巴球中的T細胞、B細胞的數量和比例，或者是T細胞中的CD4陽性細胞與CD8陽性細胞的數量和平衡來獲知。再者，因為只有自體免疫疾病的患者才能檢驗出會攻擊自己身體的抗體，因此只要發現這種抗體就能診斷是罹患自體免疫疾病。

類風溼性關節炎也是自體抗體的疾病

代表性的自體免疫疾病就是類風溼性關節炎（rheumatoid arthritis，縮寫為RA），這是一種對自己的免疫球蛋白產生抗體的疾病，即使對自己的關節和軟骨也會發揮免疫作用而進行攻擊，導致關節和軟骨遭受損傷。患者中，有的關節變形，疼痛難當。

這種疾病多發於從青春期到更年期前的女性，在台灣估計大約有10萬人患有此病。

類風溼性關節炎的診斷主要是利用X光，至於血液檢查則是偵測類風溼因子（有70～80%的患者可以發現自體抗體）以及血清與滑膜組織中MMP-3（血清基質金屬蛋白酶3）的上升。雖然目前有幾個利用血液調查免疫異常的方法，但是尚未有最佳的決定性方法。

難治之症，全身性紅斑狼瘡

自體免疫疾病中的全身性紅斑狼瘡（systemic lupus erythematosus，縮寫為SLE）是難治之症的其中一個代表疾病。這是因為對自己細胞核的DNA（去氧核糖核酸）、RNA（核糖核酸）發生免疫反應，身體細胞遭受攻擊的疾病。就病徵來說，有皮膚紅斑、腎臟障礙等。

檢查方面，主要特徵是抗核抗體（antinuclear antibody）反應呈現陽性。該疾病過去被認為

《《《《《 自體免疫疾病 》》》》》

類風溼性關節炎	全身各處的關節（手、指頭、膝、腳等）腫脹，只要活動或是按壓就會痛。早上起來會有僵硬的感覺。女性（20歲前與更年期）的發病例約為男性的3倍。目前仍不清楚病因。
全身性紅斑狼瘡	關節、皮膚、呼吸系統、腎臟、視網膜、神經等，引發全身多處器官發炎的疾病。出現發熱、顏面潮紅發疹、關節疼痛等各種病徵。病因為遺傳性、病毒感染、免疫異常。
乾燥症候群	眼、口出現病徵的乾燥症候群。全身性的自體免疫疾病，好發於40～60歲世代的女性，病因不明。主要病徵為眼球及口腔的乾燥症。治療方面，除了針對乾燥症的對症療法（人工淚液、人口唾液）外，還有投與類固醇等。
全身性硬化症（硬皮症）	皮膚從指尖開始慢慢變硬的疾病，好發於中年女性。抽血檢查在抗核抗體，如抗Scl-70抗體和抗中心節抗體（anti-centromere antibody）等抗核抗體呈陽性反應。
過敏症（花粉症等）	因為要對抗來自外界的異物，因此在身體所具備的免疫反應中，特別是呈現出病理現象者（請參考右頁插圖）。

是相當難治療的一種疾病，但是現在採用類固醇（steroid）療法已經可以長期控制了。

其他的自體免疫疾病

其他的自體免疫疾病還有：不會分泌淚和唾液的「乾燥症候群」（Sjögren's syndrome）、皮膚會變硬的「全身性硬化症」（systemic sclerosis）、引發肌肉組織發炎的「多發性肌炎」（polymyositis）、引發末梢神經發炎的「Guillain-Barré二氏症候群」（Guillain-Barré syndrome）、血小板減少的「特發性血小板減少性紫癜」（idiopathic thrombocytopenic purpura）、使紅血球溶血的「自體免疫性溶血性貧血」（autoimmune hemolytic anemia）等。

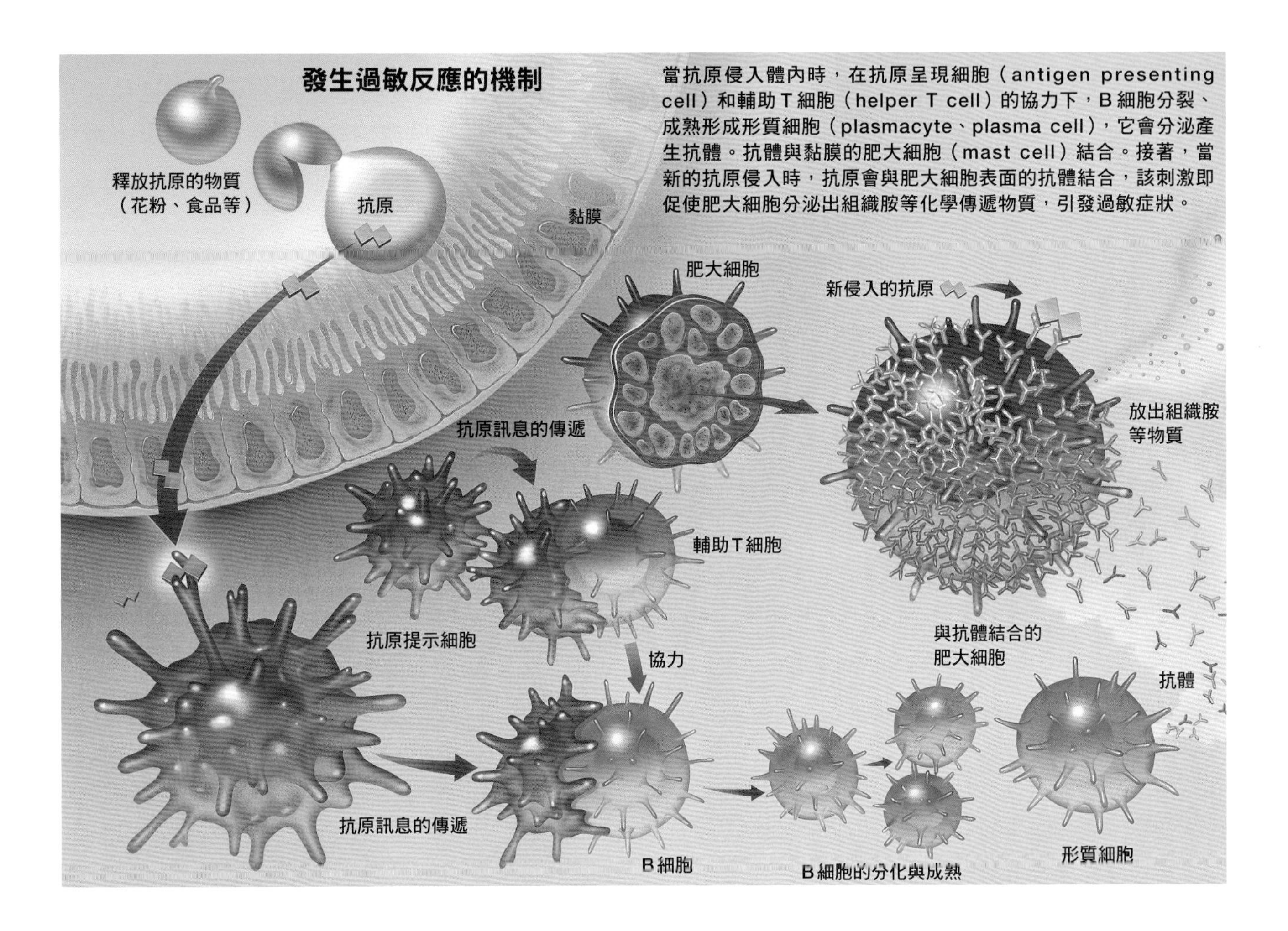

若想**更進一步**了解更多，請參考以下網站。

中華民國免疫學會
http://www.immunology.org.tw

台灣兒童過敏氣喘免疫及風溼病醫學會
http://www.air.org.tw

台灣過敏氣喘暨臨床免疫醫學會
https://www.taaaci.org.tw

社團法人中華民國風溼病醫學會
http://www.rheumatology.org.tw

癌症 診斷時最重要的是自覺症狀

腫瘤分為良性腫瘤和惡性腫瘤，惡性腫瘤就是我們所說的癌症。

不過，從病理學的角度來看，惡性腫瘤中源自內胚層（endoderm）者，狹義稱為「癌」或是「癌瘤」，源自中胚層及外胚層者稱為「肉瘤」。

癌症占十大死因的第一名，在50～79歲的年齡層中，約有一半的人死亡原因都是癌症。根據衛生福利部的統計，107年癌症死亡人數為4萬8,784人，占所有死亡人數的28.2%，根據發生部位來區分的話，死亡率最高的，男性依序為肺癌、肝癌、結腸與直腸和肛門癌、口腔癌、食道癌；女性為肺癌、肝癌、結腸與直腸和肛門癌、胰臟癌。過去死亡率一直居高不下的胃癌和子宮癌有減少的趨勢。

癌症的病因非常多樣

癌症的原因經過許許多多的研究而獲得闡明。第一個是化學物質，或者說是誘發癌症的致癌物質（carcinogenic substance）。最為人熟知的例子像是燒焦的魚等會誘發胃癌，香菸中的尼古丁會誘發肺癌等。

第二個是游離輻射（ionizing radiation）。2011年3月11日東日本大震災中，福島核電廠發生事故，其後白血病和甲狀腺癌的患者人數增

癌症種類

肝癌	肝癌有發生自肝細胞的肝細胞癌以及肝臟內部膽管之上皮細胞癌化的肝內膽管癌，肝細胞癌占絕大多數，大部分自肝硬化衍生的，也有自慢性肝炎所發生。罹患肝細胞癌時，腫瘤標記的甲型胎兒蛋白（α-fetoprotein；縮寫為AFP）為特異的陽性，不過其中也有非陽性的。不過，在治療的經過觀察與再發生的發現上，這是不可或缺的指標。
大腸癌	根據發生部位分為結腸癌（發生在升結腸、橫結腸、降結腸、乙狀結腸）和直腸癌。大腸癌的發生主要與攝取脂肪量過多的飲食生活有關，有研究認為也跟基因有關。在病徵方面，有肛門出血、血便、大便變細、疼痛（抽痛）等，不過如果病灶很小，很多一開始是沒有症狀的。近年來，大腸癌患者有增加的趨勢。
胃癌	胃癌患者數有逐年減少的趨勢，根據2018年的統計占十大癌症的第七名。胃癌的病因不明，一般認為與飲食內容、「幽門螺旋桿菌」（學名：*Helicobacter pylori*）的感染、遺傳等許多的要因有關。有研究認為燒焦的魚、鹽分多的飲食都會誘發癌症的發生。可能會有胃部不舒服、上腹部疼痛、嘔吐、體重減輕等病徵，不過通常是沒有症狀。
腦癌（腦瘤）	腦癌的種類很多，從發病到過程、症狀都不一樣。以神經膠質瘤（glioma）最多，占整體腦癌的3分之1。伴隨著清晨頭痛、想吐，會出現與發生部位相關的神經症狀。
胰臟癌	發生於胰臟的惡性腫瘤，病因不明。早期的胰臟癌幾乎沒有症狀，在沉默中進行，是一種很難早期發現的癌症。隨著病情的進行，形成於胰臟頭部的癌症會伴隨黃疸，形成於胰臟尾部的癌症會出現疼痛現象。腫瘤標記CA19-9在胰臟癌的特異性非常高。
前列腺癌（攝護腺癌）	發生於前列腺外側的組織（外腺），多發於高齡者，隨著年齡的增加，前列腺癌的發生率也增高。特徵性症狀為排尿困難、頻尿、血尿以及腰和下肢疼痛。血液檢查時，PSA變高。
肺癌	肺癌是男性和女性癌症死亡的第1名。最主要原因是吸菸，一般認為香菸中的尼古丁會誘發癌症。開始吸菸的年齡愈輕，愈容易罹患肺癌。肺癌包括：肺腺癌、鱗狀上皮細胞肺癌、小細胞癌等。
卵巢癌	單純性卵巢癌有一開始就是惡性腫瘤（癌）和由良性腫瘤轉變為惡性腫瘤者。多發於40歲以後。當惡性腫瘤的大小跟拳頭般差不多時，下腹部會有膨脹感以及感覺有腫塊。比較特殊的是由肺癌轉移的克魯根堡氏瘤（Krukenberg tumor），其特徵是發現和進行都比原發的肺癌快很多。多發於30～40世代，停經以後就幾乎不會再發生了。調查腫瘤標記CA-125，在很早期就能以極高的機率呈現陽性。
乳癌	由乳腺細胞所形成的癌症。較男性患者而言，女性患者壓倒性的占了絕大多數。形成於乳房上外側的頻率（frequency）高，通常是在乳房周邊形成腫塊，有時也會伴隨著疼痛。乳房出現像酒窩般的凹陷，含有血液的乳汁是主要病徵。藉由自我檢查的乳房觸診，以及包含X光攝影在內的整體健康檢查而能儘早發現，是非常重要的事。
子宮癌	形成於子宮的癌症，包括形成於子宮頸部的子宮頸癌，以及形成於子宮體內膜的子宮體癌（也稱子宮內膜癌或子宮癌）。在台灣，子宮癌中有95%是子宮頸癌，初期並無症狀。

加，這是因為游離輻射與致癌息息相關，而在生活中這是不太容易看到的機制。

第三個就是病毒或是其他的感染。而目前已經闡明的是成人T細胞白血病（adult T-cell leukemia，ATL）是因感染「人類嗜T淋巴球病毒一型」（Human T-lymphotropic virus 1,HTLV-1）所致。這件事是由日本研究者所發現的。

此外，目前已知子宮頸癌和肝癌等的發病與病毒有關。除此以外的其他癌症，目前尚未找到明確的病因，研究者仍在戮力研究之中。

診斷時，自覺症狀最重要

癌症發生在身體的哪些部位呢？

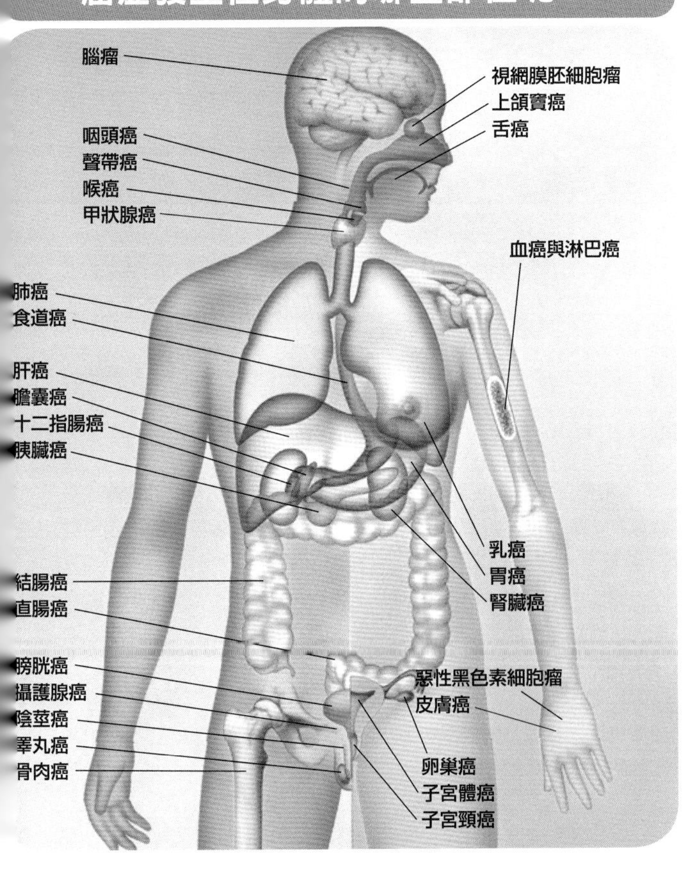

在癌症診斷中，最重要的是自覺症狀。雖然有些癌症在進行中沒有自覺症狀，不過大多數都是有自覺症狀的。為什麼一般發現癌症時，往往都已經來不及醫治，其中當然有癌症本身的原因，不過通常都是忽略了自覺症狀，才導致病情變得嚴重。

在癌症檢查中，最能確診的是圖像診斷。胃癌、大腸癌等消化系統方面的癌症可以藉由內視鏡檢查來發現。再者，活體組織切片（biopsy，從動物或人類身上取下少量活組織作病理學的診斷）也能發現是否有癌細胞。肝癌和其他的內臟癌的檢查，超音波（ultrasonic wave）檢查、電腦斷層掃描（CT）等的圖像診斷也是有效的。腦瘤等也能藉由這樣的檢查發現。此外，還有稱為「正子斷層造影」（PET）的圖像檢查，其對癌症的特異性很高，不過所費不貲。

癌症篩檢的血液檢查是有腫瘤標記的，但是若腫瘤大小尚未超過某種程度，一般來說數值並不會升高，因此對癌症的早期發現並無幫助。不過，在確認治療效果、確認是否再發病時，這是非常有效的方法。

手術、化學療法、放射線治療

在癌症治療中，首先進行的是利用手術將病灶摘除，接著是投與抗癌劑的化學療法。跟以前化療所使用的抗癌劑相較，最近的抗癌劑副作用小，治療效果顯著，是相當有效的療法。另外，還有放射線治療，這是相當傳統的療法，一般認為對喉癌和初期癌症非常有效。

繼手術、化學療法、放射線療法此癌症治療的三大支柱之後的第四支柱就是免疫療法，免疫療法可以說是還在開發中的治療方法。其中還有缺乏信賴性的民間療法，必須在確認其有效性和有用性之後再使用。

與免疫療法有一點關聯的是基因治療。2017年，B細胞性白血病的治療法（CAR-T療法）獲得美國食品及藥物管理局（FDA）的許可。

若想**更進一步**了解更多，請參考以下網站。

財團法人台灣癌症基金會
https://www.canceraway.org.tw

感染病可以說是「既古又新的疾病」。肺結核（phthisis）俗稱肺癆，在以前，只要聽到有人「罹患肺結核」，簡直就比現代人罹患癌症還要可怕。因為抗生素（antibiotic）的問世，肺結核的案例才銳減。不過，現在台灣每年還是有大約1萬5000個新的個案發生，仍是台灣的第一法定傳染病。

而自從20世紀末開始，以病毒為主的新感染症出現，人類展開與病毒作戰的模式，感染症與人類鬥智的狀態一直持續至今。這一類感染症中，最典型的例子就是愛滋病（後天免疫缺乏症候群，AIDS）。

勢不可擋快速蔓延的愛滋病

愛滋病是因為感染也稱為愛滋病毒的「人類免疫缺失症病毒」（Human Immunodeficiency Virus，HIV）而發病。愛滋病是HIV感染免疫要角「CD4陽性淋巴球」，妨礙細胞的功能，導致身體的免疫功能無法運作，喪失對其他細菌感染的抵抗力，嚴重時會導致死亡的疾病。

由於愛滋病是HIV透過性行為而感染的性感染病，以感染者的增加速度很快而聞名。

檢查時可以觀察到T淋巴球減少等，不過確診必須根據產生HIV的抗體，甚至是發現HIV來判斷。最近，已經研發出抗HIV的治療藥物，狀況已經比以前樂觀許多。

其中，尤以高效能抗愛滋病毒治療（highly active antiretroviral therapy，HAART），俗稱「雞尾酒療法」最為有效，病毒的減少程度非常明顯，很多時候都偵測不出病毒了。不過，該療法的副作用大，且醫療費用十分昂貴，對健保帶來的壓力以及排擠其他疾病的醫療成為大眾討論的焦點。

肺結核絕非過去的疾病

曾經令人聞之色變的肺結核因為抗生素的問世而使患者人數大幅減少，不過最近肺結核的患者人數又逐漸攀升。原因之一是國際交流頻繁，另外一個原因是醫療相關人員有偏差的認知，以為肺結核是過去的疾病。

肺結核的主要病徵是難治型的咳嗽、血痰。診斷時必須拍攝胸部X光片。檢查血液時，肺結核並無特異性的結果，僅能看到發炎反應呈陽性。確診的判斷必須是所喀的痰中可以發現結核菌。有時輕度肺結核，喀痰無法證明罹病，僅能利用X光片來診斷已經罹患肺結核。

幾乎所有情況都能使用抗結核藥物而獲得治療，也有少數情況會出現對抗結核藥物產生耐藥

感染症

愛滋病（AIDS）	HIV（愛滋病毒）是透過血液、精液而引起感染的，不僅是男同性戀者，也會藉由一般的性行為在男女間傳播。另外，很多愛滋病者是因為使用了遭到感染的血液製劑。主要的全身病徵是發燒、喉嚨疼痛、疲倦、胃口不佳、噁心、嘔吐、腹瀉、皮膚發疹、肌肉關節疼痛，體重減輕等，伴隨著淋巴節腫大、脾腫大（脾臟腫脹的狀態）。因為免疫功能低下，很容易受到各種微生物的感染，可能引發肺囊蟲肺炎（Pneumocystis pneumonia），或是併發卡波西肉瘤（Kaposi's sarcoma）等惡性腫瘤。過去曾經一度致死率很高，現在因為併用多種藥劑的雞尾酒療法誕生，對於抑制人體中愛滋病毒的繁殖有相當大的成效，大部分規律服藥的患者，血中的病毒量已無法用儀器檢測得到。
流行性感冒（流感）	因流感病毒感染所引發的急性肺炎，通常從上呼吸道開始，並及於支氣管等下呼吸道發炎。與一般感冒不同的特徵是：除了呼吸道症狀外，還有顯著的高燒、倦怠感、肌肉痠痛、關節疼痛、頭痛等全身症狀。
真菌病	因真菌感染所引發的疾病。本來是棲息在土壤中和植物體的腐生菌，偶然間感染了人類和家畜。
禽流感	有報告指出：顯示感染禽流感的雞會大量死亡等強病原性的「高致病性禽流感」大約自2003年底也傳染給人類。當人類感染禽流感時，除了有與人類流感相同的發燒、咳嗽等病徵外，病情惡化時甚至還會導致多重器官衰竭而死亡。

性的結核菌，所以有時候也必須使用具有敏感性（sensibility）的藥物。

肺結核是無法忽視的疾病，一般人必須擁有肺結核並非過去疾病的意識，這一點非常重要。

每5～6年就會大流行的流行性感冒

流行性感冒（influenza，以下簡稱「流感」）像是比較強的感冒（common cold），是由流感病毒（influenza virus）所引起的。身體抵抗力衰弱的病人或是孩童罹患流感，最嚴重的狀況還可能導致死亡。最近，已經開始施打流感疫苗，預防感染。不過，因為病毒頻繁發生小突變，即使已經施打流感疫苗，也不保證能夠百分之百防止感染。大約每5～6年就會發生大流行，最近市面出現只要稍微擦抹鼻黏膜即可判斷是否罹患流感的檢驗套件，另外也開發在流感初期服用，效果十分良好的克流感®（Tamiflu®）等藥劑。

感染症的病原體是病毒、細菌、真菌

感染症的病原體（pathogen）中，體積最小的是病毒。稍微大一點的是細菌，最大的是真菌。

病毒不具有細胞，僅以DNA或是RNA進入人體細胞，在該細胞內部增殖，而細菌整個生命體只有1個細胞。當感染細菌時，抗生素非常有效。

真菌（Fungi）一般俗稱為「黴菌」，最為常見的就是很多真菌細胞相互連接起來，形成一根長長的絲，或是形成孢子。真菌的代表性疾病就是香港腳（足癬），若是體弱的人感染真菌的話，可能會罹患全身性的真菌感染症、肺炎，甚至引發更嚴重的疾病。

抗生素對真菌無效，雖然最近已開發出相當有效的藥物，不過感染真菌的人大多是身體衰弱的人，再加上藥效較差，因此比較棘手。

身體抵抗力低落的人被稱為「免疫低下宿主」（immunocompromised hosts）。舉例來說，經過抗癌藥物治療後的病人或是年紀老邁的年長者，因為處於免疫缺乏的狀態，必須特別注意不要真菌感染，也同樣必須小心不要感染流感了。

21世紀是感染症的時代

21世紀也可以說是感染症的時代。惡性腫瘤（癌症）當然無法撲滅，不過應該已經找到有效的治療方法。而至於感染症，倘若出現像愛滋病毒這類的新病毒，全世界恐怕都要陷入混亂的狀況。與感染症的戰爭今後仍將繼續。

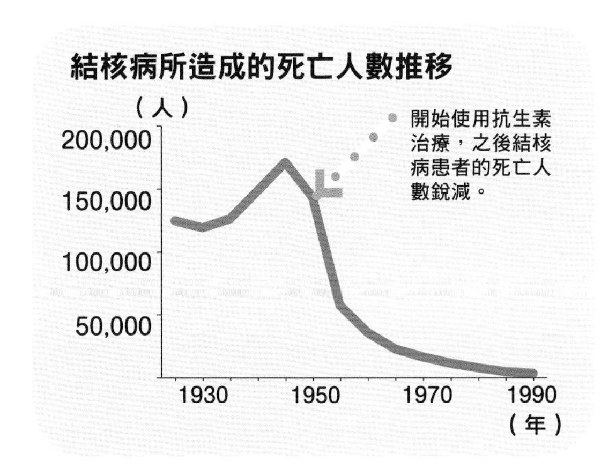

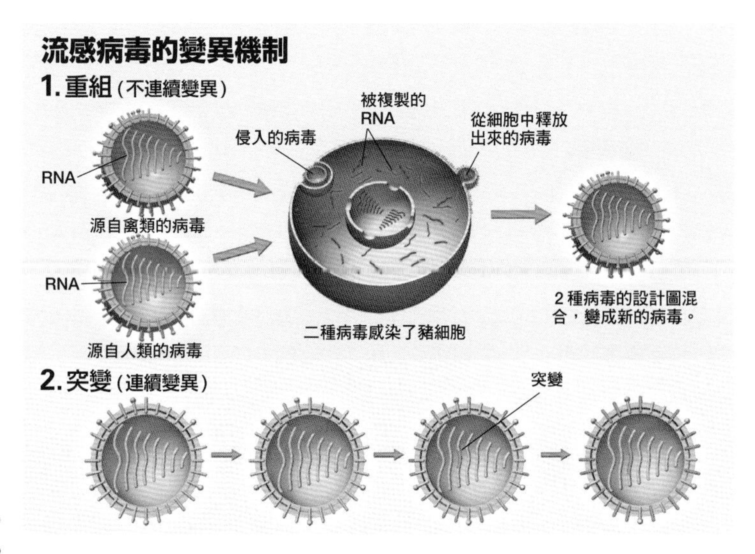

若想**更進一步**了解更多，請參考以下網站。

台灣感染症醫學會
http://www.idsroc.org.tw

社團法人台灣感染管制學會
http://www.nics.org.tw

21世紀是感染症的時代

為什麼會有新的感染症陸續出現，早前就有的感染症會再度捲土重來嗎？

我們回顧從邁入21世紀至今，已經陸續出現了SARS、新型流感病毒、伊波拉病毒、2020年一開春便造成全世界恐慌的新型冠狀病毒（COVID-19）等新的病原體。另一方面，結核病（肺結核）、登革熱等早前就有的疾病也「捲土重來」，而這些現象都跟人類的活動有莫大的關係。

協助：北村 聖 日本國際醫療福祉大學醫學部 醫學部長暨教授 東京大學名譽教授

2009年春天，H1N1新型流感（A/H1N1 influenza）的大流行曾經蔚為話題，不知道大家是否還記得當時的情形。

墨西哥爆發H1N1疫潮，病毒從豬感染給人，然後藉由飛沫傳染，由人傳染給人，導致過百人感染。疫情其後傳播到全世界。2009年2月，確認該病毒是基因發生重大變異的「新型流感病毒」(influenza (H1N1) virus)。2009年4～5月，開始了世界性的大流行，根據世界衛生組織（WHO）在2010年1月10日所發表的資料顯示，全世界至少有13,554人死於H1N1新型流感。

2002年發生的嚴重急性呼吸道症候群（英語：Severe Acute Respiratory Syndrome，縮寫為SARS）也超越國界，蔓延至全世界。在中國所發生的冠狀病毒（coronavirus）因為人們出國的關係，經過香港遠渡到加拿大。截至2003年7月宣告SARS疫情告一段落，WHO最後公布統計數字，全世界罹患SARS的患者數8069人，死亡人數779人。

另外，2014年發生的「伊波拉病毒出血熱」(Ebola Virus Hemorrhagic Fever）也蔚為話題。伊波拉病毒自1976年發現以來，時常在非洲反覆地流行與收斂，至今已有超過1萬名感染者，2014年在非洲大陸以外的其他地區出現感染者，是史上的頭一遭。

人類活動促使感染症的流行

「新的病原體出現，跨海急速傳播。這樣的事情之所以反覆發生，與近年來人類的活動範圍變廣，且移動距離拉長有很大的關係」(北村教授)。

前面所舉的病原體傳染給人類是因為人類進入到森林的深處，或是與雞、豬等飼養在家裡面的家禽、家畜有所接觸所發生的。「為了能過更富裕的生活，人類會往未開拓的地區發展。只要是持續與其他生物的生態系有所接觸，就無法避免遭遇未知病原體的風險」(北村教授)。

此外，疫情的急速蔓延也與人類的行動有關。縱使新出現的病原體感染了人類，只要人類的移動次數很少、距離很短，那麼就會僅只於小規模的流行。但是人在鄉下與都市間、甚至國與國間頻繁往來，病原體擴散的風險就跟著提高。

經濟愈發展，人們的生活愈富裕，就容易營造感染症愈容易蔓延的環境。這也是為什麼「21世紀是感染症的世紀」的原因。

即使是「致命病原體」也不會殺害自然宿主

當我們聽到「病毒」、「細菌」時，往往會聯想到病原體。但是病毒或細菌並不一定會為宿主帶來疾病或死亡。倘若是長年共存的「自然宿主」之生物的話，一般是不會出現什麼症狀的。我們可以理解對病毒及細菌而言，不使宿主生病或死亡，更有利於它們的增殖與生存。

人類這個侵入生態系的「未知生物」，偶爾感染了病毒和細菌，其中有一部分就變成了「致命的病原體」。

在感染症蔓延之前需儘早備好疫苗

究竟該如何抑制新的感染症流行呢？若是像流感病毒這般感染力強的病原體，僅是在機場等地將感染者隔離是很難抑制感染蔓延的。倘若能夠搶在病原體急速蔓延之前，就準備好預防疫苗的話，就能避免爆發感染。

不過，疫苗的準備需要時間。每年世界衛生組織會公布流感疫苗選株結果，台灣再向藥廠採購疫苗提供需要的人接種。另外，有些國家間會締結協定，以最快的速度拿到病原體樣本，儘早展開疫苗的製造。不過，在前面提到的2009年H1N1新型流感的例子中，因為發生病毒的墨西哥不在這樣的協定範圍內，因應速度遲緩，所以當疫苗製造出來時，也已經過了流行的高峰了。

「過去的傳染病」再流行

像這樣，邁入21世紀後，新興感染症帶來更大的威脅。另一方面，自古以來即已為人熟知的感染症，照理說大部分應該會隨著治療方法的確立而變得不再具有太大的威脅性才對，但是近年來，這些「古老」的感染症卻有捲土重來之勢，比如肺結核和登革熱（dengue fever）都是這樣的情況。

像這些感染症的捲土重來也都與人的活動有密不可分的關係。有些國內很少見的疾病，若是在國外發生大流行，也會因為國際間的往來而可能讓感染者入境帶來感染。另外，因為國內罕見，所以反應的速度較慢，也是造成流行的原因之一。

避免過度恐慌的行為

當發生我們不常聽到的感染症時，我們往往都會過度恐慌，又或是誤以為不太有效的對策是有效的。

在衛生福利部疾病管制署的官網※上，會有各種傳染病的介紹，包括其特徵、疫情以及有效的因應方法等。今後，若是聽到新的感染症消息，首先就應該通過這些正確的資訊來源確認「新感染症應對措施」，以避免不必要的恐慌。

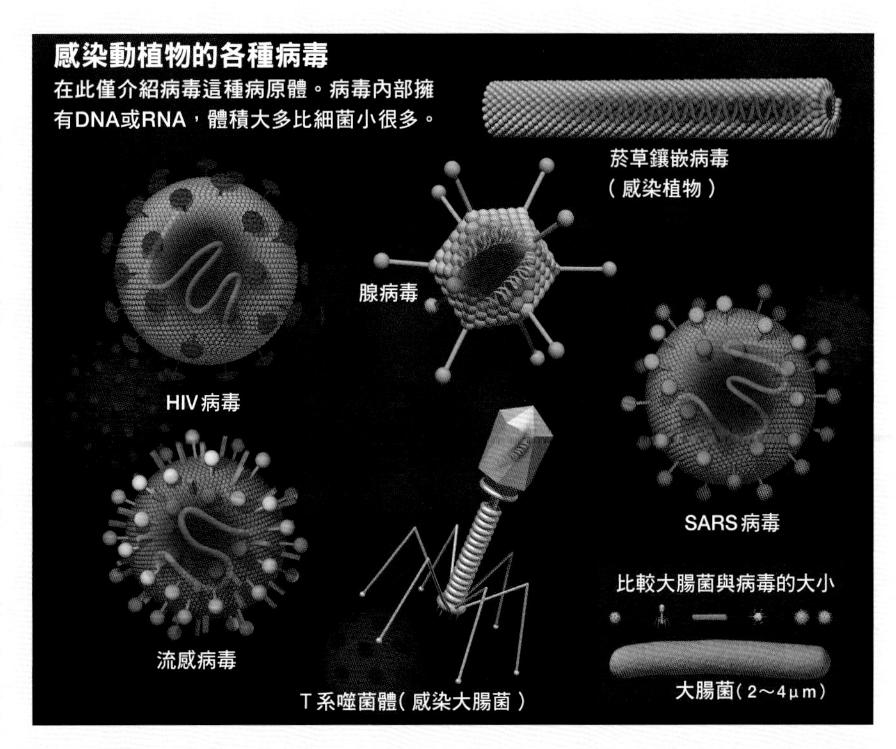

※：衛生福利部疾病管制署
https://www.cdc.gov.tw

腦與神經的疾病 患者人數最多的是中風

腦與神經方面的疾病林林總總，其中患者人數最多的就是中風（stroke）。大腦因局部的血流障礙，發生急性局部功能喪失，導致運動障礙和語言障礙。

腦出血和腦梗塞

所謂腦中風大致上可分為腦內血管出血的腦出血（cerebral hemorrhage）以及腦血管阻塞的腦梗塞（cerebral infarction）。

腦出血（也稱為腦溢血）是因腦部血管破裂，血液流到了大腦內部。腦出血又分為腦內出血（intracerebral hemorrhage）和蜘蛛膜下腔出血（subarachnoid hemorrhage；SAH）等類型。

所謂腦內出血是大腦內部的小動脈破裂，血液洶湧流入腦內，導致腦部受損。腦內出血大多是因為高血壓或是動脈硬化，所以患者以60多歲的人為多。

蜘蛛膜下腔出血的患者大多是因為腦內具先天性的「動脈瘤」（動脈變形）所致。動脈瘤出血就是蜘蛛膜下腔出血。蜘蛛膜下腔出血發生在年紀比較輕的族群（40多歲到50多歲的世代）。蜘蛛膜下腔出血的主要症狀是急性的劇烈頭痛、嘔吐、噁心、意識障礙等。

腦梗塞是腦內動脈硬化導致血管阻塞所引發的疾病。腦梗塞有腦血栓和腦栓塞二種。腦血栓是因為動脈硬化等導致腦動脈內腔狹窄，血管阻塞。而腦栓塞則是心臟或血管的外來栓子，造成腦動脈血管之阻塞。

兩者皆可藉由頭部的電腦斷層（CT）或是腦脊髓液檢查診斷出來，若採取血液檢查的話是無法發現的。若診斷為蜘蛛膜下腔出血的話，就必須立即施行出血部位的摘除手術。

有部分例子顯示在腦梗塞之前可以發現有「暫時性腦缺血」（transient ischemic attack；TIA）的徵兆。也就是說，會有「突發性的頭昏眼花、手腳麻木或某一側身體偏癱、某半邊的臉垮下來」等症狀，隨後又恢復正常。不過，並不是所有出現暫時性腦缺血的人，之後都會發生腦梗塞的現象。然而，暫時性腦缺血可能是因為動脈硬化，所以必須採取降低血壓、服用防止凝血的抗凝血劑等對策。

腦與神經的疾病

腦出血	大腦內部的小動脈有部分斷裂或破裂，導致腦內出血的狀態。雖然破裂的動脈不久就會被覆住，但是流出的血液成為血腫。該血腫壓迫或是破壞腦部，引發各種的障礙。腦出血的主要原因是高血壓和動脈硬化，會出現突然噁心、頭痛、暈眩、嘔吐、癱瘓等症狀。
腦梗塞	該疾病是因為隨著腦部的動脈硬化而形成堵住血管的腦血栓，或是在心臟、大動脈等處形成的血塊剝落，隨著血流移動，堵住腦動脈形成腦栓塞所引起。因為血管堵住，血液無法流動，導致腦細胞缺氧而壞死，腦功能低下。顯現的症狀和進行速度不像腦出血時那麼明顯和劇烈。
阿茲海默症	因大腦整體萎縮所引發病因不明的疾病，好發於高齡者。主要症狀有記憶障礙、徘徊遊蕩、失眠、幻覺、手腳顫抖、病態收集等。
帕金森氏症	運動障礙緩慢進行的疾病，會出現手腳顫抖、肢體僵硬、運動功能減退、步態異常、上半身前傾等症狀。治療原則以左多巴（L-Dopa）為主，另輔以促動劑（agonist）及多巴胺代謝抑制劑。
肌肉萎縮性脊髓側索硬化症（ALS）	俗稱漸凍人，屬於全世界五大疑難雜症之一，是脊髓神經出現障礙，肌肉發生萎縮的疾病。致病機轉不明，早期症狀為手腳的肌力低下。

的抗凝血劑等對策。

引發痴呆症狀的疾病

中風以外的神經系統疾病，最近蔚為話題的就是阿茲海默症（Alzheimer's disease）。這是神經的細胞脫落，引發痴呆症狀的疾病，特別是腦部的額葉和顳葉有明顯的萎縮。

帕金森氏症（Parkinson's disease）是好發於50歲以上之致病機轉不明的疾病，尤以女性為多。症狀包括：手腳震顫、動作僵硬、頭暈、便祕、頻尿等自律神經障礙。

阿茲海默症與帕金森氏症多少都與年齡增長有關。有研究指出：帕金森氏症患者中，有少數可能與遺傳有很大的關係。不過，大多數患者都與遺傳無關，有研究認為是因某原因導致中腦之黑質（substantia nigra）的神經細胞遭受攻擊所致。至於其他的原因，雖然目前戮力研究之中，但仍未闡明。

目前在經驗上已有有效的藥物，但病理上仍未找到治療方法。

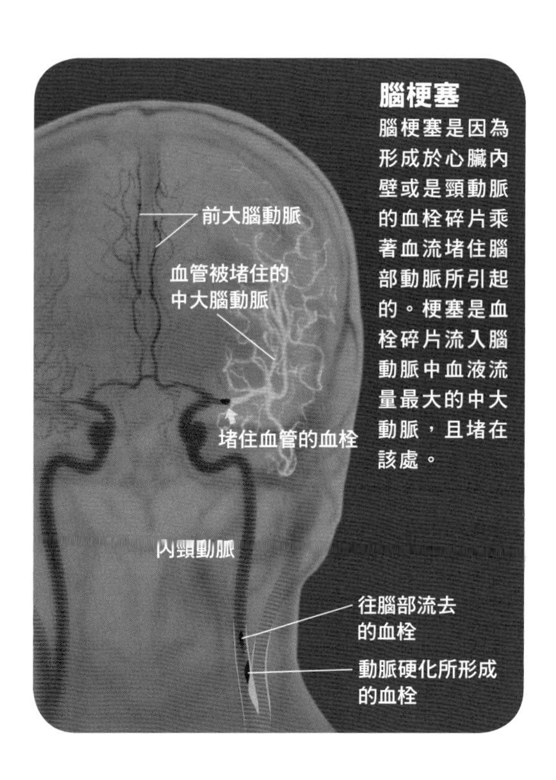

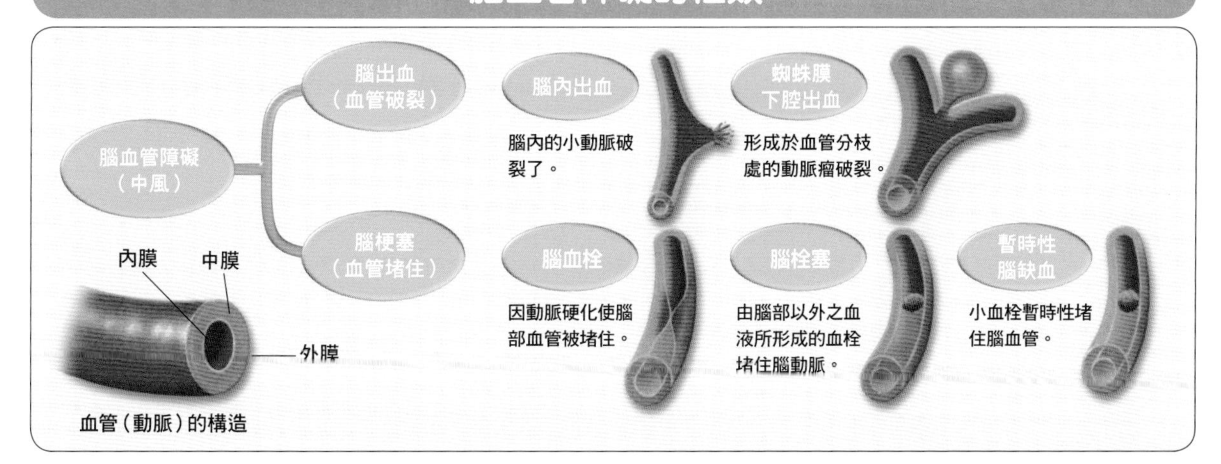

若想**更進一步**了解更多，請參考以下網站。

台灣腦中風學會
https://www.stroke.org.tw

台灣神經學學會
http://www.neuro.org.tw

肺部疾病 包括感染症、癌症和氣喘等

肺部是氣體交換的場所，將空氣中新鮮的氧氣提供給來自心臟的血液（靜脈血），再運輸到身體各部使用。另一方面，肺部血液裡的二氧化碳則滲透到肺泡裡，然後排出體外。

以年輕世代為中心的結核患者日益增多

肺部疾病大致可分為幾種，諸如肺炎、肺結核等感染症，以及稱為慢性阻塞性肺病（chronic obstructive pulmonary disease；COPD）的肺部組織障礙，另外還有惡性疾病肺癌、因免疫機制所引發的氣喘（asthma）等。

在肺部感染方面，以前患肺結核的人非常多，一般所說的肺病就是指肺結核。肺結核自第二次世界大戰之後已經順利減少了，但是最近又再度出現復甦的趨勢。特徵之一就是增加的肺結核患者以20多歲的年輕世代為多，有很多報告也都提出學校、職場等集體感染的疫情。肺結核的確是令人輕忽不得的感染症。

一般病毒所引發的肺炎、細菌性肺炎大抵就像流感病毒等所引發的上呼吸道感染（從鼻孔到氣管末梢的上呼吸道發炎）的程度。身體衰弱時、或是高齡者等還可能引發會出現嚴重症狀的細菌性感染，必須特別留意。

這些疾病的診斷皆可利用X光檢查、血液的CRP（C-反應蛋白）測定以及白血球數來進行。最終，藉由痰的檢查來找出病原菌。

若欲預防肺氣腫，必須戒菸

在器質性病變方面有慢性阻塞性肺病，該疾病包括肺氣腫（emphysema）和瀰漫性泛細支氣管炎（diffuse panbronchiolitis）等，大多是因為長期吸菸而引發的疾病。

肺氣腫是指終末細支氣管遠端的部分，進行氣體交換之肺泡與肺泡間的肺泡壁受到破壞，肺泡彼此相連形成空洞的疾病。若將肺部比喻成橡皮氣球，可說是氣球皮持續處於擴張，不曾收縮的狀態。隨著人口的高齡化，近年來肺氣腫的患者數日益增加，目前大部分患者都採取家庭氧氣療法（吸入高濃度的氧氣以幫助呼吸）。

肺氣腫診斷最有效的方法就是肺功能檢查，其特徵是全肺氣量增加以及「1秒率」低下。在盡可能吸入最多的空氣後，以最快的速度吐出時，1秒鐘所吐出來的空氣量乃稱為「1秒量」，而「1秒率」（FEV1/ FVC）則是第1秒肺活量（FEV1）占整個肺活量（FVC）的百分比。

此外，利用全肺的X光攝影時看到整個泛黑，也是該疾病的特徵之一。這是因為殘氣量（用力呼氣到不能再呼為止時，肺中仍存留的氣體量）

肺部疾病

肺炎	此疾係肺組織發炎，有容易治癒的肺炎（細菌性肺炎）與不易治癒的肺炎（間質性肺炎）。另外，還有急性肺炎和慢性肺炎之分。症狀為發熱、咳嗽、有痰、胸痛、呼吸困難、發紺（嘴唇等呈暗紫色）等。致病原因主要是細菌、病毒等感染，過敏或是放射線照射也會引發肺炎。一般採用抗生素等化學療法治療，不過高齡者可能會因心臟衰弱而有死亡之虞。
氣喘	引發支氣管大範圍急速收縮，管徑變細的疾病。致病原因是對家塵等過敏，主要症狀為呼吸困難，病情嚴重時甚至可能死亡。治療方法係採用支氣管擴張劑和免疫抑制劑（腎上腺皮質荷爾蒙）。
慢性阻塞性肺病（肺氣腫）	肺泡壁失去彈性，遭受破壞所引發的疾病。很多都是慢性支氣管炎之後發生的。症狀有窒息、呼吸困難、多痰等。除了吸菸、空氣汙染等外在因素外，支氣管氣喘也是原因之一。可藉由胸部X光來診斷，並須委由專科醫師進行特殊的呼吸管理。
肺癌	形成於肺部支氣管相關部位、肺泡相關部位的惡性腫瘤，近年來有增加的趨勢。十大癌症死亡率中，以肺癌居首，男性是女性的2倍以上，好發於60歲以上的世代。根據研究，與吸菸、空氣汙染有密切關係。症狀會因癌症的發生部位而有所不同，目前已知會有咳嗽、有痰、微熱、胸口疼痛、聲音沙啞、浮腫等症狀。治療方法有手術療法、化學療法、放射線療法。早期發現（X光、喀痰檢查）、早期治療為第一要務。

增加，空氣易蓄積在肺部的緣故。為要預防肺氣腫，首先必須戒菸。

家中塵蟎等為過敏原的過敏性氣喘

氣喘是過敏性疾病，是因為家塵、塵蟎等過敏原所引發。幼兒時期發病的人有的在幼兒時期就治癒了，也有直至成人仍未根治的。再者，也有很多是到了老年時候才發病的事例。

若欲預防氣喘，盡量不要接觸過敏原是極為重要的。仔細的用吸塵器打掃，盡量不要使用容易黏附過敏原的地毯、掛毯、毛毯之類的東西。一般治療上會使用免疫抑制劑、最終也會使用類固醇等藥物，不過也有很難控制的病例。

氣喘會導致呼吸功能下降，可從1秒率低下看出來。此外，藉由聽診，可以聽到「咻一咻一」的特徵性呼吸聲，藉此也可以診斷該疾病。

鱗狀上皮細胞肺癌、肺腺癌等肺癌

根據各型肺癌的分化程度和形態特徵，目前將肺癌分為兩大類，即小細胞肺癌（SCLC）和非小細胞肺癌（NSCLC），後者包括鱗狀上皮細胞癌（又稱扁平細胞癌）、腺癌（肺腺癌）、大細胞肺癌。

鱗狀上皮細胞癌形成於近支氣管的部位，有時藉由手術也無法完全治癒。

腺癌易形成於末梢部位，是已分化癌。罹患肺腺癌的人是肺癌中最多的，在台灣大約占肺癌人數的50%～55%。很多時候，利用手術可以有效治療。雖然肺癌的患者數隨著吸菸人口的增加而增多，但是根據研究認為肺腺癌與吸菸的關係並不大。

大細胞癌比較少，僅占5%左右。而小細胞肺癌是未分化癌，較容易轉移。不過，也比較容易對抗癌劑和放射線產生反應，大約占整體肺癌的15%左右。

肺癌的診斷以X光、CT等圖像診斷為主，確定診斷則採用生檢（biopsy，活組織檢查法）。血液檢查方面，若罹患癌症，CA130等腫瘤標記的數值會升高，不過肺癌並無特異性。

除了前面所說的這些肺部疾病外，還有一種名為間質性肺炎（interstitial pneumonia）的疾病。因為肺部會變硬，因此也稱為肺部纖維化（pulmonary fibrosis）。在診斷上，使用KL-6這種腫瘤標記非常有效。

肺癌的種類及其特徵

組織型		肺腺癌	鱗狀上皮細胞癌	大細胞肺癌	小細胞肺癌
發生部位		多起源於末梢部位	多起源於較大的支氣管	多起源於末梢部位	多起源於較大的支氣管
癌細胞的增殖速度		緩慢	比較快	比較快	快
轉移		多	比較少	多	非常多
治療效果	抗癌劑	低	中程度	低	高
	放射線	低	中程度	低	高

若想**更進一步**了解更多，請參考以下網站。

台灣胸腔及心臟血管外科學會
http://www.tatcs.org.tw/health/health.asp

台灣呼吸治療學會
http://www.tsrt.org.tw

心臟疾病 心臟疾病大多利用心電圖診斷

心臟扮演著將維持生命所需的血液送出到全身各處之幫浦的角色，是十分重要的器官。它的體積比握住的拳頭稍微小一點，成人的心臟重量約300公克左右。

心臟疾病有缺血性心臟病和心律不整等

心臟方面的疾病大致可分為缺血性心臟病（冠狀動脈硬化）、心律不整、心臟瓣膜疾病等。

缺血性心臟病是供應心臟養分的冠狀動脈因為動脈硬化而阻塞，或是變細的疾病。缺血性心臟病的特徵就是一旦發病就會死亡，或是極易演變成重症。不管是低血壓或是高血壓的人都有可能發生。

缺血性心臟病主要就是心絞痛和心肌梗塞。心絞痛是冠狀動脈的血流暫時性不足，在此期間會有胸痛、重物壓迫之感、心悸等感覺。

心肌梗塞則是冠狀動脈的血流量明顯不足，若該狀態持續達30分鐘以上的話，心壁的部分細胞就會壞死。

心臟由心肌所組成，心肌能有規律地收縮及舒張，形成心臟的搏動。而心律不整就是心臟搏動的間隔變得不一定。心臟瓣膜疾病是指心臟幫浦之閥門的開閉調整變差。

心臟的診斷大多使用心電圖

大部分的心臟疾病皆可利用心電圖診斷出來。尤其是發生心肌梗塞時，只要有從心肌流入血液中的酵素AST（GOT）、LDH、CK（肌酸激酶）和心肌鈣蛋白（cTn）即可獲得確認，或是獲知心肌梗塞的部位大小。最近，使用「心肌型肌酸激酶」（英文名稱為creatine kinase- MB，縮寫為CK-MB）這種同功酶（也稱同功異構酵素）的測定，成為診斷心肌梗塞的重要依據。

心臟以一定的節奏進出定量的血液。但是，心肌可能會出現某種異常，導致心臟跳動不規律，脈搏紊亂。當脈搏跳動過快時稱為「頻脈」；過慢時稱為「徐脈」，像這種心臟搏動紊亂的現象就稱為心律不整。

雖然測量手腕處的脈搏跳動即可知道是否心律不整，但是詳細情形還是得仰賴心電圖檢查（請參考54頁說明）。心律不整分為「心房震顫」、「心束支傳導阻斷」、「室性期外收縮」等幾種類型。所謂室性期外收縮是心跳暫時性停止或是變得不規律。當睡眠不足時，或是抽煙過多時會出

《《《《《《《《《《《《《《《《《《《 心臟的疾病 》》》》》》》》》》》》》》》》》》》

疾病	說明
心肌梗塞	供應心臟養分的冠狀動脈血流中斷，導致心臟肌肉（心肌）壞死的狀態。從前胸部一直擴散到頸部、左腕的疼痛、壓迫感，同時有噁心想吐的感覺，嚴重時甚至昏迷。主要原因在於動脈硬化導致冠狀動脈內腔變狹窄而產生的血栓。由於一旦病發，24小時內的死亡率高，因此必須將病人送入有心臟加護病房（cardiac care unit，CCU）的醫院住院治療。多發於50歲以上的中老年人。
心臟衰竭	心輸出量（從心臟送往全身的血液量）極端減少，血液無法充分供應到全身組織的狀態。
心絞痛	該病是因供應心臟氧氣和養分的冠狀動脈血流不順暢，血液的供給暫時性不足所引發的。感覺前胸部疼痛、宛如被壓住般的不舒服感，不過感覺很快就消失了。很多時候致病原因是動脈硬化，不過也有因貧血、血管炎等所引發。保持安靜休息、服用硝化甘油（nitroglycerin，NTG）症狀就會消失。日常的生活管理非常重要。
心律不整	脈搏的節奏異常快或是異常慢，又或是忽快忽慢等心臟收縮節律異常所導致的紊亂就稱為心律不整。從毋需治療到需要植入心律調節器（pacemaker），嚴重程度有很大的不同。致病原因包括：心因性、過勞、失眠、吸菸、心臟疾病等非常多樣。症狀有心悸、暈眩、甚至休克、猝死等，也有很多是沒有症狀的。急性心肌梗塞後所發生的心律不整，猝死率非常高。

現這樣的現象。

心臟瓣膜疾病大多會伴隨心雜音。因此，若聽診發現有心雜音，必須進一步接受心臟超音波檢查或是心導管檢查，以便確診有無瓣膜方面的疾病。瓣膜疾病無法透過血液檢查得知，即使是心電圖也很難發現問題。

心臟瓣膜疾病有二尖瓣狹窄、主動脈瓣膜閉鎖不全等。二尖瓣狹窄並非年紀增長的關係，而是風溼性的疾病。主動脈瓣膜閉鎖不全是主動脈瓣膜較易硬化和變性，是多發於高齡者的疾病。

缺血性心臟病的治療法日新月異

缺血性心臟病的治療方法每天都在進步。治療大致分為藥物療法及心導管治療配合開胸手術。

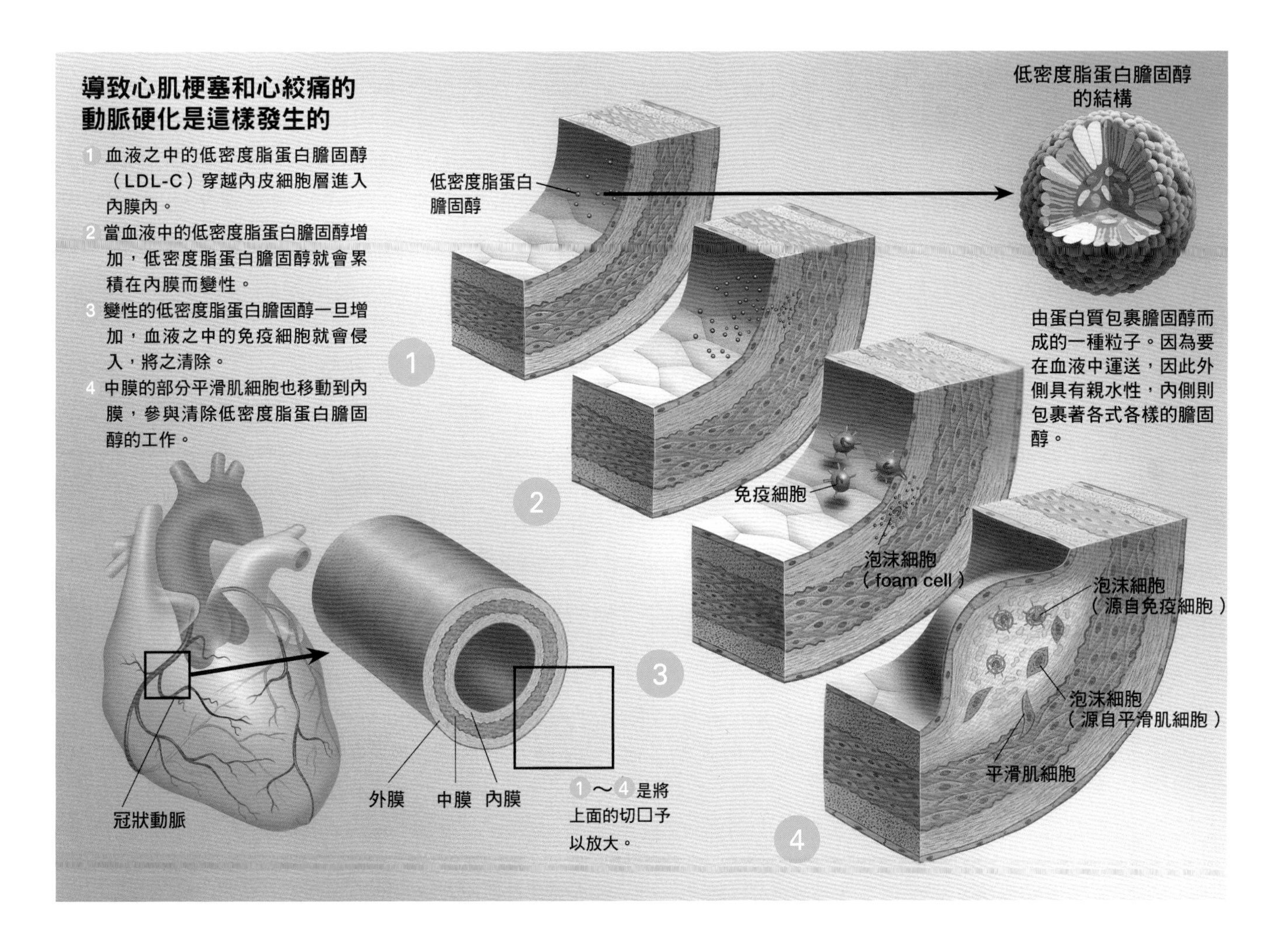

若想**更進一步**了解更多，請參考以下網站。

中華民國心臟學會
http://www.tsoc.org.tw

社團法人台灣高血壓學會
http://www.ths.org.tw

台灣血管外科學會
https://www.tsvs.org

甲狀腺疾病 荷爾蒙的過與不足影響全身的新陳代謝

甲狀腺是位在頸部前面的甲狀軟骨下方，形狀像一隻蝴蝶的內分泌器官。甲狀腺的功能是從血液中攝取甲狀腺激素（甲狀腺荷爾蒙）的主要原料「碘」，以此為其中一個材料製造出甲狀腺激素，因應需要分泌到血液中。

甲狀腺激素具有提高全身新陳代謝，使情緒激動的功能。再者，該荷爾蒙也與成長有關，是各組織正常發育所不可或缺的物質。

甲狀腺激素分泌過剩的甲狀腺機能亢進

甲狀腺的功能過度發揮或是低下都會發生生理障礙。

主要的甲狀腺疾病有甲狀腺激素分泌過剩的「甲狀腺機能亢進症」（hyperthyroidism），以及相反的甲狀腺激素分泌不足的「甲狀腺機能低下症」（hypothyroidism）。

甲狀腺機能亢進所導致的疾病有幾種，最具代表性的就是葛瑞夫茲氏病（凸眼性甲狀腺腫）。這是因為代謝異常亢進，會造成脈搏加快，身體發熱，不管冬天還是夏天都穿著短袖衣、眼球突出等症狀。此外，還有毒性多發性甲狀腺結節腫（Plummer's disease）、亞急性甲狀腺炎及無痛性甲狀腺炎等。

甲狀腺機能亢進是甲狀腺刺激素（TSH，也稱促甲狀腺素）對受體產生抗體的自體免疫疾病，該抗體稱為「自體抗體」（autoantibody）。

甲狀腺激素的產生與分泌是藉由腦下垂體所分泌之甲狀腺刺激素的增減來調節的。自體抗體與甲狀腺刺激素受體發生作用，產生像甲狀腺刺激素增加時般刺激著甲狀腺的功能，於是血液中的甲狀腺激素就分泌過剩，因而引發各種症狀。目前還不清楚自體抗體的形成原因。

何謂甲狀腺機能低下症？

甲狀腺的疾病

甲狀腺機能亢進症	甲狀腺的荷爾蒙合成與分泌之機能亢進的狀態。代表性疾病為葛瑞夫茲氏病（凸眼性甲狀腺腫）。特徵性症狀為眼球突出、頻脈、甲狀腺腫大、多汗、食慾旺盛、體重減輕、微熱、手抖等。
甲狀腺機能低下症	甲狀腺的機能低下，荷爾蒙分泌不足的狀態。會出現全身倦怠、皮膚乾燥、臉部浮腫的症狀。
甲狀腺癌	症狀主要為前頸部或側頸部的腫瘤。此外，有咳嗽、聲音嘶啞、喉頭有壓迫感等症狀。診斷方式有頸部的觸診、超音波檢查、CT等。
亞急性甲狀腺炎	甲狀腺的發炎性疾病，目前仍不知道致病原因，一般認為可能是病毒所引發的。甲狀腺突然腫大、疼痛，大約1～2個月痊癒。好發於中年女性。
慢性甲狀腺炎	別名「橋本氏甲狀腺炎」（Hashimoto's thyroiditis）。當輕度發炎時，就是甲狀腺機能亢進症，隨著病情的加劇，就演變成甲狀腺機能低下症。是患者體內會產生抗甲狀腺激素抗體，破壞自己的甲狀腺組織所引發。
單純性甲狀腺腫	青春期女性或是妊娠中女性的甲狀腺變大的狀態。主要原因是缺碘。

相反的，甲狀腺機能低下症是指甲狀腺激素的分泌比正常還要低下的狀態。通常是下視丘或是腦下垂體的疾病而導致甲狀腺刺激素的分泌低下時，或是甲狀腺本身出現障礙時所引發的。除此之外，摘除甲狀腺、放射線治療後，投與抑制甲狀腺激素之合成的藥劑也會導致甲狀腺機能低下。其症狀是代謝變差、即使在夏天也覺得冷、心情低落、動作遲緩、脈搏變慢。一般是服用甲狀腺荷爾蒙製劑來治療。

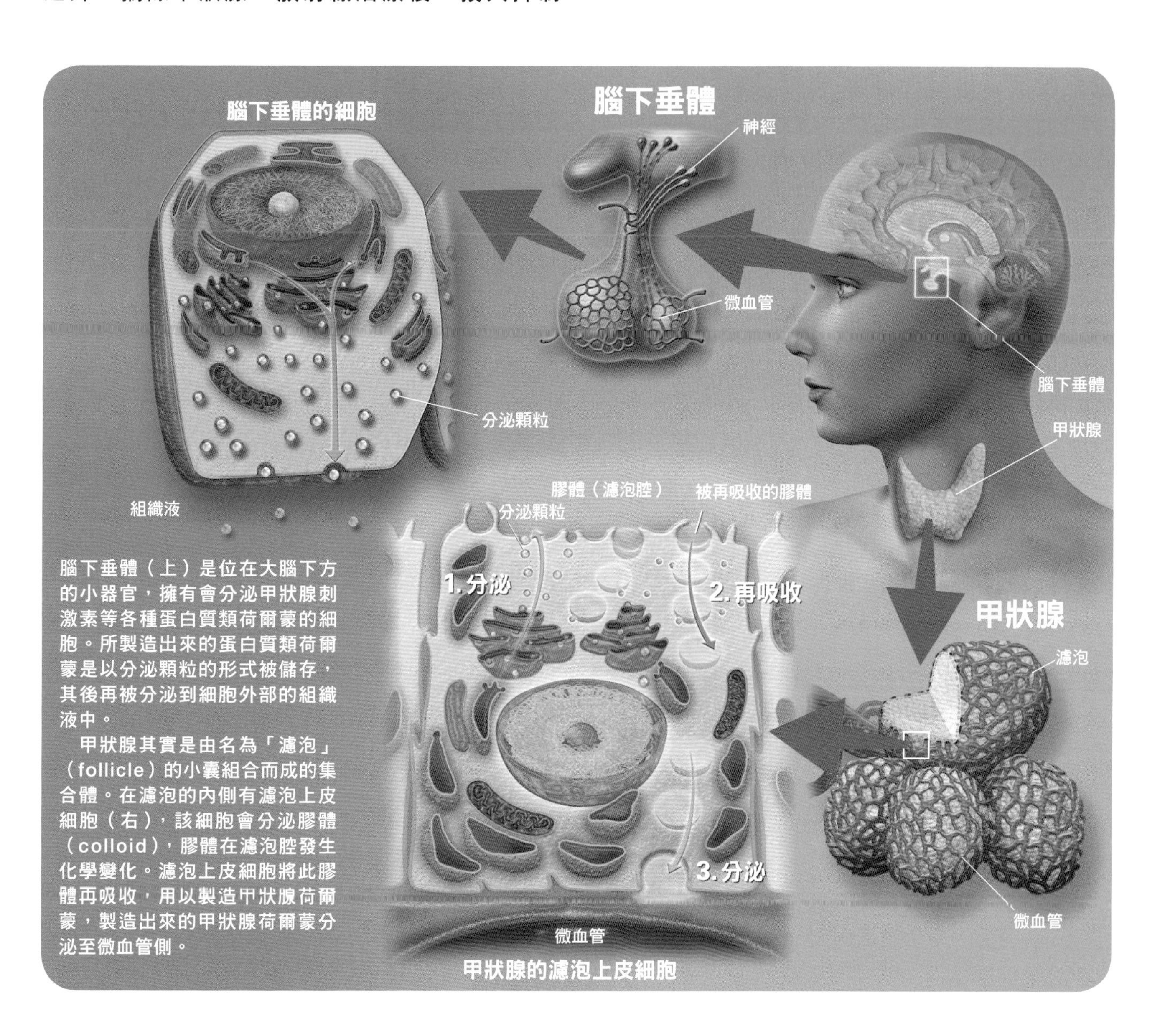

腦下垂體（上）是位在大腦下方的小器官，擁有會分泌甲狀腺刺激素等各種蛋白質類荷爾蒙的細胞。所製造出來的蛋白質類荷爾蒙是以分泌顆粒的形式被儲存，其後再被分泌到細胞外部的組織液中。

甲狀腺其實是由名為「濾泡」（follicle）的小囊組合而成的集合體。在濾泡的內側有濾泡上皮細胞（右），該細胞會分泌膠體（colloid），膠體在濾泡腔發生化學變化。濾泡上皮細胞將此膠體再吸收，用以製造甲狀腺荷爾蒙，製造出來的甲狀腺荷爾蒙分泌至微血管側。

若想**更進一步**了解更多，請參考以下網站。

台灣家庭醫學醫學會「常見的甲狀腺疾病」

胃部疾病 癌症與潰瘍是代表性疾病

食道、胃、十二指腸統稱為上消化道。從食道進入體內的食物暫存在胃部，胃是進行第一階段消化的器官。胃部所分泌的胃液中含有鹽酸和消化酵素「胃蛋白酶」（pepsin），可消化食物中的蛋白質。而十二指腸則可將胃所消化的食物更進一步消化。胃的容量約1.5～2公升左右。

胃部疾病有癌症和潰瘍

胃部疾病有很多種，胃癌、食道癌等癌症與胃潰瘍、十二指腸潰瘍等潰瘍是代表性疾病。

若就症候名稱來說的話，有「慢性胃炎」這樣的說法。不過，在內視鏡檢查方面，有些慢性胃炎實在無法與症狀吻合，因此慢性胃炎不能視為病名，只能當成症候名。

有時，自己的胃和十二指腸也會被消化，結果就形成潰瘍，這就稱為胃潰瘍和十二指腸潰瘍。致病原因可能是壓力導致胃酸分泌過多、吸菸等導致血液循環不良，以至於黏膜的防禦機制低下等。

慢性胃炎和消化性潰瘍的病原菌

根據最近的研究指出：幽門螺旋桿菌（學名：*Helicobacter pylori*）是慢性胃炎和消化性潰瘍的原因之一，且已闡明使用抗生素可殺死幽門螺旋桿菌，是極具效果的治療方法。

藉由各式各樣的檢查可以發現幽門螺旋桿菌，其中一種就是從血液中的抗體來發現其蹤跡的方法。

另外，也可以經由大便中幽門螺旋桿菌抗原的檢測、生檢材料中的幽門螺旋桿菌抗原和尿素氮呼氣試驗中的幽門螺旋桿菌代謝物檢測，來找出它的行蹤。

胃癌的最大原因在於食品中的致癌物質

「胃癌」曾是全世界最常見的癌症，直到7、8年前才被「肺癌」超過，而屈居第二位。台灣地區近幾年來胃癌的罹患率逐年下降，根據民國107年的統計，胃癌占十大癌症死亡率的第七位。胃癌的致病原因目前仍不清楚，不過一般認為像是烤焦的魚等食物中所含的致癌物質應是引發胃癌的最主要原因。

利用血液檢查無法診斷出胃癌，主要是以胃鏡檢查為主，另外一種是鋇劑攝影。當鋇劑攝影懷疑有胃部病灶時，仍需藉由胃鏡檢查取得檢體做確定診斷。治療方法原則上是手術。

患者人數愈來愈多的逆流性食道炎

食道的疾病方面，最近逆流性食道炎（reflux

胃部的疾病

疾病	說明
慢性胃炎（慢性萎縮性胃炎）	胃黏膜長時間廣範圍糜爛，修復的結果就是胃黏膜和胃腺呈萎縮的狀態。正式名稱為「慢性萎縮性胃炎」，可分為幾種類型。隨著年齡的增長頻率會增加，黏膜受到傷害的範圍也會擴大。當萎縮情況愈來愈明顯時，胃酸的分泌變少，會引發消化不良，出現食慾不振、胃脹等症狀。治療上採服用黏膜保護劑、消化劑等藥物的對症療法。此外，有幽門螺旋桿菌時，必須進行除菌的治療。
消化性潰瘍	胃液中的酸及胃蛋白酶將胃本身消化而引發上消化道的潰瘍性病變，這就是慢性的胃與十二指腸潰瘍。目前因幽門螺旋桿菌而引發的消化性潰瘍備受關注，尤其是歐美有報告指出：幽門螺旋桿菌的除菌是十二指腸潰瘍的有效療法。治療上，基本是先驅除幽門螺旋桿菌，解除精神上的壓力，再配合飲食療法。
胃癌	發生於胃黏膜的惡性腫瘤。癌細胞只侵犯到黏膜或黏膜下層（黏膜肌板、黏膜下組織）者稱為早期胃癌，在此階段只需切除，再發率相當低。不過早期胃癌通常沒有症狀，必須積極進行定期檢查，本人的自覺非常重要。

esophagitis；RE）有增加的趨勢。在食道與胃的接合部附近，有防止胃內容物逆流的機制。但是如果像是食道裂孔疝氣（esophageal hiatal hernia）等則會破壞該機制，又或是食物導致內壓下降的話，胃酸就會回到食道，引發食道黏膜發炎，這就是逆流性食道炎。治療方面一般是採使用制酸劑的藥物治療。

此外，有一種稱為食道弛緩不能（esophageal achalasia）的疾病。這是因為食道下端的神經出現障礙，食道的出口（賁門）無法迅速打開，食物積存在食道的疾病。診斷時，經由症狀和X光攝影得到確認。

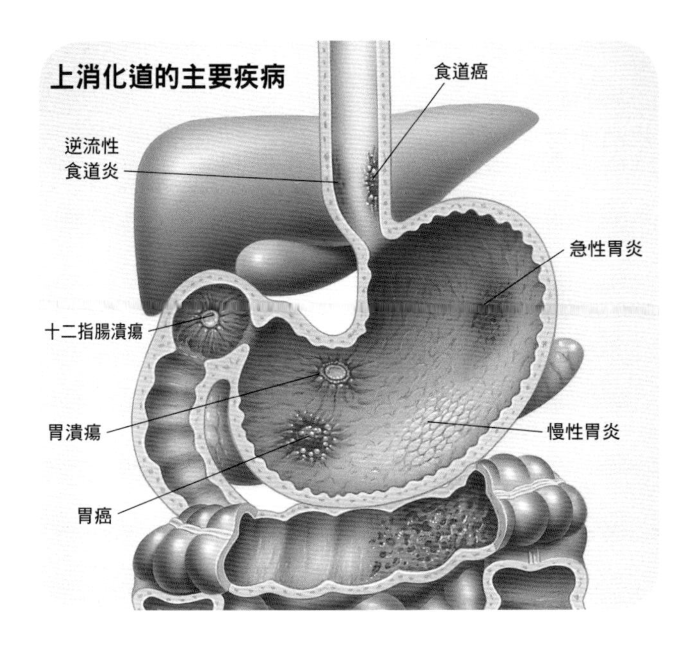

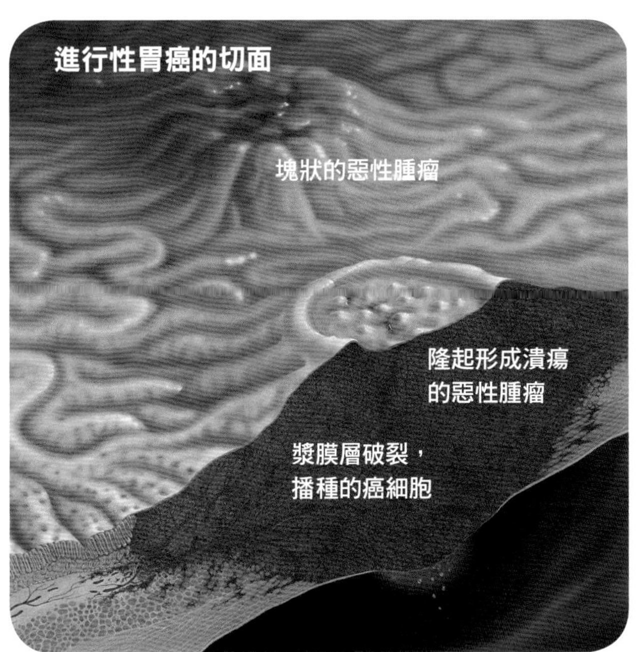

X光攝影檢查與內視鏡檢查

胃部檢查一般認為上消化道X光攝影檢查和內視鏡檢查是有效的方法。

上消化道X光攝影是先喝下鋇劑（顯影劑）和發泡劑，再進行X光攝影的檢查，在胃癌的診斷上經常使用。另一方面，內視鏡是數千條像髮絲一樣細的玻璃纖維束可以傳導光，而且可以完全彎曲的儀器。可經由口或鼻送入體內，以調查胃壁等的狀況。內視鏡不僅可觀察患部，還能採取部分組織，或是進行早期癌及出血性潰瘍的治療。

若想**更進一步**了解更多，請參考以下網站。

衛生福利部國民健康署
https://www.hpa.gov.tw

肝臟是體內的化學工廠。

肝臟是人體內臟裡「體積」最大的器官。肝臟會製造並貯存儲能物質「肝醣」(glycogen)，再因應需要分解肝醣並送到血液中，以調整糖分。

此外，也進行合成、分解和儲存構成身體之胺基酸、蛋白質、脂肪。除了會從醣類製造脂肪外，也會從胺基酸及脂肪製造出醣類。像這樣，因為具有各式各樣的功能，所以，肝臟也被稱為「體內的化學工廠」。

肝臟具有保護身體的重要功能，它會調節血液的量，破壞老舊的紅血球，貯存構成血紅素的重要原料「鐵」。

肝臟疾病若置之不理的話，會發展成重大疾病

肝臟疾病包括：病毒性肝炎、由病毒性肝炎演變成的急性肝炎、慢性肝炎、以及由這些肝炎演變成的肝硬化。就所知，其中有部分甚至更進一步演變成肝癌。此外，也闡明因酗酒所引發的酒精性肝炎會從脂肪肝演變成肝硬化。

病毒性肝炎因病毒種類的不同可分為A型、B型、C型等。過去曾被稱為血清性肝炎（輸血後肝炎）的是B型肝炎。血清性肝炎是因為血液、血液製劑的輸血而感染、擴散的肝炎，最近因血液檢查的進步，B型肝炎的傳播逐漸趨緩。

肝臟的疾病

疾病	說明
酒精性肝炎	因酒精導致肝細胞受到直接傷害的情形，也稱肝炎。酒精性肝炎會造成脂肪蓄積在肝細胞內，或是細胞間形成細微的纖維。出現像急性肝炎這類明顯症狀的情形相當罕見。有酒精性肝炎的人若持續飲酒的話，會演變成肝硬化，不過若在情形尚未惡化之前戒酒的話，可恢復健康。γ-GTP會特異性升高。
藥物性肝損害	因藥物引發的肝功能障礙。若有服用藥物的人一旦出現肝功能障礙，必須先調查是否是因為藥物的緣故。
脂肪肝	肝細胞中堆積大量中性脂肪等脂肪的狀態。酒精、脂肪等的養分、荷爾蒙異常、藥物等都是致病的原因。治療方法主要是改善飲食，若置之不理的話，也可能引發肝硬化。
病毒性肝炎（A型肝炎、B型肝炎、C型肝炎）	病毒感染所引發的肝障礙。現在已確認的肝炎病毒有A型肝炎病毒、B型肝炎病毒等數種，肝炎也是根據病毒種類來區分。病毒的感染方式不同，目前已闡明發病機轉的是A型到C型，而A型肝炎是肝炎中唯一經口感染的傳染性急性疾病。症狀有食慾不振、全身倦怠感、發熱、腹痛等。治療方法是在保持安靜休息後，進行對症療法；B型肝炎是透過感染者的血液、體液感染的。症狀有食慾不振、關節痛、全身倦怠感等；C型肝炎是直接接觸到感染者的血液而感染的，傳統上用來治療C型肝炎的藥物以干擾素為主。
慢性肝炎	肝炎是病毒侵入肝細胞後，原來企圖將病毒驅逐的免疫細胞反而破壞了肝細胞所導致的結果。肝細胞持續遭受破壞的狀態就是慢性肝炎，若一直進行下去最終會演變成肝硬化的狀態。
肝硬化	肝組織變性，肝臟變硬、變小而無法正常運作的狀態。大多是從病毒性、酒精性的慢性肝炎演變而來。初期症狀有全身倦怠感、疲勞感、浮腫、食慾不振等。蜘蛛狀血管瘤（出現在上半身的紅色小斑點）、手掌紅斑（手掌中央以外的其他部分發紅）是代表性症狀。
肝癌	肝癌有發生自肝細胞的「肝細胞癌」和在肝臟內膽管的上皮細胞發生的「肝內膽管癌」(intrahepatic cholangiocarcinoma)。肝細胞癌大多是從肝硬化衍生的，不過也有從慢性肝炎發生的情形。

目前來勢洶洶的病毒性肝炎是C型肝炎。由C型肝炎演變成的慢性肝炎、進一步的肝硬化、肝癌是不容忽視的重大問題。

藉由檢測AST、ALT可診斷肝功能

大多數的肝功能可藉由檢測AST（GOT）、ALT（GPT，請參考22頁）等酵素來診斷。AST跟ALT是原本不存在於血液中的酵素，當肝臟細胞壞死，這些酵素就會流入血液中。因此，只要觀察血液中的AST和ALT，就能明瞭肝臟細胞的受損程度。這樣的酵素被稱為「轉移酶」（轉移酵素）。另外，還有被認為與膽道有關的酵素「γ-GTP」、「ALP」（鹼性磷酸酶）。若是慢性肝炎的話，目前已知AST會升得比ALT還要高。

若是血液檢查搭配超音波檢查的話，就能更正確掌握肝功能的狀態。再者，使用超音波和CT（電腦斷層攝影）等圖像檢查，若是有肝癌發生的話，也能拍到惡性腫瘤的影像。

此外，目前已知如果是罹患肝癌的話，AFP（alpha-fetoprotein，α型胎兒蛋白又稱甲型胎兒蛋白）跟PIVKA-II這二種蛋白質的數值也會上升，因此可根據該結果展開治療。

C型肝炎的治療是在飲食療法的基礎上，最近再搭配「干擾素」這樣的細胞介素（生理活性物質），企圖將病毒完全驅除。再者，還導入分子標靶藥物。肝癌的治療除了手術以外，也採用內科性殺死癌細胞的方法。

從脂肪肝到酒精性肝炎、肝硬化

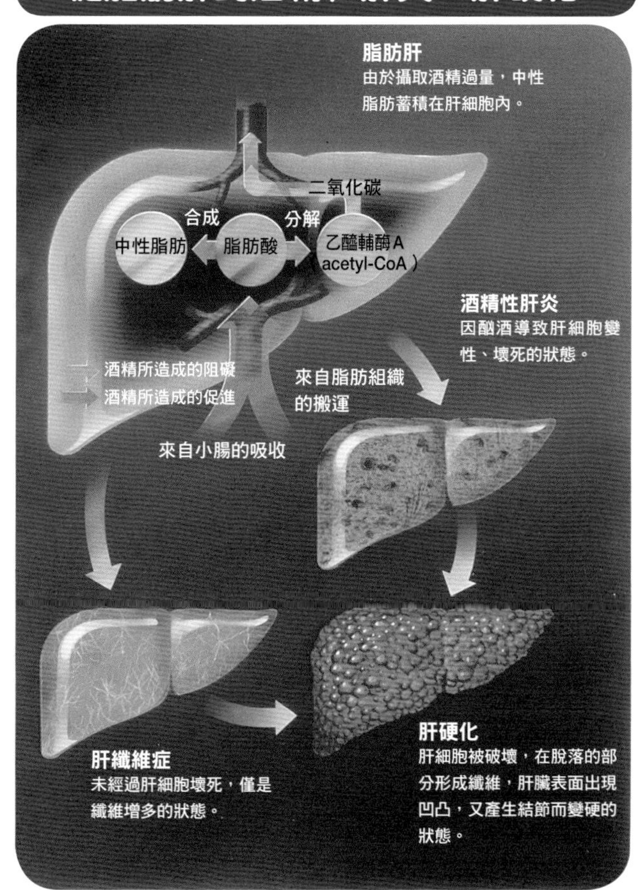

飲酒過量、營養過剩所引發的酒精性肝炎

酒精性肝炎是喝酒過多以及營養過剩所引發的疾病。首先，脂肪蓄積在肝細胞中，使得發揮作用的細胞變少，這就是脂肪肝。在剛開始罹患脂肪肝時，γ-GTP的數值會出現特異性的升高。當γ-GTP數值變成3位數時，請務必節酒或是戒酒，注意保持適當的體重。並且，每週設定2～3天不喝酒的日子（讓肝臟休息的日子）。

當脂肪肝的狀態一直持續下去的話，能夠發揮作用的肝細胞幾乎沒有了，肝臟變得無法發揮正常功能，此稱為肝硬化。一旦肝臟硬化，就無法製造白蛋白（一種蛋白質），因此就無法維持滲透壓，腹水就會蓄積在體內。再者，當肝臟無法處理膽紅素時，就會出現黃疸。因為肝硬化導致肝臟不管用，簡直就像沒有肝臟一般，因此可以說是攸關性命的重大疾病。

膽囊疾病 內部形成的結石可能演變成疾病

膽囊是位在肝臟下方的小器官，執行將肝臟所製造的膽汁予以濃縮和貯存的任務。相當於膽汁通道的膽管與膽囊合稱「膽道」。

以膽囊為首的膽道相關疾病有膽結石、膽管癌、膽囊炎等。而因為各種因素的關係，導致膽道阻塞，結果出現黃疸現象，此稱為阻塞性黃疸（obstructive jaundice）。

膽道或膽囊被結石堵住引起發炎的膽石症

因形成於膽道或膽囊內的膽結石而出現症狀（發炎）者稱為「膽石症」（choleliths）。膽結石根據成分可分為膽固醇類結石和膽紅素類結石（膽砂），不過幾乎都是膽固醇結石。一般認為當膽囊與膽道不夠通暢時，裡面的膽汁或膽色素就會蓄積變濃，或者是膽汁中構成膽結石的成分逐漸分離而形成膽結石。多發於飲食時間不規律的人。

膽囊阻塞需施行摘除手術

膽結石重量非常輕，大小通常僅約2～3公分左右。有人膽囊中僅形成1顆膽結石，也有多達2000顆以上的案例。

有人的膽結石毫無症狀，是在健檢時利用超音波檢查發現的。像這種完全沒有症狀的膽結石被稱為「沉默之石」，一般來說可以先置之不理。

膽結石的問題不在於大小，而是在於膽結石流出將膽囊堵住，因著膽囊堵住所引發的膽囊炎。在發現這樣的症狀時，有時必須進行將整個膽囊摘除的手術。

診斷上，超音波檢查是有效的方法，一般都還會配合內視鏡逆行性膽胰管攝影。血液檢查可以明瞭有無阻塞性黃疸。

各種疾病都會出現阻塞性黃疸

形成於膽管的癌症（膽管癌）有總膽管癌、肝內膽管癌等數種。膽管癌在剛開始是沒有任何症

《《《《《《《《《《《《《《《 膽囊的疾病 》》》》》》》》》》》》》》》

疾病	說明
膽石症	因在膽管、膽囊所形成的結石所產生的各種疾病。雖會因結石所在的部位不同而症狀各異，不過噁心、嘔吐、擴散至背部的右上腹部疼痛是它的特徵。
膽管癌	發生於肝外膽道相關部位（左右肝管、總肝管、膽囊管、總膽管）的癌症。一般多發於40～60歲的世代，不過發生率並不高。
膽囊炎	因大腸菌、腸內細菌感染所引發的炎症。因結石堵住膽囊頸部、膽囊管等處，膽汁蓄積在膽囊中，在此有由細菌感染引發的情形，也有即使沒有膽結石也引發的情形。有急性和慢性，急性膽囊炎會出現高熱、右上腹部劇痛，隨著病情的進行，有時膽囊壁還會開孔。
阻塞性黃疸	肝外膽道阻塞所引發的黃疸。直接膽紅素（D-Bil）、γ-GTP、ALP、ALT、AST的值上升。

狀的，不過很快就會出現黃疸。

此外，膽管與胰管在十二指腸開口的部分稱為「十二指腸主乳頭」（major duodenal papilla，或稱華特氏乳頭），此處亦有可能發生癌症，稱為「十二指腸乳頭癌」，會出現明顯的阻塞性黃疸症狀為其特徵。

阻塞性黃疸是膽汁逆流入血液中所導致。黃疸時，在血液檢查中，直接膽紅素的值顯著增加，同時γ-GTP和ALP的值也跟著增加。相對的，AST、ALT等酵素並未明顯上升。

引發肝臟障礙等時，有時甚至膽紅素的值幾乎達20。阻塞性黃疸等肝內膽管擴張的情形可藉由PTC（經皮穿肝膽道攝影）來診斷。

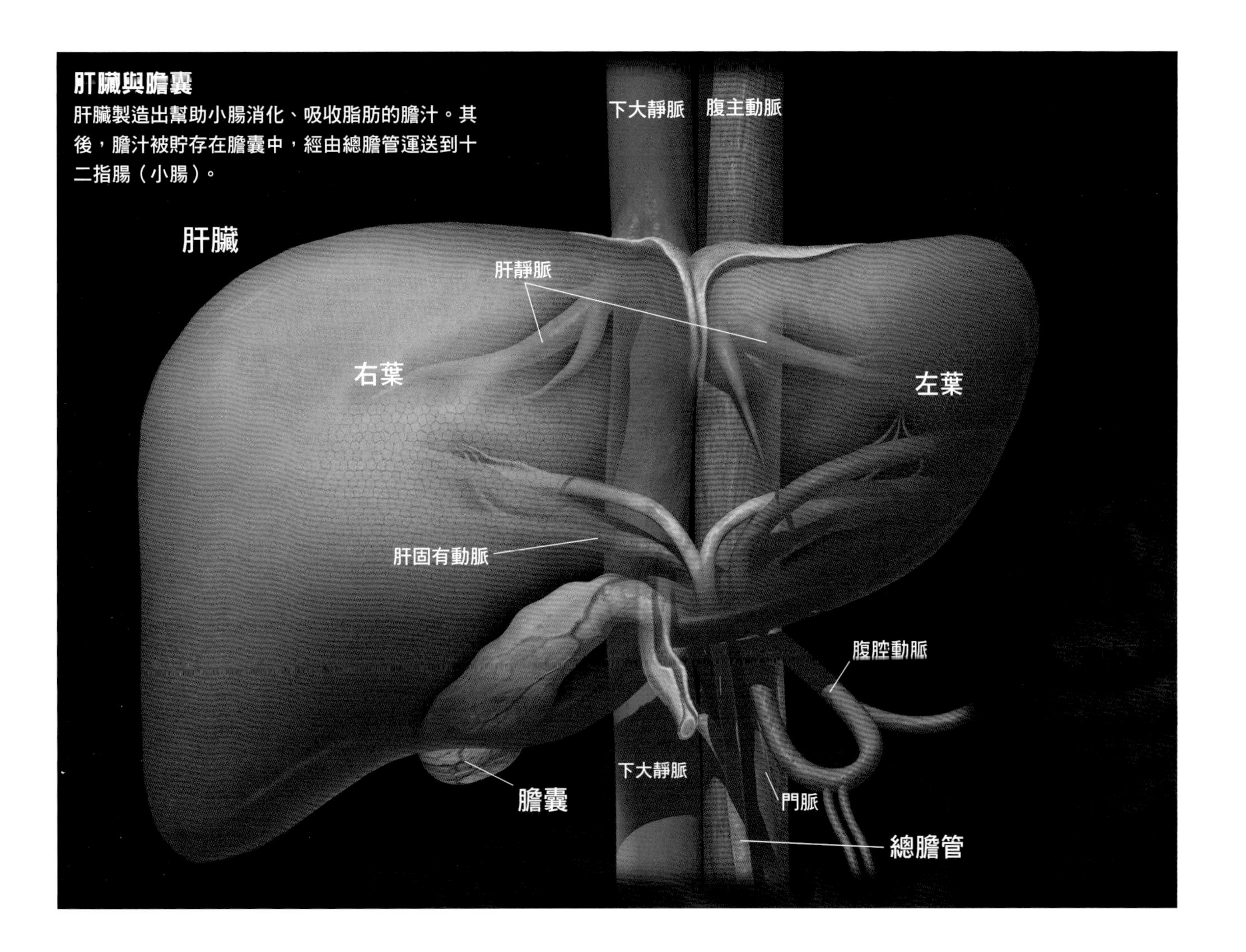

肝臟與膽囊
肝臟製造出幫助小腸消化、吸收脂肪的膽汁。其後，膽汁被貯存在膽囊中，經由總膽管運送到十二指腸（小腸）。

胰臟疾病 急性胰臟炎和慢性胰臟炎是主要疾病

胰臟是位於後腹腔，橫於胃與脊椎間的器官，長度約15公分。形狀像圓錐體，一頭大一頭小，逐漸收縮，從右至左分為「胰頭」、「胰體」、「胰尾」三部分。

胰臟是一種消化腺，分泌含有強烈消化酵素的胰液，經由胰管輸送到十二指腸。此外，位在胰臟內部的胰島（pancreatic islets或islets of Langerhans）會分泌調節血液中之葡萄糖（血糖）的胰島素（insulin）和升糖素（glucagon）至血液中。藉胰島素降低血糖，藉升糖素升高血糖。若胰島素的分泌低下，血糖就會上升，演變成糖尿病。

胰臟的主要疾病是急性胰臟炎和慢性胰臟炎

胰臟的主要疾病是急性胰臟炎和慢性胰臟炎。

急性胰臟炎的主要原因是膽結石和飲酒過量，劇烈疼痛是急性胰臟炎的特徵，根據研究認為，這是因為胰臟分泌的消化酵素（胰液）將胰臟本身消化的緣故。急性胰臟炎一般是投與鎮痛藥和抑制胰液分泌的藥物來治療，患者保持安靜休息的正常生活也是很重要的。

慢性胰臟炎主要是飲酒過量和膽石症，而慢性的胰臟消化酵素分泌量過多也是原因之一。除了上腹部和背部的慢性疼痛外，有時也會有像急性胰臟炎般的發作性劇痛。

倘若這樣的狀態持續一段時間的話，會對內分泌造成影響，也有可能演變成糖尿病。基本上，很多都是因為酒精的緣故，因此戒酒是最有效的治療方法。

幾乎沒有自覺症狀，很遲才會發現

胰臟癌在初期階段幾乎沒有自覺症狀，再加上胰臟位在後腹腔很難觸診，因此通常都是很遲才會發現的癌症之一。大多數情況都是隨著病情的發展，因膽道阻塞導致產生黃疸、背部疼痛，或者是癌細胞轉移到全身，體重減輕等這些更明顯的症狀產生了才會發現。不過，若是發生在膽道出口附近的癌症，在初期階段就會有黃疸等症狀出現。

檢查上，若膽道阻塞，膽道相關的酵素ALP、γ-GTP以及胰臟的消化酵素數值都會上升。不過，這些數值也會因為胰臟炎上升，胰臟癌並無特異性，因此必須格外注意。

據研究顯示，若罹患胰臟癌，腫瘤標記CA19-9與SPan-1的陽性率高，不過這是在癌症已經發生並進行中才會呈陽性，在早期診斷方面並無太大的效果。在最終診斷上，一般都是藉超音波、CT等圖像診斷以獲得確診。

胰臟的疾病

疾病	說明
急性胰臟炎 慢性胰臟炎	胰臟所製造的消化酵素（胰液）將胰臟本身消化所引發的疾病。胰臟炎的主要原因是膽結石和飲酒過量，也有因外傷、腹部手術後等引發的。急性胰臟炎一般都是伴隨激烈的症狀，像是劇烈的腹痛、噁心、甚至陷入休克等。慢性胰臟炎則是輕微的症狀一直持續很長的時間，當突然惡化時會出現與急性胰臟炎相同的症狀。慢性胰臟炎有時也會伴隨胰囊腫（pancreatic cysts）。
胰臟癌	發生於胰臟的惡性腫瘤。早期胰臟癌幾乎沒有任何症狀，是很遲才會發現的癌症之一。因為會浸潤周邊的器官，在早期很多時候都很難動手術，隨著外科手術技術的提升，現在已經能夠將胰臟摘除，預後的情形也逐漸變佳。

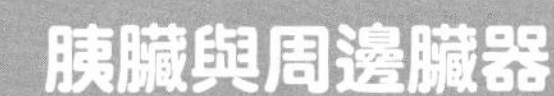

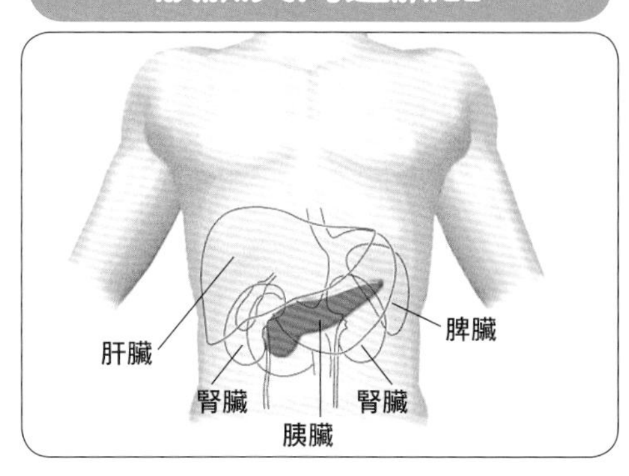

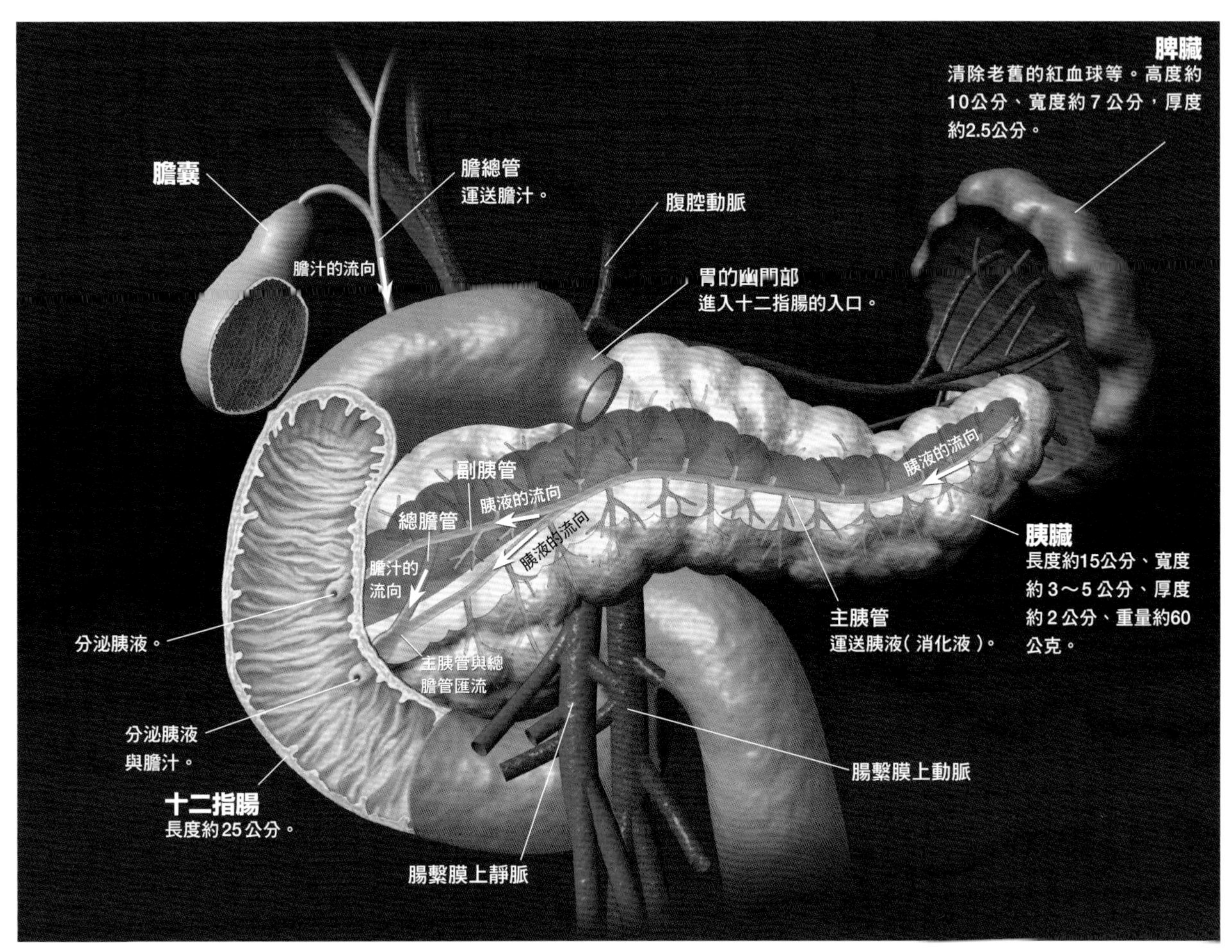

若想**更進一步**了解更多，請參考以下網站。

衛生福利部國民健康署
https://www.hpa.gov.tw

大腸疾病 大腸癌近年有增加的趨勢需要注意

大腸位在從口腔到肛門之消化道的最後一段，大致可分為結腸和直腸。結腸是由升結腸、橫結腸、降結腸、乙狀結腸所構成。

大腸的主要功能是將從小腸送來之食糜中的水分予以吸收，大腸長度約1.5～1.8公尺。

大腸癌分為結腸癌和直腸癌2種

大腸癌分成結腸癌和發生在直腸的直腸癌。最近，因為飲食習慣的歐美化，大腸癌患者的人數增加得非常快，相關研究認為是脂肪刺激大腸黏膜引發癌化所致。目前已知是先形成息肉，再癌化。好發於50～60世代（50幾歲到60幾歲）。

大腸癌原則上是可以藉由手術切除。診斷是否罹患大腸癌，基本上採用內視鏡和大腸X光鋇劑檢查。現在，內視鏡檢查的同時，還能直接將息肉切除。

一般來說，與其他癌症相較，大腸癌的手術比較容易。不過，若病灶接近直腸的話，是否保留肛門將是重點。原則上，若是直腸癌，通常都會做人工肛門（腸造口）。

此外，大腸癌的癌細胞常常會轉移到肝臟，因此，手術後一定也要對肝臟進行追蹤觀察。而在血液檢查方面，CEA可以說是診斷大腸癌的最佳腫瘤標記，一般在診斷或是追蹤觀察時，都是追蹤CEA。

棘手的潰瘍性大腸炎

提到大腸的其他疾病，還有被認為是疑難雜症的「潰瘍性大腸炎」（ulcerative colitis；UC），這也是年輕人較多的疾病。一般認為這是自體免疫疾病，不過致病機轉目前尚不清楚。主要症狀包括：反覆的劇烈腹瀉、大腸黏膜糜爛等。目前尚無有效、可以完全治癒的內科性治療。當症狀非常嚴重時，也會施行將大腸摘除的手術。

大腸的疾病

疾病	說明
大腸息肉（腺瘤性息肉）	從大腸內側黏膜發生蕈狀的腫瘤，易發生於乙狀結腸和直腸，一般都是良性腫瘤，但是約有10～15%會癌化。跟大腸癌一樣，隨著年齡的增長而增加，以男性為多，大多數都沒有症狀，有時會有血便的症狀。
大腸癌	發生自大腸黏膜的惡性腫瘤。研究指出原因是纖維質少、脂肪量多的飲食生活，以及與基因有關。症狀有肛門出血、糞便中有血液附著、大便變細、疼痛（刺痛）等。若是病灶很小，可能在沒有任何症狀的情況下就已經惡化了。近年來，大腸癌有增加的趨勢，隨著年齡的增長而增加，60幾歲～70幾歲的世代是高峰。糞便潛血檢查和直腸指診對於早期發現非常有效。治療上採取外科手術。
潰瘍性大腸炎	大腸的黏膜糜爛或是出現潰瘍的疾病，日本將之列為「指定難病」。根據研究認為這是自體免疫對大腸黏膜作用的結果，一般稱之為自體免疫疾病，但是發病的詳細機制尚未闡明。有反覆的劇烈腹瀉是此病的特徵，目前尚未有有效根治的內科性療法。病情嚴重時，甚至也有動手術將大腸切除的病例。
腸躁症候群	一般認為引發腸躁症候群（irritable bowel syndrome；IBS）的原因是精神上的壓力等，目前尚未闡明詳細的致病機轉。會反覆腹瀉，因為並無有效的藥物，因此只能採取對症療法或是以抗焦慮劑等來治療。

大腸癌

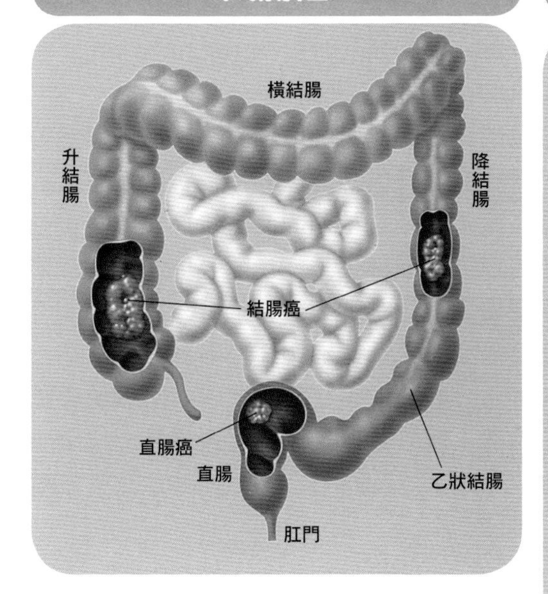

其他的大腸疾病

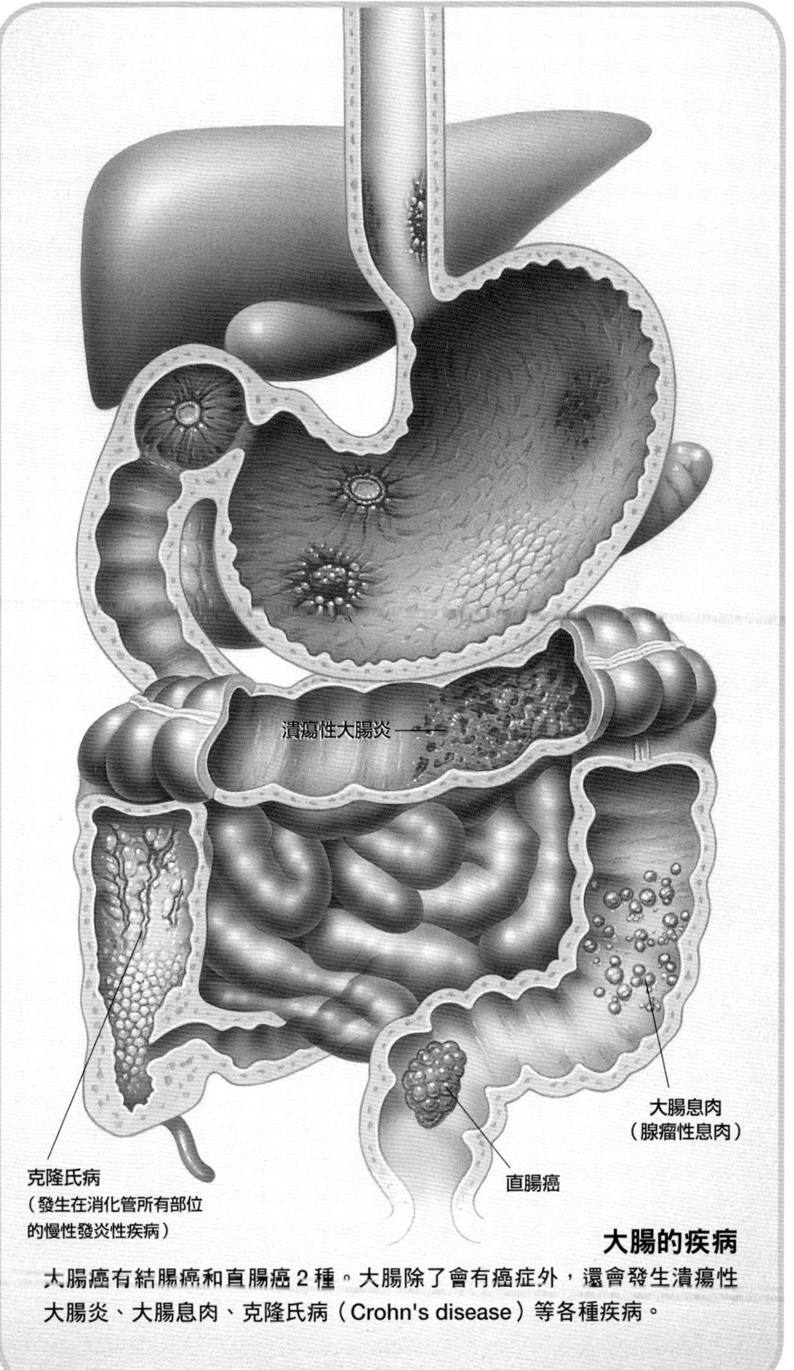

大腸的疾病

大腸癌有結腸癌和直腸癌 2 種。大腸除了會有癌症外，還會發生潰瘍性大腸炎、大腸息肉、克隆氏病（Crohn's disease）等各種疾病。

若想**更進一步**了解更多，請參考以下網站。

台灣家庭醫學醫學會「潰瘍性大腸炎的診治與預防」

腎臟疾病 以腎絲球的疾病為多

腎臟是位於腰部兩側、靠近背側腹腔內的1對臟器，與握緊的拳頭差不多大小。腎臟發揮過濾血液中老舊廢物，形成尿液的「身體汙水處理廠」的功能。

腎炎有急性腎炎和慢性腎炎二種

腎臟的疾病大多數是腎絲球（glomerulus，也稱絲球體）的疾病。腎炎（nephritis）、腎衰竭（renal failure）、腎病症候群（nephrotic syndrome）等是主要的疾病。

腎炎可分為急性和慢性2種。再者，一般還分為腎前性（prerenal）、腎因性（intrinsic renal）及腎後性（postrenal）三大類。

通往腎臟的血管因為某種原因阻塞，血液無法流到腎臟，腎臟因此喪失功能，此稱為腎前性腎炎。腎因性腎炎是腎臟因某種原因而無法運作，腎後性腎炎是泌尿道被結石堵住，或是因某種原因無法排尿，腎臟無法發揮正常功能。

不論上述哪種情況都是腎臟突然無法發揮功能，因此體內的水分和電解質完全失衡，有時甚至會陷入危險的狀態。當被診斷為急性腎衰竭時，必須立即進行血液或是腹膜透析，以便暫時度過生命危

腎臟的疾病

疾病	說明
腎衰竭	慢性腎臟疾病，出血、長時間不斷的腹瀉等是原因，代謝所產生的老舊廢物、毒性物質累積在體液中，體液產生異常的狀態。有慢性和急性之分。出現全身倦怠感、噁心、嘔吐、食慾不振等症狀，幾乎所有患者都會出現高血壓和貧血。病情進一步惡化的話，會演變成尿毒症，不過近來因為人工透析的發達，危險性已經銳減了。
急性腎炎 慢性腎炎	細菌感染和過敏所引發的炎症（發炎反應）。也有罹患扁桃咽喉炎後引發急性腎炎的情形。急性腎炎的症狀為血尿、尿量減少、浮腫、血壓上升等。急性腎炎發病後，或是症狀消失，但是尿蛋白陽性及高血壓持續1年以上的狀態，此稱為慢性腎炎。慢性腎炎的症狀為浮腫、血壓上升、蛋白尿、血尿等。
腎病症候群	因腎臟疾病導致腎絲球的功能受損而產生的各種症狀群。主要症狀是每一天尿中的尿蛋白量達3公克以上，以及因而產生的低蛋白血症（hypoproteinemia）、浮腫、血中膽固醇的增加等。多發於幼兒或是高齡者。通常都是因為浮腫而被注意到。也有研究認為該疾病與自體免疫有關。
泌尿道結石	上泌尿道（從腎臟的腎盂到輸尿管）與下泌尿道（膀胱與尿道）的某處產生結石的狀態。過去是利用手術將結石取出，最近大部分的結石是採取從體外以震波將結石震碎的方法。震波打不到的結石，則採取將內視鏡從尿道伸入體內，利用雷射等將結石擊碎的方法。

其他泌尿器官的疾病

疾病	說明
前列肥大 （攝護肥大）	前列腺病態肥大的狀態，通常多發於60歲以上的男性，原因不明。初發症狀是頻尿、未能把尿液排盡的感覺等。治療上，一般採用藥物療法和外科手術。
前列腺癌 （攝護腺癌）	發生在前列腺的上皮性惡性腫瘤，多發於70歲以上的高齡者。由於大多轉移到骨骼，以脊椎與骨盆腔最為常見，所以在部分設施會以健康檢查的等級以腫瘤標記（PSA）來檢查。此外，也會利用觸診和生檢來診斷。初發症狀是排尿困難、頻尿、便祕、腰痛等。治療上，投與女性荷爾蒙和摘除睪丸都是有效的方法。
膀胱炎	頻尿、解尿灼熱感及下腹酸痛、尿液混濁等，這是膀胱發炎的主要症狀。一般是細菌從尿道逆行進入膀胱所感染，以女性居多，特別是習慣憋尿又少喝水的人更容易罹患此症，因此不憋尿也是一種預防手段。採投與抗生素來治療，也有很多以增加尿量當作治療方法。
膀胱癌	發生在泌尿道的癌症中，患者人數最多的一種。血尿是初期症狀，其後會出現頻尿、排尿時疼痛、殘尿感等症狀。可利用膀胱內視鏡來觀察診斷。

機。其後，再進行疾病原因的治療。

接受血液透析的患者中，最多的是因為慢性腎衰竭

腎衰竭也有急性和慢性之分。接受血液透析（洗腎）的患者中，最多都是因為慢性衰竭。

慢性腎衰竭可分為因慢性腎炎所引發以及被腎臟以外的全身性疾病所引發2種，而全身性疾病中最多的就是糖尿病。不管哪種疾病都是喪失腎功能，因此必須進行血液透析，或者是進行腎臟移植。

慢性腎衰竭最多是因為慢性腎絲球腎炎所導致。慢性腎絲球腎炎被認為是一種自體免疫疾病，而像是伴隨IgA腎病變、全身性紅斑狼瘡（systemic lupus erythematosus；SLE）的腎障礙以外之不明原因的腎炎還有許多。

要了解腎功能的詳細情形可藉由檢測血中尿素氮（BUN）和血中肌酸酐（creatinine）濃度而獲知，尿蛋白呈陽性。此外，在尿沉渣鏡檢藉由觀察尿液中所含的細胞，也能判斷是否可能罹患腎炎。

因為尿素氮和肌酸酐是從腎臟排泄的，因此當腎功能變差時，血液中的濃度就會變高。此外，若比較尿中肌酸酐和血中肌酸酐的量，就能推估腎臟所處理的血液量，也就能更詳細瞭解腎功能了。

腎炎等不僅是腎臟本身的疾病，像是糖尿病、高血壓等全身性疾病也會導致慢性腎衰竭，因此，近年來已經形成了慢性腎臟病（Chronic Kidney Disease；CKD）的概念，將這些疾病都包含在其中。

輸尿管、尿道等處產生結石的泌尿道結石

尿液從腎臟流往輸尿管、膀胱、尿道，在這過程中有可能尿酸或是膽固醇凝固而形成結石，此稱為「泌尿道結石」（urinary calculi）。由於泌尿道結石阻塞的關係，會產生強烈的疼痛。另外，結石會使輸尿管、膀胱受傷，因此也會有出血的現象。

最近並非藉由血液檢查，而是利用超音波檢查和膀胱鏡，就能知道究竟有無泌尿道結石。若是情況嚴重的話，需以手術將之取出，不過大多數時候都能藉由排尿時自然排出。結石很大時，也可利用超音波將之震碎排出。

腎臟癌和膀胱癌

腎臟癌的主要症狀是血尿，可藉由超音波和腹部X光檢查來診斷，而血液檢查在此並非好的檢查方式。治療方法是手術。膀胱炎的症狀也是血尿，檢查時主要以腹部X光檢查為主。

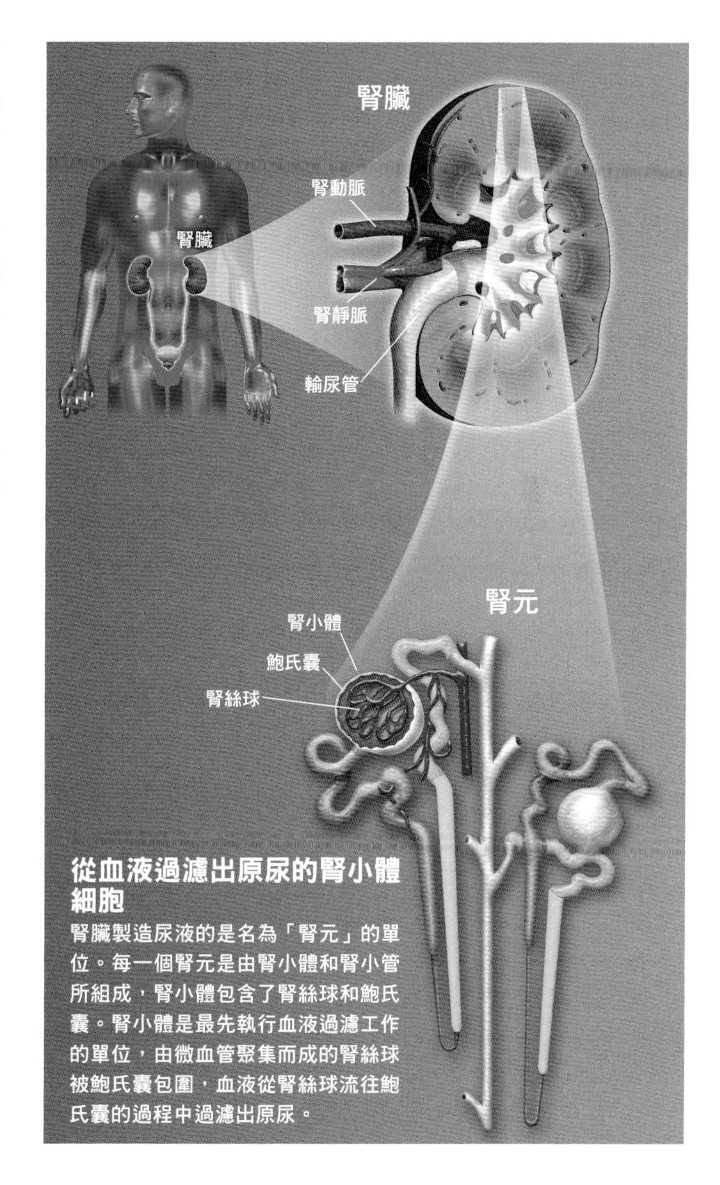

從血液過濾出原尿的腎小體細胞

腎臟製造尿液的是名為「腎元」的單位。每一個腎元是由腎小體和腎小管所組成，腎小體包含了腎絲球和鮑氏囊。腎小體是最先執行血液過濾工作的單位，由微血管聚集而成的腎絲球被鮑氏囊包圍，血液從腎絲球流往鮑氏囊的過程中過濾出原尿。

若想**更進一步**了解更多，請參考以下網站。

財團法人中華民國腎臟基金會
http://www.kidney.org.tw

骨骼疾病 女性尤須注意鈣攝取不足的問題

人體的骨架，若以成人為例，是由206塊骨頭和軟骨、關節所構成。骨骼形成了人體的基本輪廓，不僅扮演著支撐身體的角色，同時還具有造血的功能，保護腦以及脊髓等懼怕外力傷害的部分，且跟著肌肉一起運動，是人體非常重要的一個器官。

骨頭一般就是由骨膜、緻密骨（也被稱為密質骨，compact bone）、海綿質骨（spongy bone）所構成。因為內部中空，所以重量輕且柔軟有彈性。

骨骼成分很大部分是鈣和磷等無機物，其餘約3分之1是有機物，一方面通過骨骼內部的血管獲取氧氣和養分，一方面進行新陳代謝。

鈣質流失，骨骼變鬆軟的骨質疏鬆症

如果提到骨頭的疾病，很多人應該都會想到骨折。發生骨折時，並不需要血液檢查。只要拍攝X光片，針對骨折處治療即可。

另外，近年來頗受到大家關注的是骨質疏鬆症（osteoporosis），這是骨骼中所含的鈣質流入血液中，導致骨骼的形狀不變，但其實骨質已經變鬆軟了的疾病。

骨質疏鬆症的患者很大部分都是更年期以後的女性。因為停經的關係，女性荷爾蒙「雌激素」（estrogen）的分泌量變少，鈣質從骨骼中析出流入血液中，骨質變疏鬆，因此容易骨折。同時，脊椎（spine）也容易發生異常。

脊椎是由多塊椎骨（vertebra）堆疊而成，其上為人體最重的器官「腦」，因此，腦部重量有可能壓迫椎骨。

若是直接往下壓的話，身高可能會變矮幾公分；若是只往前壓的話，就是背部彎曲往前傾（駝背）；若是腰部被壓迫的話，就會產生腰部彎曲。此外，椎骨與椎骨之間有神經通過，一旦脊椎彎曲會壓迫到神經，產生劇烈的疼痛。

特別是頸椎受到壓迫時，手部會有強烈的麻痺感，對日常生活造成極大的困擾。

東方人容易鈣質攝取不足，不僅是女性，男性也應注意

東方人的飲食生活所攝取的鈣量比實際需求的還要少，必須格外留意骨質疏鬆症的問題。不僅是女性，男性也會因為偏食、運動不足等而有骨質疏鬆。

罹患骨質疏鬆症與否，目前是以雙能量X光吸收儀（dual-energy X-ray absorptiometry，DXA）來測定骨質密度（骨骼中鈣質的量）即可獲知。

另外，最近也已開發出骨形成標記「骨鈣化素」（osteocalcin）和骨吸收標記「尿中比林二酚胺（pyridinoline）」，透過血液檢查也能知道骨骼狀態。

現在雖稱已開發出治療骨質疏鬆症的藥物，但是很難發現其有效性，目前主要的治療方法是飲食和運動療法雙管齊下。因為運動時，會給予骨骼負荷，並間接通過肌肉的收縮作用於

骨骼疾病

疾病	說明
骨質疏鬆症	隨著老化，骨骼變得脆弱，只要一不小心就會引發脊椎的壓迫骨折或是四肢骨折的狀態。大多是因為腰背部疼痛才留意到，大多見於停經後的女性。
骨肉瘤	骨肉瘤（osteosarcoma）是原發性惡性腫瘤的代表癌症之一，大多發生於股骨（大腿骨）的下端，脛骨的上端。隨著病情的發展，會出現全身障礙、全身倦怠感、脫力感、發熱等。治療上，可利用外科手術將骨肉瘤切除，還有藥物療法、放射線治療等。多發於10多歲的男子。
骨折	因外力導致骨骼的連續性有部分或全部斷裂的情形。根據骨骼狀態、外力的施予方式等可分為：「外傷性骨折」、「病理性骨折」、「疲勞性骨折」。所謂外傷性骨折是遭受骨骼所具之生理性抗力以上的外力所產生的骨折；病理性骨折是骨骼本身有異常，僅是理應不會導致骨折的微弱外力就發生的骨折。原因很多是因為骨腫瘤、癌細胞的骨轉移、骨骼感染症、高度的骨質疏鬆症、成骨不全症（osteogenesis imperfecta）等。

骨骼，使骨骼產生應變。若是骨吸收較強的情況的話，也能在停經後施予荷爾蒙補充療法，也是預防骨質疏鬆的方法。這些療法現在都已在美國施行。

另外，現在也提倡一種名為「運動障礙症候群」（locomotive syndrome）的概念。因骨骼等運動器官的障礙，陷入需要照護的高風險狀態，因此必須進行預防活動。

人類的骨骼

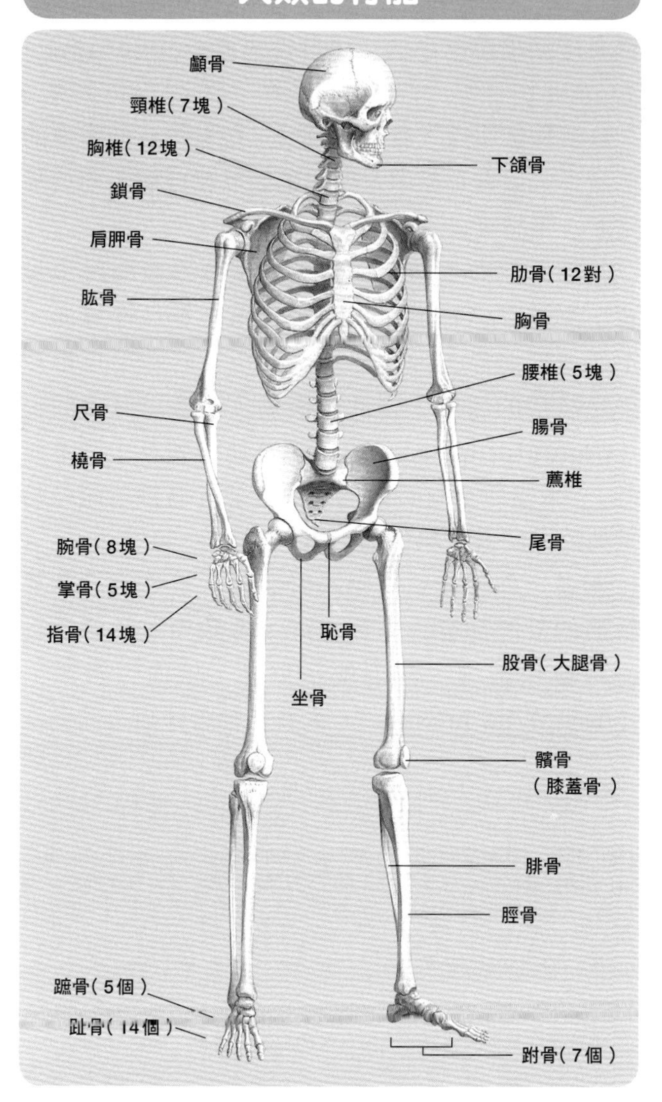

骨骼結構

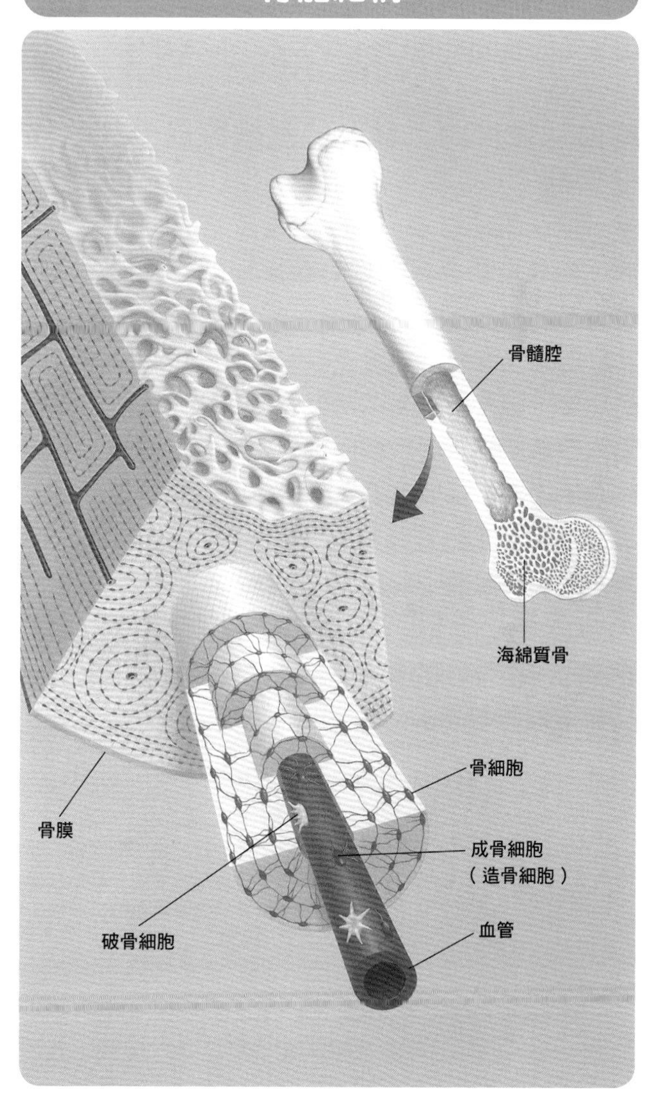

若想**更進一步**了解更多，請參考以下網站。

衛生福利部國民健康署「認識骨質疏鬆症」

血液疾病 以細胞成分的疾病為多

我們的身體是由細胞所構成，而血液擔負著提供細胞養分的重責大任。一般而言，成人有重量為體重的13分之1的血液在體內血管中循環。

血液大致可分為細胞成分和液體成分。細胞成分以紅血球、白血球、血小板為主要的細胞。液體成分（血漿）中則溶有大量的蛋白質，特別是白蛋白（一種蛋白質）和免疫球蛋白（抗體），以及凝血因子（coagulation factor）占了絕大部分。

紅血球減少的「貧血」是細胞成分的代表性疾病

一般所說的血液疾病，大多數是細胞成分的疾病，而其中最具代表性的就是紅血球減少的貧血（anemia）。

紅血球具有將肺部所吸收的氧氣輸送到全身組織的功能，因此當紅血球減少，導致貧血時，組織會陷入缺氧狀態，出現貧血特有的症狀。例如：運動時喘不過氣、身體衰弱、四肢無力、心悸等。有人稱突然站起來的暈眩為「貧血」或「腦貧血」，但這並非真正意義上的貧血。

患者人數最多的是缺鐵性貧血

貧血的種類很多，有「缺鐵性貧血」、「再生不良性貧血」、「溶血性貧血」等等，其中患者人數最多的就是缺鐵性貧血。

這是構成紅血球的材料不足夠所導致的代表性疾病。在製造紅血球中之血紅素時需要鐵。當鐵不足時，紅血球的血紅素含量變少，紅血球變小。伴隨的就是MCV（平均紅血球容積，請參考34頁）的值也會變小，這就是貧血。像這樣的貧血被分類為紅血球體積異常小的「小球性貧血」（microcytic anemia）。

缺鐵性貧血除了有氣喘吁吁、悸動等一般貧血的症狀外，還有手指甲呈凹陷的匙狀指或變平而失去彎度、罹患食道炎等症狀。

其次是雖有紅血球的材料，但是造血組織「骨髓」無法製造紅血球，這就是再生不良性貧血。不僅是紅血球，連白血球和血小板的數目也都減少是該症的特徵，因此也稱為「全血球減少症」（pancytopenia）。日本將該疾病列為「指定難病」，現階段少有有效的治療方法。目前所施行的是免疫抑制療法和骨髓移植。

再者，即使能正常製造紅血球，但是自己本身製造的抗體卻會攻擊紅血球，導致中途有許多紅血球會被破壞，典型例子就是「溶血性貧血」（hemolytic anemia），大多數都會伴隨自體免疫

《《《《《《《《《《《《《《《 血液的疾病（貧血篇）》》》》》》》》》》》》》》》

疾病	說明
缺鐵性貧血	致病原因是體內貯存的鐵（貯存鐵）缺乏所引發的貧血。缺鐵原因可分為消化性潰瘍導致的出血、慢性發炎導致鐵吸收障礙、鐵攝取減少等。紅血球變小，血紅素濃度變低的小球性貧血，除了可以觀察到心悸、喘不過氣、突然站起來會暈眩等一般貧血的症狀外，還有口內炎、湯匙狀指甲等症狀，治療方法除了消除原因疾病外，還要搭配補充鐵質的飲食。
溶血性貧血	發生溶血（紅血球的細胞膜破裂，其中的血紅素流出的現象），紅血球的破壞速度超過造血能力所引發的疾病。可分為紅血球本身有缺陷的情形，及紅血球周邊環境存在異常的情形（大部分是因自體抗體）。
再生不良性貧血	骨髓的造血功能受損，無法製造血球，演變為全血球減少症（紅血球、白血球、血小板等細胞成分減少）。紅血球減少導致貧血、血小板減少導致出血、白血球減少導致易感染性而引發發熱等症狀。
惡性貧血	缺乏維生素B_{12}所引發的貧血。除了有一般貧血的症狀外，還有消化道的症狀（食慾不振、便祕、腹瀉等）、神經及精神方面的症狀（麻痺感等知覺異常等）、黃疸、出血、毛髮異常等。雖然前面冠以「惡性」之名，但其實只要注射維生素B_{12}便能治療。
腎臟功能損害（腎衰竭）	所引起的貧血，常併有血小板減少的情形。血清鐵（serum iron，請參考90頁）稍低。這是因為腎臟製造之紅血球造血因子（紅血球生成素）不足所引發的。注射紅血球生成素製劑是有效療法。
真性紅血球增多症（polycythemia vera）	是一種骨髓增生性腫瘤（myeloproliferative neoplasm；MPN），多發於40～60歲。因為血液的黏稠度（黏度和濃度）增加引發循環障礙，導致出現頭痛、暈眩、耳鳴、倦怠感、知覺障礙、呼吸困難等症狀。患者大多會面色潮紅。

疾病。溶血性貧血藉由血液檢查，觀察間接膽紅素（請參考26頁）的數值上升，而能與其他貧血有所區別。

多發於女性的貧血

鐵原本可以從被破壞的紅血球中回收再利用，其實不需要特別從食物中大量攝取，1個月大約只要攝取1毫克就足夠了。但是，如果有血流出體外，就必須從飲食中另外攝取足夠的量，否則就會演變成缺鐵性貧血。

貧血的原因有時是因為大量出血，也有胃潰瘍、痔瘡這類少量的慢性出血。

女性在月經、子宮肌瘤等月經血較多時，也會造成貧血。此外，女性在10多歲後半到20多歲的前半（15～25歲左右），因為成長需要鐵，月經又使鐵流失，在這種雙重需鐵的情況下，很多都會罹患缺鐵性貧血。

此外，因惡性腫瘤、白血病等種種原因也會導致貧血，因此若出現缺鐵性貧血以外的貧血時，建議找專門醫生診察。

代表性的白血球疾病，白血病

白血球的主要功能是保護身體免於外敵的攻擊。白血球有顆粒球、單核球、淋巴球。從顆粒球和單核球變化而來的巨噬細胞是非專一性（非特異性）免疫裡的重要細胞，扮演吞噬與殺死經過組織的細菌，並能吃掉該組織中壞死以及老化的細胞。相對的，淋巴球的功能是排除專一性（特異性）疾病，亦即僅排除細菌和病毒。

白血球的疾病中最令大家熟悉與害怕的應當就屬白血病（leukemia）了。白血病大致可分為急性和慢性，兩者皆有淋巴性和骨髓性之分。最近，皆採行化學療法及骨髓移植，與以前相較，大多數急性白血病的預後情形也改善許多。但是，對惡性度極高的癌症仍然不變，施行非常集中性的治療。

在台灣，慢性淋巴性白血病的發生率低，患者人數較少。慢性骨髓性白血病的患者數稍多，病情發展速度較緩慢。最近，積極嘗試採用干擾素（動物細胞在受到某些病毒感染後分泌的具有抗病毒功能的宿主特異性醣蛋白）、骨髓移植等治療，另外新的藥物也在研發之中。

根據研究認為不管哪一種白血病都是體質，加上化學物質、病毒、放射線等要素而發病的，不過致病原因目前仍未闡明。

血液的疾病（白血球篇）

急性白血病	白血球（顆粒球、單核球、淋巴球）癌化的疾病。根據細胞種類而區分為「淋巴性」（淋巴球）和「骨髓性」（顆粒球、單核球）。因血小板減少而引發出血、發熱，因紅血球減少而引發貧血等症狀。雖然致病原因不明，不過一般認為與放射線、病毒有關。治療方面以化學療法為主，同時也有進行骨髓移植的情形。
慢性白血病	分化的途中或是成熟的白血球細胞癌化引發的疾病。慢性骨髓性白血病的大部分患者都可以發現「費城染色體」（Philadelphia chromosome）異常。目前尚不清楚發病原因，也無特徵性的症狀，通常都是注意到全身倦怠感，或是健康檢查時發現白血球增加時，進一步診斷才發現的。
惡性淋巴瘤（malignant lymphoma）	伴隨淋巴球腫瘤性增殖的疾病。症狀方面有從頸部開始的全身淋巴結腫脹、發熱、腫脹的淋巴結所造成的壓迫症狀等。利用淋巴結的生檢予以診斷。治療方面有化學療法、放射線療法、手術等。
多發性骨髓瘤（multiple myeloma）	這是B淋巴細胞分化最終之漿細胞（plasma cell）增生的惡性疾病。雖然目前仍不明原因，不過已知在骨髓癌化的漿細胞會一面破壞周圍的骨骼，一面增殖，因此骨骼變脆弱，容易骨折。最多的症狀是腰部、背部和肋骨等的疼痛。

若想**更進一步**了解更多，請參考以下網站。

中華民國血液病學會
http://www.hematology.org.tw

人類與疾病的攻防史

感染症、癌症、生活習慣病。人類是如何與疾病爭戰的呢？

每一次當人類戰勝「死亡疾病」就會變得更健康、壽命更延長。世界衛生組織（WHO）主張今後為了增進人類的健康，評估「社會的健康」是非常重要的一環。在回顧人類與疾病之歷史的同時，讓我們也一起來思考將來的疾病風險。

協助：北村 聖 日本國際醫療福祉大學醫學部 醫學部長・教授　東京大學名譽教授

各位看完前面所介紹的疾病一覽表後，也許會萌生「人類怎麼會被這麼多疾病包圍呢？」的疑問。事實上，現在很多人並不是因為衰老，而是因為某些疾病而死亡的。尤其是台灣人十大死因中名列前茅的癌症、心臟疾病、肺炎、腦血管疾病等疾病，發病後的致死率高，另外，還有一些是目前仍找不到治療方法的疑難疾病。

不過，回顧人類與疾病的攻防史，我們可以說，當人類戰勝形形色色的疾病後，變得更健康。舉例來說，從右頁的圖表可得知，日本人的平均壽命[※1]從明治初期的不滿50歲，到現在不管是男性，還是女性的平均壽命都已經超過80歲了。

仰賴熱水消毒與自體免疫的時代

當我們聽到「平均壽命在50歲以下」時，往往會有「大部分的人都活到50歲才死」的錯覺。其實，過去在新生兒誕生時，嬰兒和母親都面臨死亡的威脅，很多嬰兒跟母親也於此時喪失了性命，因此把平均壽命往下拉了。

導致嬰兒與母親喪生的主要原因是感染症。過去，在生產時或是受傷之際，若感染細菌或病毒僅能藉自體免疫來對抗。若是發生敗血症，病原體擴散全身，就有極高的死亡率。

至於應對措施方面，當時根據經驗知道，生產時，用熱水將周圍的物品消毒過可以預防感染。但是一旦感染了病原體，就束手無策了。現在可使用抗生素治療的感染症中，有很多在人類史上的絕大部分時間都是「絕症」。

醫學的勝利——疫苗與抗生素

19世紀開始展開疫苗的預防接種，藉由事先獲得抗體而能有效預防感染症。此外，1928年，英國生物學家弗萊明（Alexander Fleming，1881～1955）發現青黴素（penicillin，或音譯盤尼西林），於是在發病後可以使用抗生素來治療。

因為這些發現，醫學得以對抗感染症，感染症不再是絕症了。因此，全球因感染症所導致的死亡率下降，平均壽命急速上升。

※1：所謂「平均壽命」（life expectancy at birth），指0歲嬰兒這一年齡組的平均餘命。
※2：有關生活習慣病請看第4章的詳細解說。
※3：這些都僅是「要因」，並非癌症的唯一原因。

20世紀是生活習慣病與癌症的時代

因感染症而死亡的人數減少，大多數人都能變得更長壽，但是又有新的疾病成為不容忽視的問題，就是多發於高齡者的癌症、腦出血和心血管疾病。

目前已經闡明其中一部分癌症的致病原因是感染症引發的。例如，成人T細胞白血病（adult T cell leukemia；ATL）、由B型肝炎、C型肝炎演變成的肝癌等。

很多癌症、腦出血、心血管疾病的重要原因是生活習慣病※2。

舉例來說，過去日本人癌症死因中最多的胃癌要因，研究認為就是每天所攝取之烤魚等燒焦的部分。另外，最近癌症死因名列前茅的大腸癌要因則是高脂肪飲食、肺癌的要因是吸菸※3。

像這樣，因為與癌症相關的要因獲得闡明，人人開始留意自己的生活，逐漸變成可以預防癌症的發病。另外，發病後的早期發現技術也提升，內視鏡、MRI、PET/CT被活用於醫療現場。再者，憑藉著低侵襲性手術（less invasive surgery）等，有部分癌症已經可以治癒。

跟過去的感染症一樣，研究預防、診斷、治療這所有階段的應變對策，人類可以說已經逐漸能夠與癌症對抗了。

21世紀「社會的健康」非常重要

在122頁中提到：「21世紀是感染症的時代」。這是因為社會演變成感染症極易傳播的環境。

此外，又或許「21世紀是生活習慣病的時代」也說不定。在日本，地方人口減少、高齡化都成為問題。在這樣的地區。運動不足和飲食過量很容易導致生活習慣病。

「舉例說，人口減少的地區若廢除公共汽車等大眾交通工具，包括高齡者在內的大多數人就必須以汽車代步，於是很容易導致運動不足，該地的人民就容易罹患生活習慣病」（北村教授）。

21世紀的社會或許會演變成罹患感染症跟生活習慣病風險高的社會。世界衛生組織（WHO）的宗旨是使全世界人民獲得儘可能高水準的健康，不僅是每個人身體、精神上的健康，提升「社會的健康」也很重要。

就好像藉由身體健康檢查確認個人的罹病風險一樣，各地區從「爭亂」、「貧富差距」來確認「下水道的普及率」、「衛生相關的教育」等。若能自覺各地區會演變成什麼樣疾病風險性高的環境，應該就能做到「地區級的生活管理」。

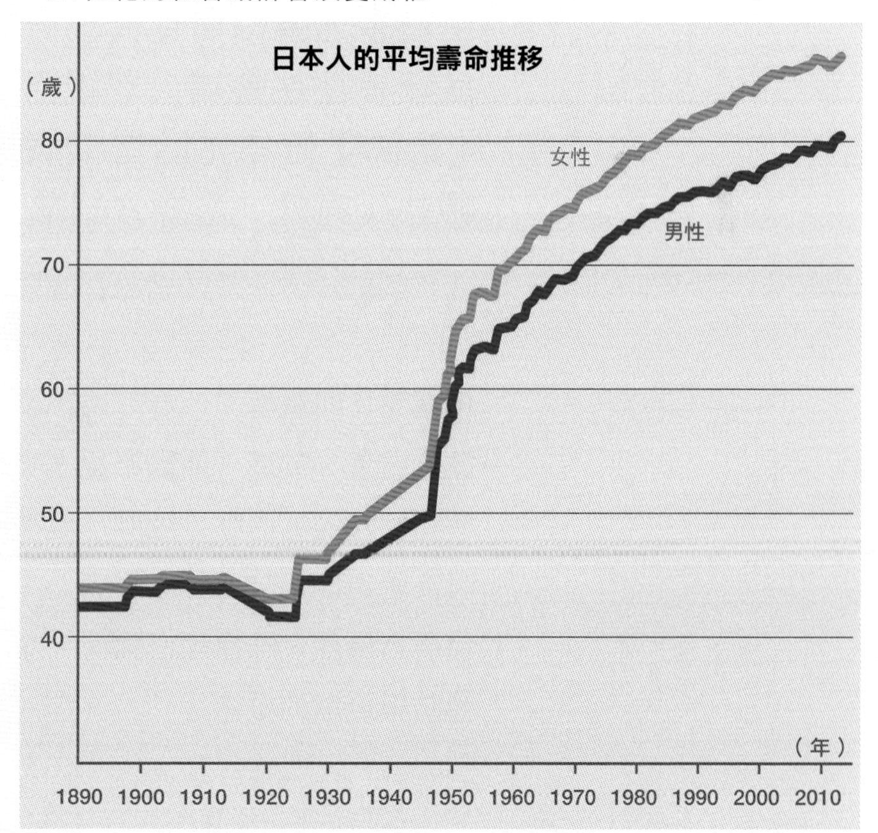

該圖表為日本人的平均壽命推移彙總圖。粉紅色是女性，藍色是男性的資料。從圖中可清楚看到二次大戰後，平均壽命急速增長。據研究，原因之一是抗生素的普及。

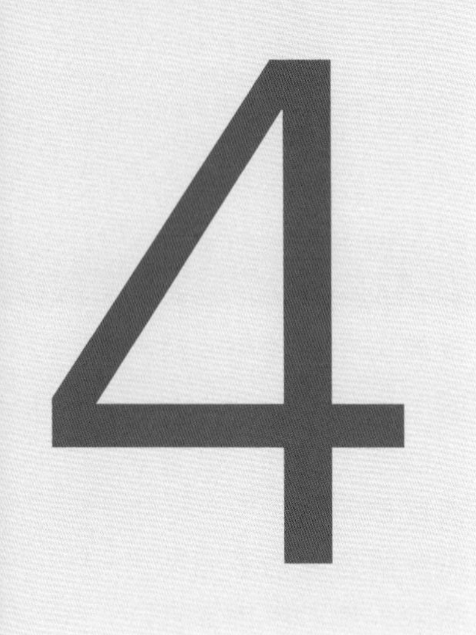

生活習慣病

置之不理即可能成大病之生活習慣病

監修 **高久史麿**　執筆 **北村 聖**

在現代人死因中占前幾名的是癌症、心臟疾病、腦出血，而容易引發這些疾病的病症是高血壓、異常血脂症、糖尿病、肥胖等「生活習慣病」（lifestyle disease）。由於生活習慣病在大部分時間都沒有明顯症狀，往往會讓人忽視而置之不理。在第4章除了確認生活習慣病在將來可能引發哪些疾病外，還要介紹矯正生活的重點。

的威脅

的機制與預防方法

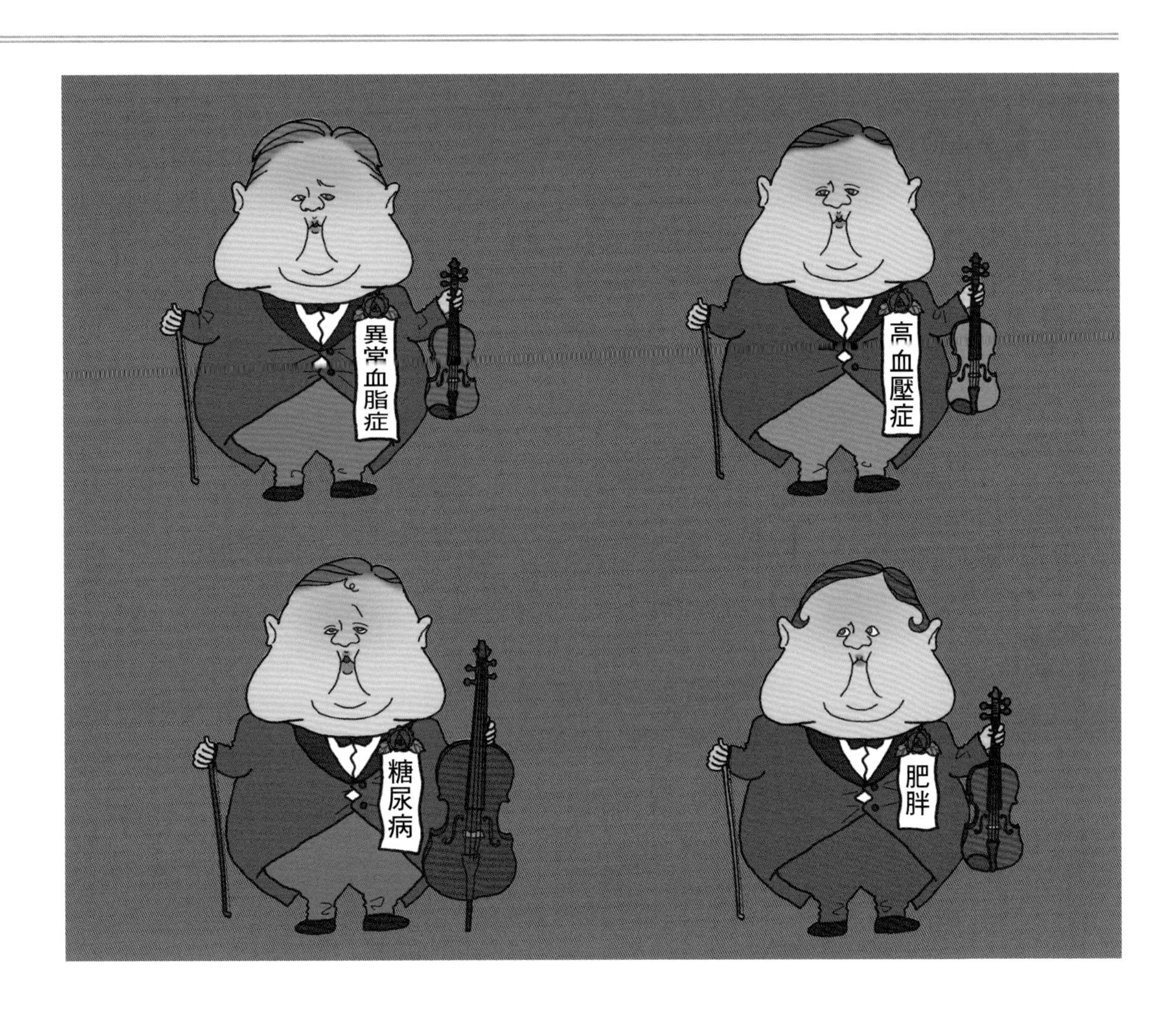

何謂死亡四重奏？

北村 聖

日本國際醫療福祉大學醫學部 醫學部長．教授
東京大學名譽教授

死亡四重奏是邁向死亡的序曲

癌症、心臟疾病以及肺炎可以說是國人的「三大死因」。根據衛福部的統計，民國107年此三大死因的總計死亡率達47.4%。換句話說，每2人中就將近有1人是因這三大疾病而死亡。

可說是三大死因之序曲的狀態就是「死亡四重奏」（下面插圖）。所謂的死亡四重奏就是「過胖（肥胖）」、「血壓高（高血壓）」、「膽固醇高（異常血脂症）」、「血糖值高（糖尿病）」這四種病症疊加的狀態。

一旦演變成死亡四重奏，最終幾乎都會發展成與「死亡」連結的癌症、缺血性心臟病（心肌梗塞、心絞痛等）、中風的其中一種，導致「無法親眼見到孩子長大就喪命，或是罹患半身不遂等障礙」的風險飛躍性提高。此外，即使不是四個，只要是二～三個症狀疊加的「死亡多重奏」，三大死因的風

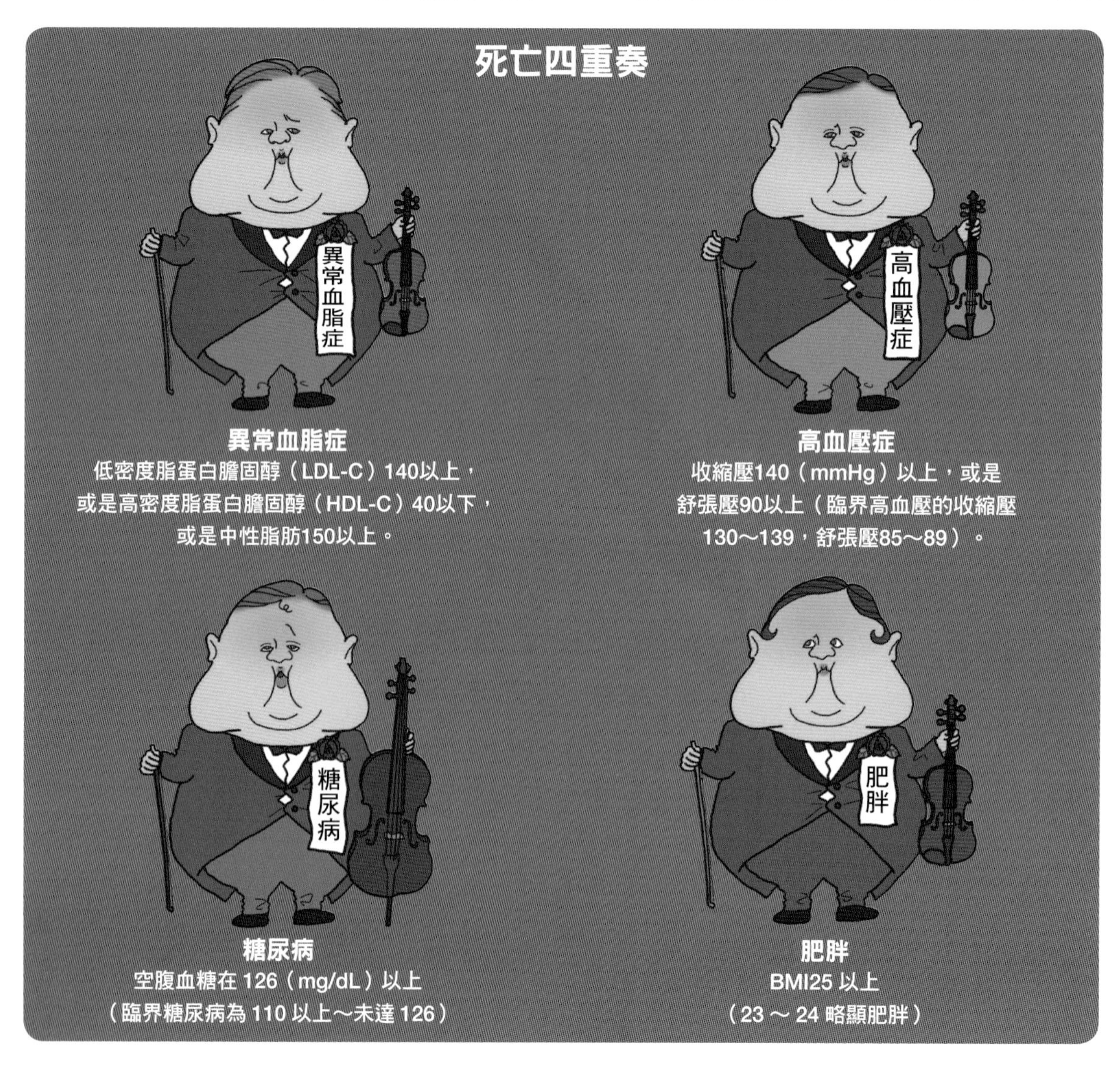

從飲食過量、飲酒過度等生活習慣
邁向早亡、障礙的恐怖劇情
吸菸
飲酒過度
飲食過量、失衡的不良飲食
運動不足
不良的生活習慣
高血壓
糖尿病
異常血脂症
肥胖
死亡四重奏
吸菸、飲食過量、飲酒過度、運動不足等是引發死亡四重奏的危險因子。若養成這些生活習慣，演變成死亡四重奏的可能性很高。
癌症
缺血性心臟病
中風
可能致死的疾病
死亡四重奏是癌症、缺血性心臟病、中風的危險因子。一旦演變至死亡四重奏，因這些可能致死的疾病而死亡的可能性飛躍性提高。
早亡
障礙
早亡、障礙
癌症、中風、缺血性心臟病中的任何一種都是致命的疾病。此外，即使恢復了，可能也會留下各種障礙，QOL（生活品質）明顯下降。

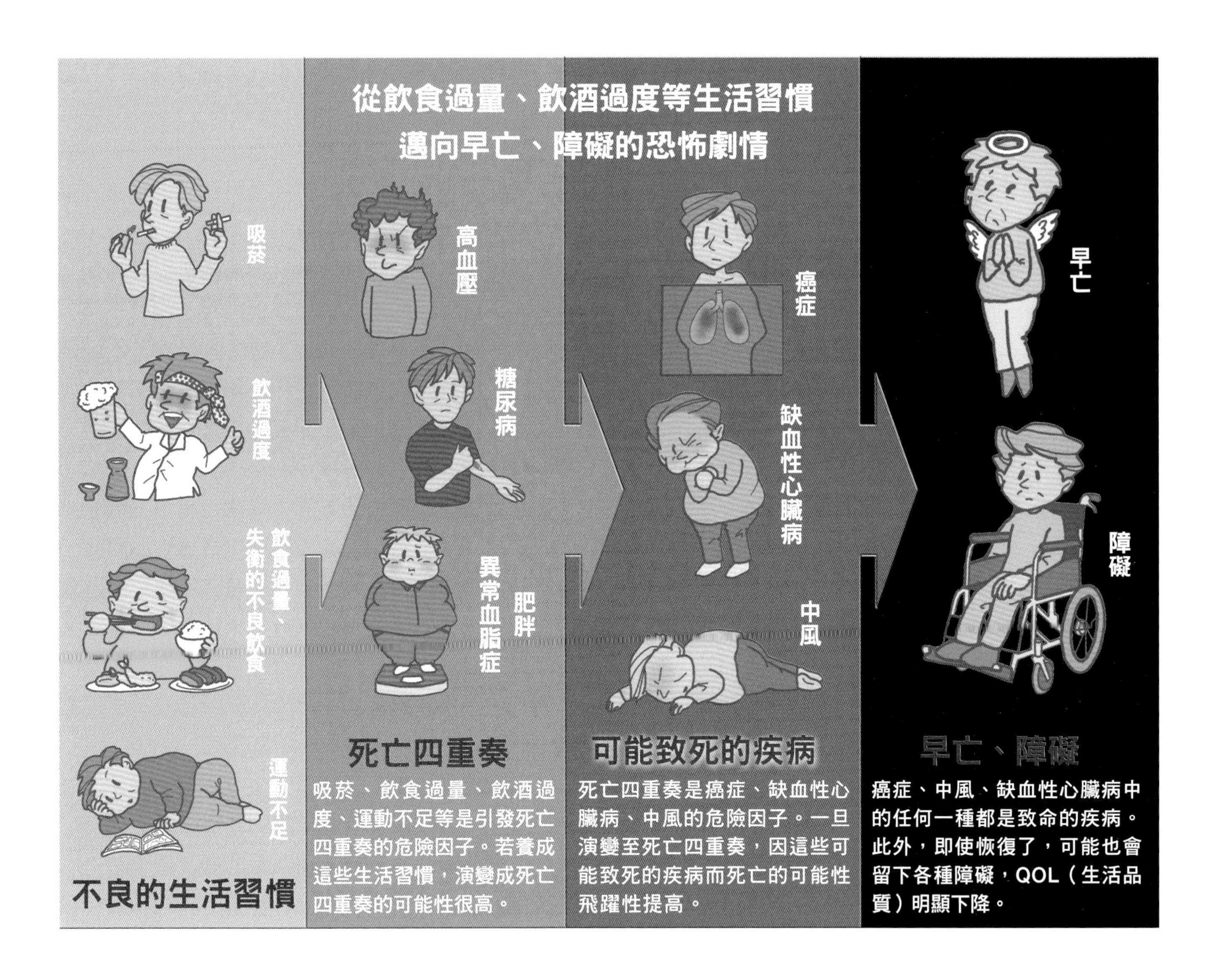

險也會提高，其實只要有其中一個症狀，風險就會增加許多。

早死是自作自受？

不論是死亡四重奏或是因這些症狀而發展成致命的疾病，都是因為飲食過量、飲酒過度、失衡的飲食、吸菸、工作壓力、運動不足等不良的生活習慣重疊所引發的，因此被冠以「生活習慣病」之名。

生活習慣病的致病原因在沉溺於自己喜歡的生活習慣。換句話說，不良的生活習慣一直持續，就會演變成生活習慣病，若是進一步發展為重症，甚至會早亡，應該也可以說是自作自受吧！

生活習慣病的發病是自己的責任

日本人三大死因中的一部分癌症（肺癌、胃癌、大腸癌等）、心臟疾病（心絞痛、心肌梗塞等缺血性心臟病）、腦血管障礙（中風）及其危險因子──高血壓、肥胖、異常血脂症、糖尿病等，在過去曾被稱為成人病。「成人病」這樣的稱呼意味著是從孩童時期慢慢長大為成人而罹患的疾病。換句話說，過去並不認為是自己本身的緣故，乃是隨著年齡增長才會罹患的疾病。

不過，想當然的，成人病並非每個人都會得，也有未罹患成人病的人。那麼，成人病的致病原因究竟是什麼呢？隨著年齡的增長，飲食生活、運動習慣、來自職場及家庭等的壓力都是，亦即罹病的原因在於平常的生活習慣。因此，成人病這個用語才會改成「生活習慣病」。

年紀增長是任何人都無法避免的，因年紀變大而會罹患疾病，絕非病人自己的責任。然而，「生活習慣病」這樣的說法，意味著病人必須自我要求，因為過什麼樣的生活是自己的選擇，若因生活習慣而發病就是自己的責任。換句話說，生活習慣病這個名稱的訴求在於「不是運氣不好而得病」，或者說是主張「自作自受」吧！因自己的責任而發病的生活習慣病就是「自作自受病」。當然，生活習慣病的原因也跟生活習慣以外的遺傳因素、環境因素有關，但是從「如果自己多注意就能預防」的意義來說，的確就是「自作自受病」。

「偏高」和「偏胖」引發嚴重的疾病

高血壓、肥胖、異常血脂症、糖尿病這四大病症重疊的狀態稱為「死亡四重奏」。死亡四重奏會引發癌症、缺血性心臟病、中風，是邁向死亡的序曲。

死亡四重奏的危險因子是飲食過量、酗酒等飲食生活沒有節制，以及星期假日賴在電視機、電腦前面而導致運動不足的生活習慣。當這樣的生活習慣一直持續，就要聽到「死亡四重奏」彈起的聲音了。因為其所引發的癌症、缺血性心臟病、中風就要來襲，要不是早亡，要不就是身體出現障礙，導致每一天的生活都十分艱難。

當我們在身體健康檢查中，被診斷為血壓偏高、偏肥胖、膽固醇偏高、血糖值偏高時，相信很多人會認為「應該不算嚴重吧！」糖尿病是病，不過像高血壓、肥胖、異常血脂症，嚴格來說都不算病。僅是這些情形不至於死，而且幾乎沒有自覺症狀，所以被輕忽對待也算正常。

但是，罹患高血壓、肥胖、異常血脂症、糖尿病中的任何一種，將來演變成癌症、缺血性心臟病、中風的可能性會提高。再者，若是四種病症同時集於一身的死亡四重奏，或是有其中幾種的多重奏，演變成致命疾病的可能性將會飛躍性提升。

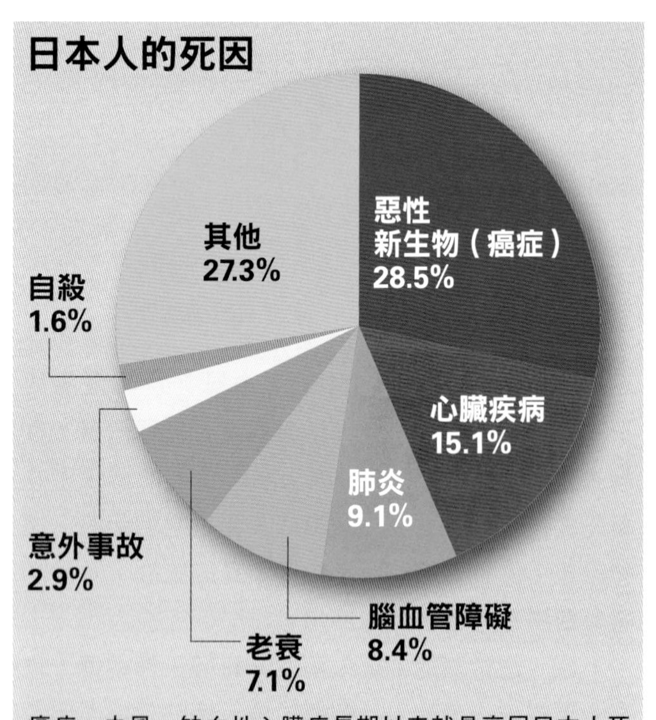

癌症、中風、缺血性心臟病長期以來就是高居日本人死因的前三名。近年來，隨著社會的高齡化，癌症和肺炎所導致的死亡率也跟著上升，自2013年起，腦血管障礙的死亡人數已經迎頭趕上。根據《平成28年人口動態 統計月報年計（概數）之概況》編繪。

矯正平常的生活習慣，預防重於治療

在預防疾病方面，有以矯正生活習慣，保持健康的身體，不要罹患疾病為目的的初級預防；以及以疾病的早期發現、早期治療為目的的次級預防；以罹病後的治療及恢復功能、改善後的預防再發為目的的三級預防。

在本章中，特別著眼於初級預防。換句話說，並不是討論演變成「死亡四重奏」後該怎麼辦，而是說明什麼樣的生活習慣才不會與「死亡四重奏」打交道。只要罹患了死亡四重奏中的任一種，想要完全治癒非常困難，置之不理又可能是致命的，因此一定得做好完全的預防，以免疾病上身。

為了避免死亡四重奏臨身，首先必須除去相關的危險因子。這部分在後文將會有詳細說明，大致來說就是必須實行飲食不過量、不過度喝酒、不要過胖、不要吸菸、消除運動不足的情形。

已經養成的生活習慣，想要修正既有的節奏相當困難，因為很多時候在無意識中又會回到原來的樣子。即使嘗試過，也會因為「太麻煩了」、「太忙了」、「明天再開始吧」等念頭而有始無終。另

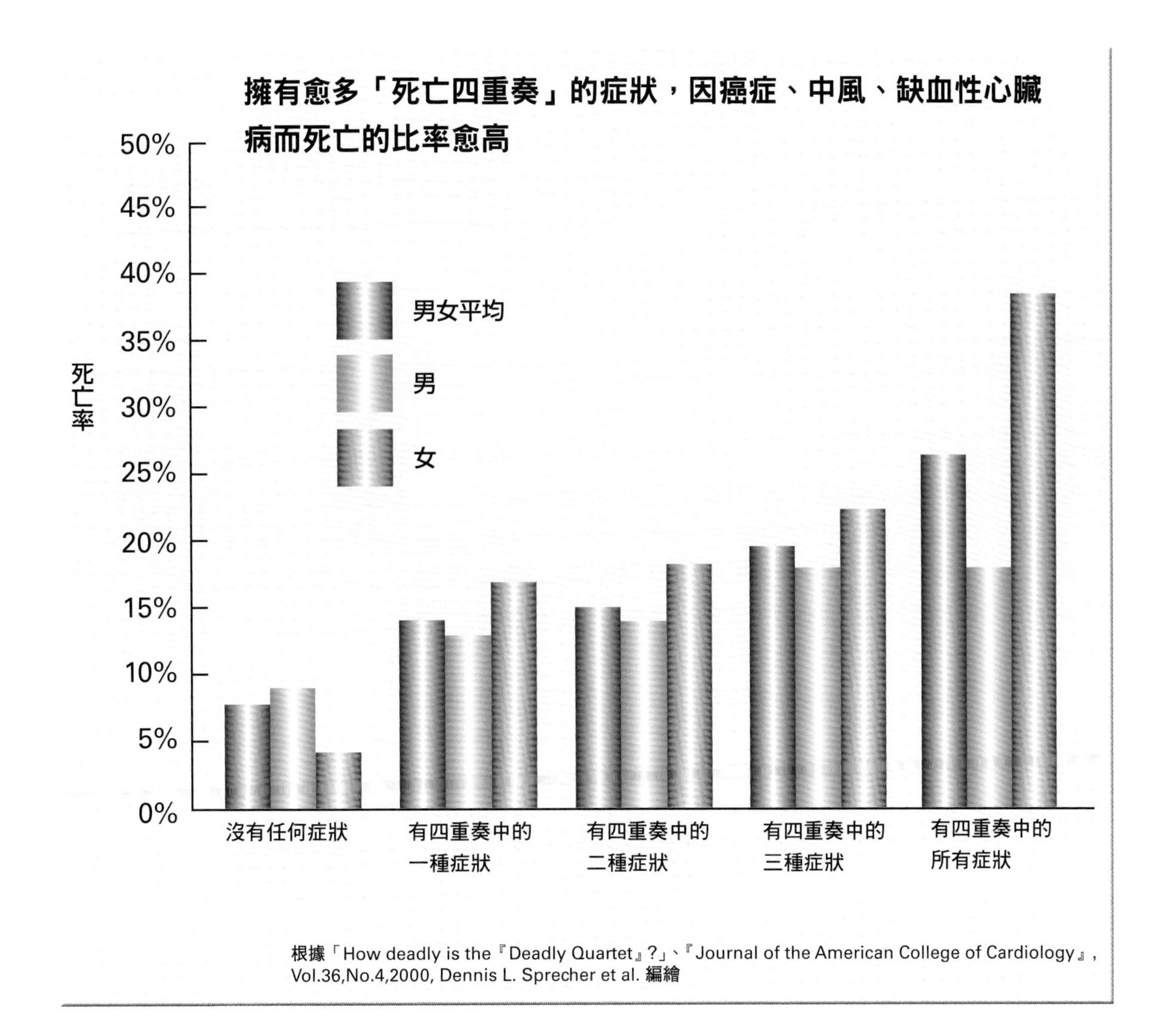

外，也有人認為：「雖然最近胖了，但是並無任何症狀，而且也有注意身體健康，應該是沒問題才對。」

的確就像上面所說的這樣，不過這是風險問題。若總是血壓高一點、身體胖一點、膽固醇高一點、血糖值高一點、抽抽香菸，那麼發生癌症、缺血性心臟病、中風，乃至於早亡、障礙的風險就會變得非常高。

提到風險，也有人會抱持這樣的理論：「只要不會導致生病，抽一點菸有什麼關係」、「我爺爺也抽菸啊！還不是活到90歲」。當然，也有抽菸而活得很長的人，並不是所有抽菸的人都會罹患肺癌。另外，也有不吸菸而罹患肺癌的人。不過，吸菸與不吸菸的人相較，明顯的吸菸的人罹患癌症的人較多。因此，不吸菸是很重要的。

揮舞「死亡四重奏」之指揮棒的人是自己

相信很多人都有個願望：自己喜歡吃的東西能夠吃到飽，放假的時候能夠睡到自然醒。但是，如果每天都過這樣的日子，最終可能會聽到「死亡四重奏」響起，甚至引發致命性疾病，導致早亡或是身體出現障礙的景況。就這方面的意義來看，「死亡四重奏」可以說是跟隨著人類弱點而來的疾病。

而揮舞著死亡序曲「死亡四重奏」之指揮棒的人，乃是我們每個人本身的生活習慣。希望各位讀者充分意識到：即使現在還未出現問題，但是這樣的生活習慣若持續下去，就會開始聽到死亡四重奏響起，甚至會陷入受致命疾病威脅的境地。另外，自己一定要有堅強的意志力，持續貫徹健康的生活習慣。

這樣的生活習慣將與「死亡四重奏」相連結

生活習慣究竟要紊亂到什麼樣的程度，才會使人容易陷入肥胖、高血壓、異常血脂症、糖尿病的困境呢？

「想吃」的本能招來疾病

在第二次世界大戰以前的人們，飲食生活是高鹽分、高碳水化合物（醣類）、低動物性蛋白質的基本模式。但是，現在隨著飲食的歐美化，動物性蛋白質和脂肪的攝取量增加。一般認為，因此使得感染症和腦出血等病症減少了。但是另一方面，癌症、缺血性心臟病、中風、糖尿病等生活習慣病的增加卻成為嚴重的問題。

與營養、飲食生活有密切關聯的生活習慣病中，包括了：高血壓、肥胖、異常血脂症、糖尿病、一部分的癌症（大腸癌、乳癌、胃癌）、缺血性心臟病、中風、骨質疏鬆等。最容易了解的例子就是食鹽與高血壓的關係。當食鹽的量增加，血壓也會跟著升高；相反地，食鹽量減少，血壓也會降低。下面圖表是吃美國型高卡路里食物之人與吃蔬菜和低脂肪食物之人的食鹽及血壓的相對關係比較圖。從圖表中可以清楚看出，如果食鹽和脂質兩者都減少的話，血壓就會下降。

喝多少酒算是適量？

眾所皆知，酒與脂肪肝、肝炎等肝臟疾病有密切關聯。但是，目前也了解不僅是肝臟，中風、癌症

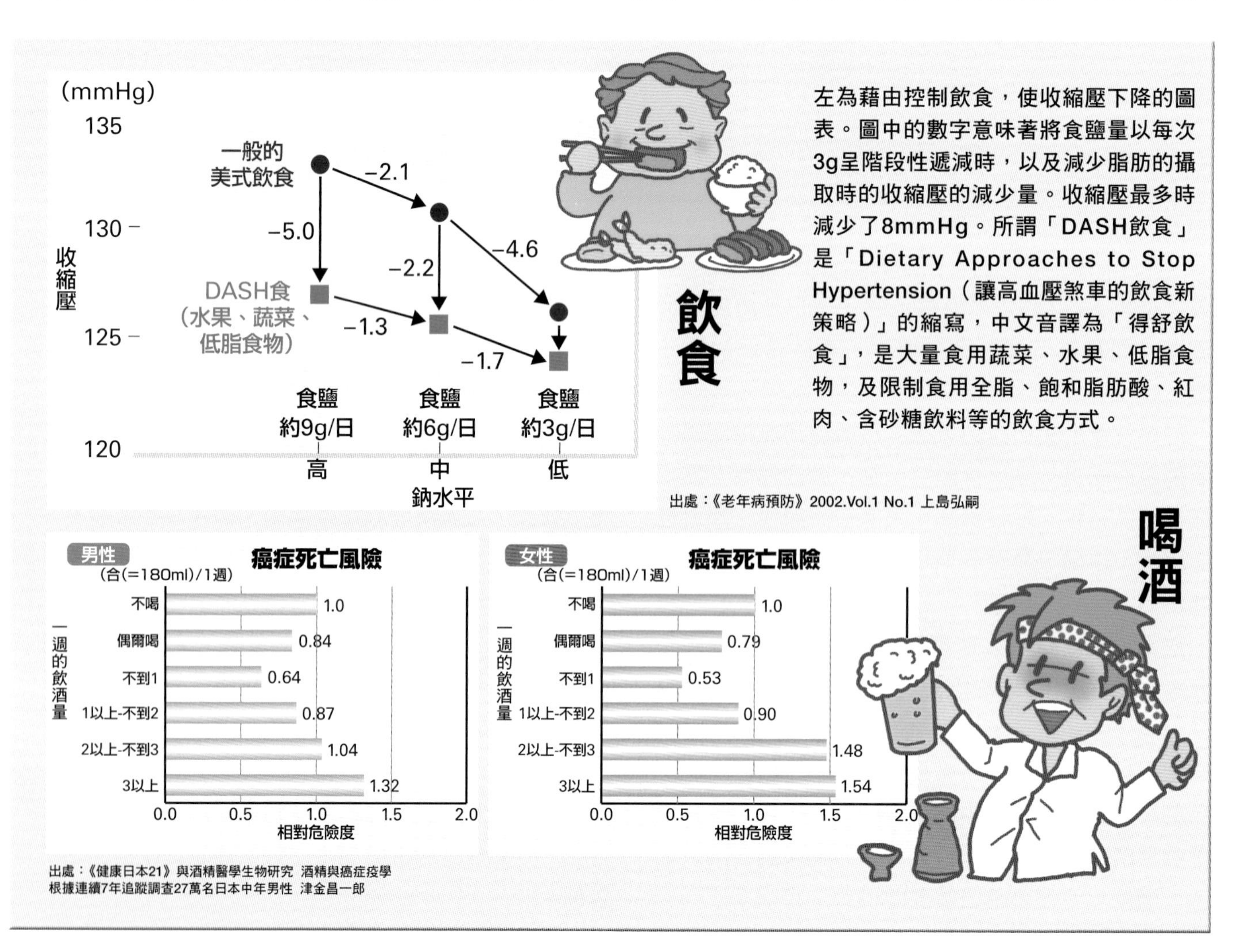

等許多肝臟以外的疾病也都與酒有關。

根據有些研究結果指出：飲酒量若是日本酒1合（180ml）的話，可以降低死亡率，若超過此量，反而死亡率會提高（左頁下圖表），此稱為「J曲線效應」（J-curve effect）。

日本酒1合的酒精量相當於啤酒一大瓶，雙份威士忌1杯、杯裝紅酒1.5杯左右。

運動量的標準為「每天1萬步以上」

在國外各種研究所得到的結果顯示，1週進行累計消耗2000大卡以上熱量之活動的人（走路、走樓梯、運動等），與以下的人相較，死亡率較低（下面圖表）。舉例來說，有研究結果顯示：1週累計消耗2000大卡以下之人的總死亡率是2000大卡以上之人的1.31倍。此外，高血壓、糖尿病等也一樣，研究結果是1週進行累計消耗2000大卡以上之活動的人，風險會下降。

運動能消耗飲食所過度攝取的能量，在預防肥胖的意義上也很重要。順道一提，用以消耗2000大卡熱量的運動量目標就是每天走1萬步。

吸菸不存在「適量」的問題

香菸引發以肺癌為首的各種癌症，舉凡喉頭癌、口腔暨咽頭癌、食道癌、胃癌、膀胱癌、腎盂暨輸尿管癌、胰臟癌等，大約有90%的癌症都與香菸有關。再者，據研究顯示除癌症外，香菸也與缺血性心臟病、腦血管障礙、慢性阻塞性肺疾病、牙周病等許多疾病，以及低出生體重兒、流產暨早產等妊娠相關的異常有關。下面圖表顯示抽菸支數與肺癌的關係。從圖表可以清楚看到當吸菸量增加愈多，罹患肺癌的風險愈高。

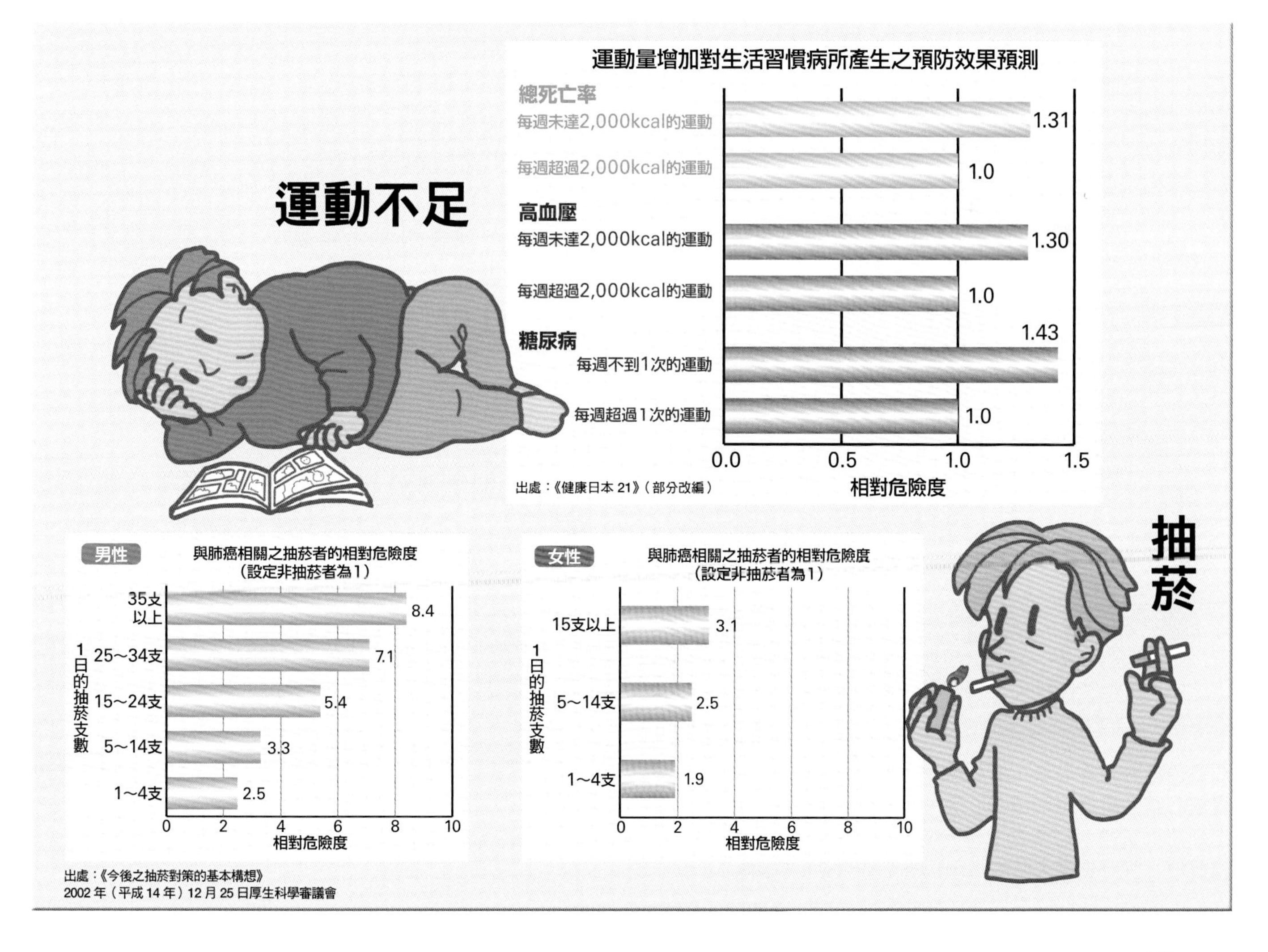

「死亡四重奏」的作用

高血壓

傷害血管演變成動脈硬化和中風的原因

所謂血壓是在體內流動的血液加諸血管壁的側壓力。該壓力在心臟收縮將血液送至主動脈時最高（收縮壓）；相反地，心臟舒張，血液從主靜脈返回心臟時血壓最低（舒張壓）。收縮壓也被稱為「血液高壓」；舒張壓也被稱為「血液低壓」。

所謂「高血壓」是收縮壓和舒張壓，或是兩者中有其中一方的血壓值超過健康的基準值，呈現慢性持續偏高的狀態。根據國際指南判斷基準的定義：「收縮壓在140以上，或是舒張壓在90以上」都算是高血壓（詳情請看114頁說明）。

該數值主要是根據：「從心臟送出的血液量」、「血液從較粗動脈送入末梢的細動脈時所發生的阻力」、「在體內循環的血液量」三者來決定的。當三者中的某一個因素增加到某種程度時，血壓值就變高了。

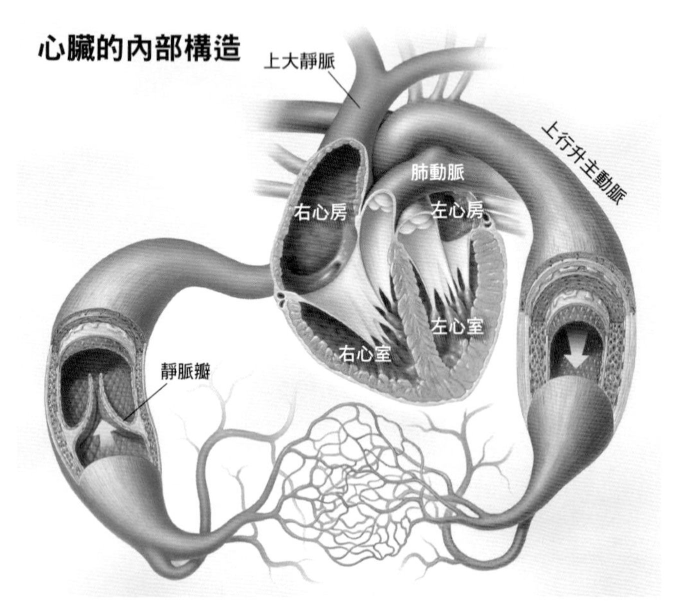

心臟內部分為左心房、右心房、左心室、右心室四個部分。構成心臟的肌肉組織稱為心肌，藉由心肌的收縮，將血液送出到全身各處。心臟最收縮時的血壓稱為收縮壓（高壓）；相反地，舒張到最大時的血壓稱為「舒張壓」（低壓）。

大部分的高血壓都與生活習慣有密切關係

高血壓大致可分為：原因很清楚的「續發性高血壓」（二次性高血壓）和很難將原因歸在某一要因的「原發性高血壓」（本態性高血壓）。高血壓患者中有高達9成以上是原發性高血壓，高鹽飲食（高鈉飲食）、運動不足、壓力等生活習慣和遺傳因素相互關聯，而引發高血壓。另一方面，續發性高血壓的原因大多是因為腎臟、腎上腺皮質激素（荷爾蒙）、血管、神經等的疾病。在這樣的情況下，只要治療導致高血壓的疾病，血壓自然就會下降。

置之不理會引發動脈硬化等併發症

根據衛福部國民健康署2017年的統計顯示，18歲以上的國人平均每4人就有1人有高血壓，年紀愈大，發病率愈高。

高血壓會引發各種併發症，如果將高血壓置之不理，首先便會引發「動脈硬化」。強大的血壓會對血管造成負擔，傷害血管壁，這些傷口會堆積膽固醇，使血管變細。動脈硬化若在腦部、心臟、腎臟進行的話，就會引發「中風」、「心肌梗塞」、「腎衰竭」等致死率非常高的併發症。根據日本名為「NIPPON DATA」的大規模追蹤調查，闡明高血壓是循環系統疾病最可怕的危險因子。

肥胖

內臟脂肪型肥胖是高血壓和糖尿病等的導火線

脂肪扮演能量貯藏庫的角色，而脂肪蓄積過多的狀態就是「肥胖」。

用來判定是否肥胖最一般的方法就是「身體質量指數」（Body Mass Index，BMI）。BMI是根據體重和身高算出來的指數，藉此可以了解自己是肥胖或是偏瘦等等。18.5～25是標準體型，18.5以下判定是「瘦」，超過「25」則判定為肥胖（詳細請參考80頁）。

根據以BMI為基準的調查，結果發現40歲以上的日本人有20%是肥胖。

另一方面，也能不以體型，而以「體脂肪率」作為判定肥胖的基準。若男性的體脂肪率超過25%，女性超過30%的話，就是肥胖。市面上也有針對家庭用的體脂肪計，很輕鬆就能測量體脂肪率。

內臟若貯存大量脂肪的話，就會與動脈硬化等有連結

一旦肥胖，血壓、血糖、膽固醇增加，就會容易引發動脈硬化、高血壓、糖尿病以及中風等等。此外，肥胖也會造成骨骼的重大負擔，也易招致外科方面的疾病，甚至有資料顯示膽結石、脂肪肝等疾病也是肥胖者較多。

肥胖根據脂肪囤積的位置而可分為皮下脂肪型肥胖和內臟脂肪型肥胖。皮膚與肌肉間之脂肪量增加的皮下脂肪型是下腹部膨脹，體型像洋梨。而脂肪囤積在內臟的內臟脂肪型，主要特徵則是整個腹部隆起，體型像蘋果。內臟脂肪型肥胖較易與動脈硬化等有關聯，是比較有危險性的肥胖。

飲食過量和運動不足所造成的文明病

說到造成肥胖的原因，第一就是飲食過量和運動不足。胰島素等荷爾蒙將多餘的能量轉換成脂肪儲存在體內，這就是肥胖。

肥胖也被稱為文明病。在以前糧食匱乏的年代，人類與肥胖無緣。即使是現在，開發中國家的人民中，肥胖者仍屬於少數。肥胖是在糧食無虞，習慣便利生活的文明社會才會造成的疾病。

另外，最近也已闡明有「肥胖基因」的存在。肥胖基因所製造的物質中，有一種具有抑制食慾或是將多餘的脂質轉換成能量的作用。研究結果認為當肥胖基因出現異常，就容易變肥胖。若發現近親中肥胖的人較多，就應當特別留意自己的生活習慣。

異常血脂症

傷害動脈管壁，演變成腦梗塞、心肌梗塞的原因

血液當中含有膽固醇和中性脂肪等脂質。這些脂質如果超過正常濃度的狀態，就被稱為「異常血脂症」，可以區分為膽固醇值高的「高膽固醇血症」

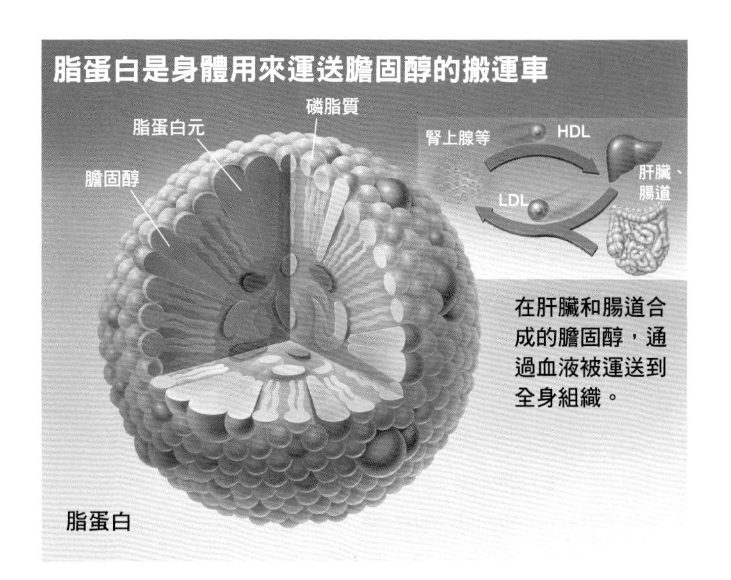

脂蛋白是蛋白質與脂質（膽固醇和中性脂肪等）的複合體。而在脂蛋白當中，密度高的稱為「高密度脂蛋白」（HDL）；低的稱為「低密度脂蛋白」（LDL）。LDL將肝臟合成的膽固醇運送到組織，而HDL則具有將多餘的膽固醇送回肝臟的功能。膽固醇非常重要，是製造荷爾蒙等所必需的材料。不過，當LDL所搬運的膽固醇（LDL-膽固醇）增加太多時，會引發動脈硬化，因此被認為是壞膽固醇。

（hypercholesterolemia）和中性脂肪值高的「高三酸甘油酯血症」（hypertriglyceridemia），詳情請看56頁說明。

異常血脂症在現階段遽增，其中大部分是因為生活習慣的關係。高膽固醇血症在肥胖、運動不足、動物性脂肪攝取過量等情況下較易引發，高三酸甘油酯血症則是糖分以及酒精攝取過量等所造成的。沒有自覺症狀是主要特徵，因此也被稱為「沉默的疾病」。

膽固醇有好壞之分

一般人的印象總認為膽固醇是不好的東西，然而膽固醇存在於從腦部開始的全身各處，它也是細胞膜和荷爾蒙的成分，膽汁中也含有膽固醇，具有重要的功能。膽固醇中大約有80%是肝臟等體內製造的，其餘部分是從食物中攝取。

膽固醇有「LDL-膽固醇」（壞膽固醇）和「HDL-膽固醇」（好膽固醇）二種。

雖然LDL-膽固醇易囤積在動脈管壁，但若是在血液中循環的HDL-膽固醇正常作用的話，就能將LDL-膽固醇回收帶回肝臟。倘若這2種膽固醇失去平衡，就容易引發高膽固醇血症。當血中的膽固醇

濃度升高，多餘的脂質會傷害動脈，沉積在動脈管壁引發動脈硬化，成為腦梗塞和心肌梗塞的原因。

中性脂肪囤積在內臟將使抵抗力變差，招致併發症

食物中所含的醣類在肝臟被合成為中性脂肪，貯藏在皮下組織，成為能量的來源。當中性脂肪無法完全消耗，演變成供給過剩時，就會被血液運送到全身，囤積在皮下和內臟。如此一來，肝臟或心臟的功能低下，對疾病的抵抗力減弱，很多時候會併發糖尿病、動脈硬化、膽結石等併發症。

糖尿病

使死亡四重奏全都更惡化的樞軸

根據國民健康署統計，全國約有200多萬名糖尿病的病友，且每年以25,000名的速度持續增加。而日本40歲以上的人每10人中就有１人有糖尿病，若連前期糖尿病也算在內的話，人數暴增為２倍，糖尿病可以說是日本的「國民病」之一。糖尿病患者中有90%是「第II型糖尿病」（也稱非胰島素依賴型糖尿病），這是因為動物性脂肪和醣類攝取過量、運動不足所致。

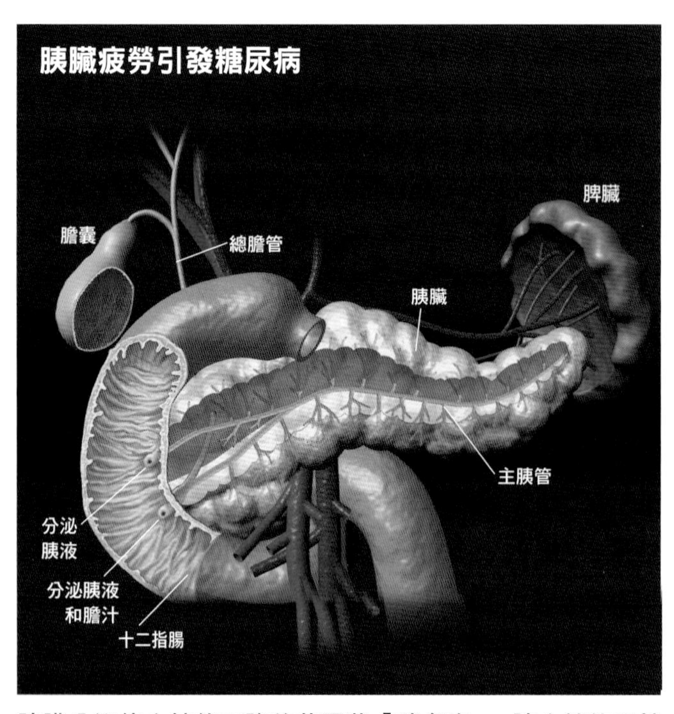

胰臟分泌使血糖值下降的荷爾蒙「胰島素」，讓血糖值保持在適當的水平。倘若胰臟因為過剩的動物性脂肪、醣類等而疲勞不堪的話，就無法正常分泌胰島素，血液中就會有過剩的糖。結果，血糖值變高，引發糖尿病。

因肥胖而發生的「胰島素抗性」

糖尿病是因胰臟分泌的胰島素分泌異常，導致出現「胰島素抗性」（insulin resistance）而引發的。飲食中所攝取的醣類在體內轉換成葡萄糖，一部分的葡萄糖以肝醣（也稱糖原）的形式儲存在肝臟，其他的則釋放到血液中。血液中的葡萄糖稱為血糖。在控制血糖的荷爾蒙中，最重要的就是胰島素。胰島素的主要功能就是幫助血液所運過來的養分進入身體組織細胞，提供細胞正常運作所需要的能量。

胰島素是胰臟分泌的荷爾蒙。然而若長時間攝取過量的動物性脂肪、醣類、運動不足，就需要大量的胰島素。這樣一來，胰臟也會疲乏。結果就是胰島素的分泌低下，血糖上升。

此外，儘管血液中有胰島素，但是身體組織仍然無法順利吸收葡萄糖，結果血液中的血糖濃度也會上升，此稱為「胰島素抗性」。根據最近的研究而獲知，肥大的脂肪細胞會分泌提高胰島素抗性的物質。

若病情持續進展，將會陸續引發併發症

當血液中的糖分異常上升時，血液的滲透壓會變高，於是身體就需要攝取更多的水分使血液的滲透壓下降。結果，就會出現極度口渴、頻尿等症狀。又因為尿中所含的糖分比平常多，尿液有甜味。此外，也有可能會出現陰部搔癢、視力下降等症狀。

不僅只是這些症狀，糖尿病也是引發高血壓、肥胖以及異常血脂症的導火線，甚且有不好的相乘效果，成為促使死亡四重奏惡化的原因。若病情持續進展，還會陸續出現視力障礙、肝功能低下、感覺麻痺等嚴重的併發症，是影響相當大的疾病。

死亡四重奏的彼此關係

一個疾病成為其他疾病的溫床

誠如截至目前所介紹的，高血壓、肥胖、異常血

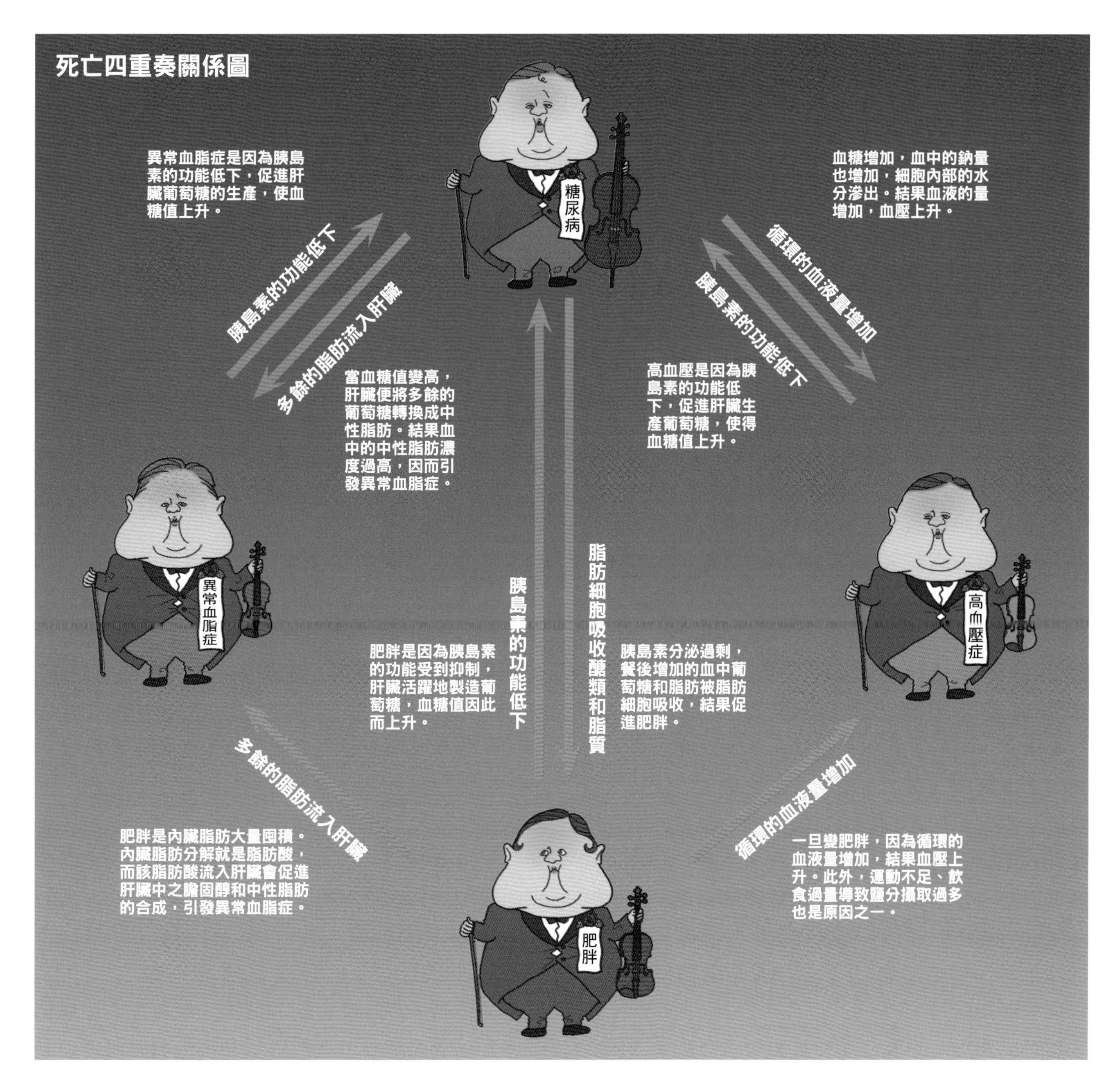

脂症、糖尿病這四大生活習慣病主要是因飲食、運動、抽菸、壓力等生活習慣所引發的。

因此，這些生活習慣病彼此都有密切的關係，只要其中一個發病，就會連鎖性的引發其他的病症，這就是被稱為「死亡四重奏」的由來。倘若置之不理的話，招致癌症、缺血性心臟病、中風這些致命疾病的風險性很高。

說到「弦樂四重奏」，大家腦海中浮起的應該是第1、2小提琴、中提琴和大提琴，而並非4把互不相干的樂器。亦即，即使現在擔心的只是一種症狀，但是其他的疾病會隨後跟上，最終可能喪命。從該意義來看，這四種疾病應該可以視為「一種疾病」。

為什麼死亡四重奏有一個發病，其他疾病就陸續開始「演奏」呢？這是因為這些疾病具有彼此易產生關聯的性質。相關機制請參考上面的相關圖。

從相關圖可清楚了解到高血壓、肥胖、異常血脂症、糖尿病彼此有密切的關係。不管罹患其中哪一種疾病，該疾病就會招致其他的疾病，然後從該疾病又招致另外一種疾病，於是這些疾病就陸續發病。特別是糖尿病與其他三種疾病互相都有關係，是最需要特別注意的疾病。

若再加上吸菸就是「死亡五重奏」

根據國民健康局統計資料分析，2007年台灣因吸菸導致的醫療費用約308億元，占該年度全民健保核付費用的10分之1。而日本這部分的醫療費用高達1兆2241億日圓（1997年，日本財團法人「醫療經濟研究機構」發表），其明細為癌症3267億日圓、高血壓性疾病2978億日圓、缺血性心臟病1719億日圓、腦血管障礙926億日圓等。

僅是因為吸菸而發病治療就使用了如此龐大的金錢，倘若沒有吸菸，是否就能減少這些疾病的發生呢？答案不見得那麼絕對，不過從中可以知道香菸對人體健康是有害的。

香菸也可能損及非吸煙者的健康

高血壓、肥胖、異常血脂症、糖尿病此四重奏若再加上香菸，就可以說是「死亡五重奏」了。「五重奏」中，香菸是特別惡質的因素，幾乎對所有疾病都有不良影響。吸菸既可能是高血壓、肥胖、異常血脂症、糖尿病的原因，也可能是癌症、缺血性心臟病、中風的原因。不僅如此，香菸繚繞煙霧中的二手菸（側流菸煙），也對非吸煙者的健康有非常嚴重的影響。

香菸的煙霧中含有各種有害物質。吸菸者所吸入的菸稱為「一手菸」（主流菸煙），目前已知一手菸中約含有超過4000種的化學物質，其中有200種以上的有毒物質。較具代表性的有害物質有尼古丁、焦油、一氧化碳等。舉例來說，焦油中含有苯比啶（benzo[a]pyrene）等十多種致癌物質。

以癌症為首，是各種疾病的原因

最早闡明吸菸與癌症之關係的是肺癌，吸菸者罹患肺癌的風險高達非吸菸者的11.9倍。但是，最近研究發現不僅是肺癌，罹患口腔癌、喉頭癌、食道癌、胰臟癌、腎癌、膀胱癌的風險也是非吸菸者的2～17倍。再者，據說與女性罹患子宮頸癌也都有關係。

可與癌症相提並論的，吸菸對血管所帶來的不良影響也釀成重大問題。香菸中所含的尼古丁、一氧化碳對血管發生作用，引發各種疾病。

吸菸時，因為尼古丁的作用使血管收縮。而一氧化碳與血紅素結合，導致氧氣不足。一旦氧氣不足夠，心臟為了補充不足的這部分氧氣，就會提高心跳數，以便將更多的血液送到全身各處。這樣一來，血壓就會上升。根據研究，1根香菸會讓血壓升高10～20mmHg，持續時間約15～20分鐘。

此外，一氧化碳具有使血中的中性脂肪、LDL-膽固醇增加的功能，且具有使HDL-膽固醇（好膽固醇）減少的功能，於是異常血脂症就在進行中。

誠如上述，香菸使高血壓和異常血脂症惡化，接下來也會招致動脈硬化，甚至連缺血性心臟病，中風的風險都提高。根據研究結果顯示，缺血性心臟病的風險是非吸菸者的3.8倍，中風是1.3倍。

「百害而無一利」的極有害嗜好品

香菸與糖尿病也有密切的關係。尼古丁會使血糖值上升。糖尿病的併發症「糖尿病視網膜病變」是因眼底的視網膜發生血管障礙而發病。而研究結果顯示，吸菸者的風險大約是非吸菸者的4倍。

再者，目前也已闡明香菸讓人易罹患慢性支氣管炎、肺氣腫、胃潰瘍、十二指腸潰瘍等。尼古丁在促進胃液分泌的同時，也會使供應黏膜養分的血管收縮，減弱黏膜的抵抗力，一般認為因而引發胃潰瘍和十二指腸潰瘍。

如上述，香菸簡直就是「百害而無一利」。它誘發了各種疾病的發病，甚至加速病情的惡化，是極為有害的嗜好品。

香菸對身體的影響

圓餅圖是在死因中吸菸者所占比率，插圖的數值是香菸所帶來的死亡危險度

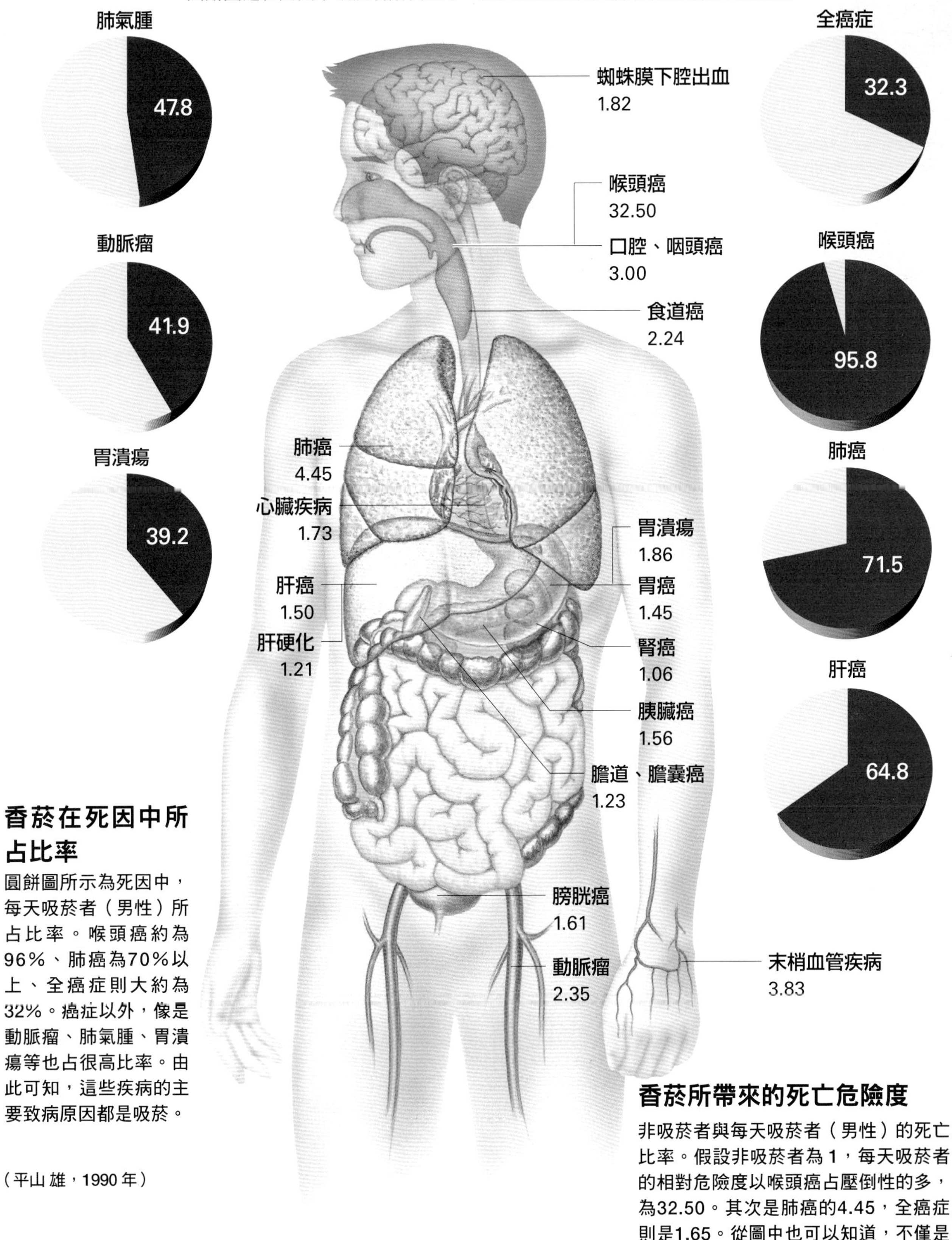

香菸在死因中所占比率

圓餅圖所示為死因中，每天吸菸者（男性）所占比率。喉頭癌約為96%、肺癌為70%以上、全癌症則大約為32%。癌症以外，像是動脈瘤、肺氣腫、胃潰瘍等也占很高比率。由此可知，這些疾病的主要致病原因都是吸菸。

（平山 雄，1990 年）

香菸所帶來的死亡危險度

非吸菸者與每天吸菸者（男性）的死亡比率。假設非吸菸者為 1，每天吸菸者的相對危險度以喉頭癌占壓倒性的多，為32.50。其次是肺癌的4.45，全癌症則是1.65。從圖中也可以知道，不僅是癌症，動脈瘤和心臟疾病的危險度也是很高。

若對生活習慣病置之不理，很容易就會演變成致命性疾病

一旦演變成「死亡四重奏」，高濃度的胰島素、使血液變濃稠的膽固醇都會傷害血管。而膽固醇等沉積在受傷的血管壁，血管因此變狹窄，這就是所謂的動脈硬化。若置之不理，就會連血小板都會堵在這裡，形成血栓，招致缺血性心臟病、中風等循環系統方面的疾病。此外，目前已知飲食過量、脂肪攝取過剩等是罹患乳癌、大腸癌、前列腺癌（攝護腺癌）的原因，而鹽分（高鈉）攝取過多則有可能誘發胃癌。

接下來讓我們來認識癌症、缺血性心臟病、中風究竟是多麼可怕的疾病。

癌症

飲食生活和吸菸是致癌的二大要素

癌症（惡性腫瘤）自民國71年（1982年）起成為十大死因榜首至今，癌症死亡人數也有年年攀升的趨勢。

人體約是由37兆個細胞所構成，每天約有1％的細胞死亡，也有等量的新細胞產生，控制著生命的維持。增殖的癌細胞使這樣的控制機制變得紊亂，最終將人逼入死亡的境地。

根據研究，目前已經闡明癌症乃是基因層級的現象，然而這並不是意味著發病與否全由基因而定。

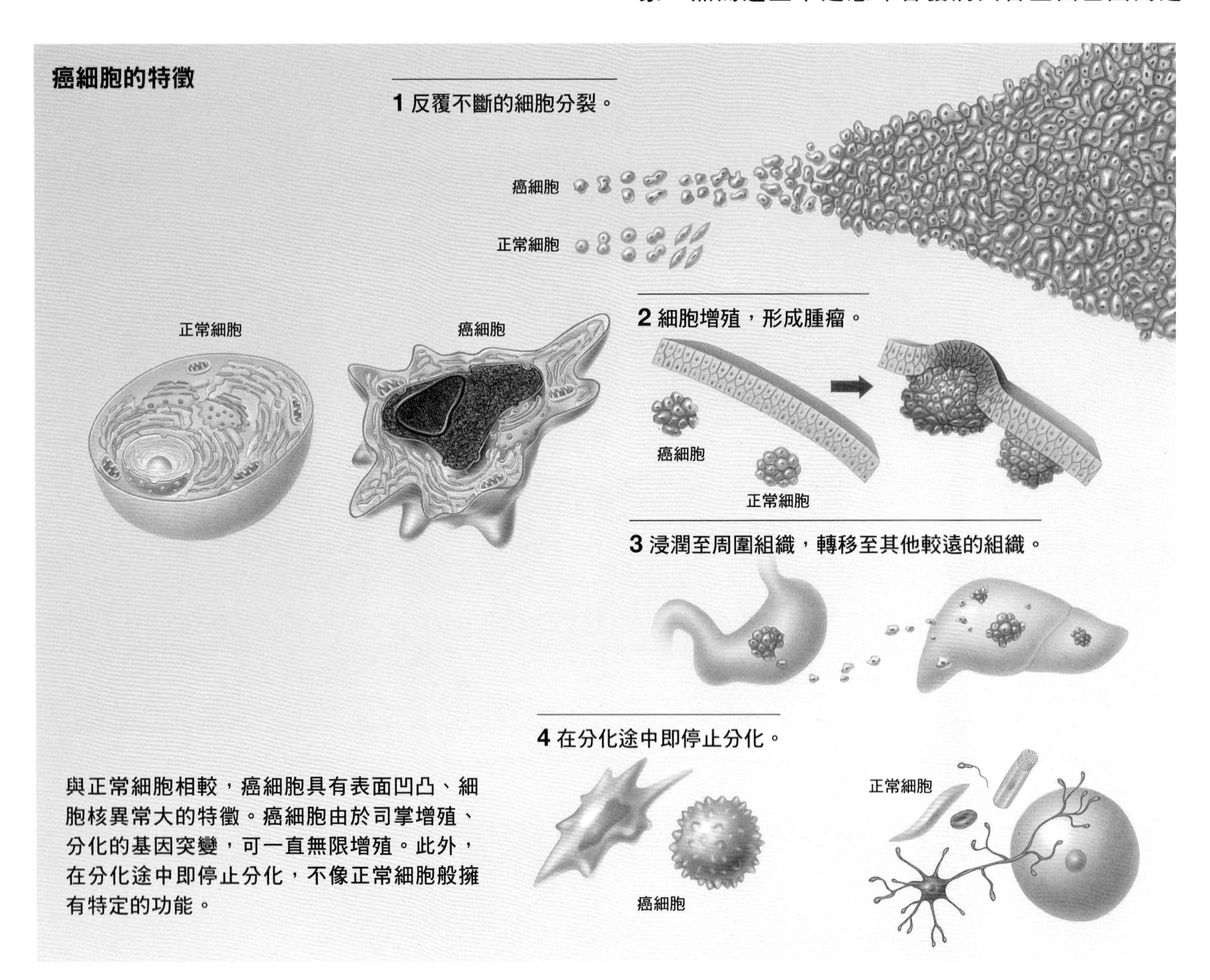

當促使細胞癌化的癌基因活化，癌抑制基因的功能減弱，癌症就發生了。引發癌症的導火線是致癌物質，目前已確認到一些致癌物質，像燒焦的魚等皆是。

改善飲食生活、戒菸等預防措施和早期發現非常重要

根據研究獲悉營養偏廢的飲食生活與胃癌、大腸癌等消化道方面的癌症有密切關係，也知道吸菸是肺癌、喉頭癌的致病原因。根據「台灣癌症登記中心」的報告指出，台灣10大癌症101～105年新發個案5年觀察存活率（追蹤至民國106年）全癌症為50.88%、胃癌33.72%、結直腸癌56.06%、肺癌24.13%、女性乳癌84.97%、前列腺癌66.88%。

一旦罹患了癌症，癌細胞便會在健康的組織中擴散，轉移到其他的部位。在發生惡性腫瘤之前，第一要務就是採取改善飲食生活、戒菸等預防措施，以及早期發現。癌症大多沒有顯著的自覺症狀，而內視鏡、超音波、電腦斷層攝影（CT）的圖像診

依部位別看癌症死亡者比率（2016年）

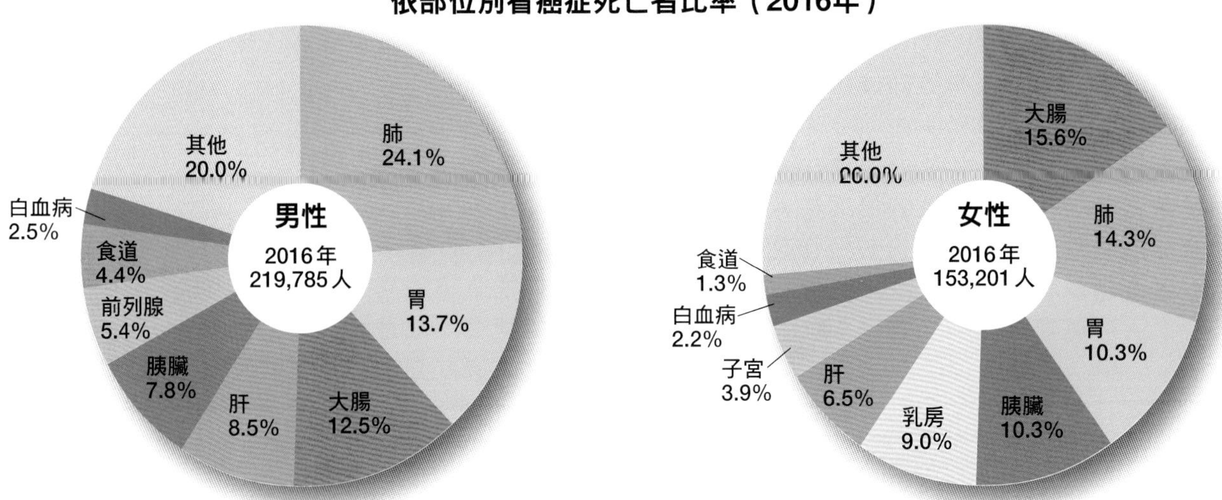

部位別癌症死亡率推移（1950～2016）

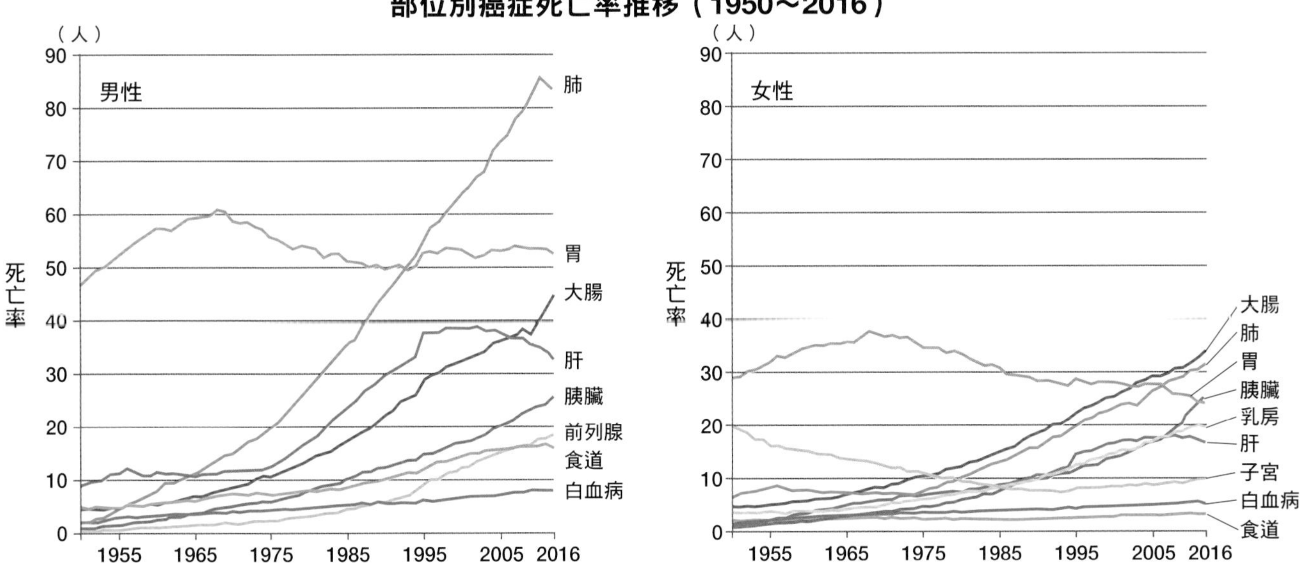

所謂「死亡率」是1年間每10萬人口的死亡人數。若根據2016年依部位別看癌症死亡者比率，就會發現男性的第一名是肺癌，女性是大腸癌。過去男女的第一名都是胃癌，現在已呈緩慢減少的趨勢。一般認為男性肺癌的增加跟吸菸有很大的關係。另一方面，女性肺癌、胰臟癌、乳癌等皆有增加的趨勢。乳癌除了與晚婚、少產有關外，可能脂肪食品的攝取量增加也是原因之一。圖表是根據「日本的人口動態 迄平成28年的動向（厚生勞動省，平成30年）」編繪。

斷、切取部分組織的活體組織切片檢查都能早期發現癌症。

形成的部位不同，癌症的原因和症狀也各異

癌細胞生成的場所形形色色，根據發病的部位區分為肺癌、胃癌等，不同的癌症致病原因不同，連症狀、治療方法也都不一樣。下面就一些主要癌症予以簡單說明。

【胃癌】與攝取過量的鹽分及飲食生活有密切的關係，另外經研究認為幽門螺旋桿菌感染也是致病原因之一。也有會出現胃部不舒服、胃痛、嘔吐、體重減輕等自覺症狀的情形。
【肺癌】目前已肯定吸菸是致病原因。很難早期發現，治療幾乎完全仰賴外科手術。
【大腸癌】現在患者數一年比一年增加。據推測致病原因是飲食歐美化，纖維質的攝取量減少，動物性蛋白質和動物性脂肪攝取量過多所導致。
【肝癌】是多發於有肝炎病毒引發之慢性肝炎和肝硬化病歷之人的癌症。採用超音波檢查是有效的發現方法。
【乳癌】男性也會罹患，不過，發病者幾乎都是女性。大多見於40～50多歲停經的更年期，症狀包括乳房有硬塊、含血的乳汁等。因飲食的歐美化，患者人數有增加的趨勢。
【胰臟癌】幾乎沒有自覺症狀。隨著病情的發展，開始出現黃疸、腹痛、背部痛等症狀。

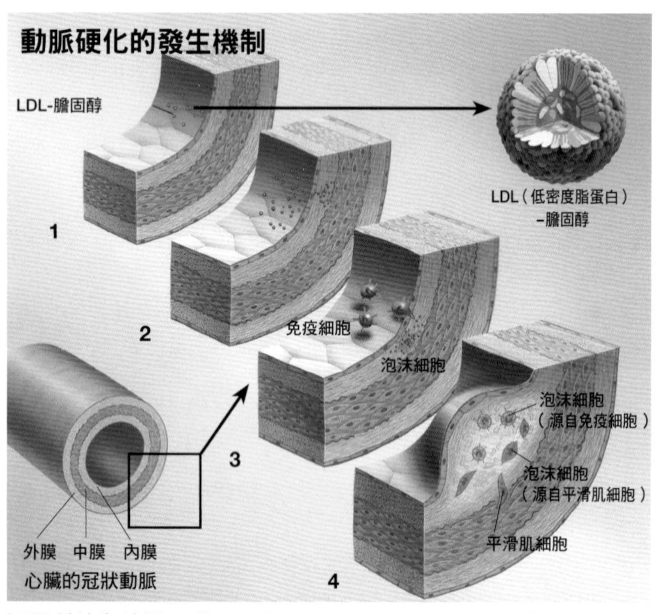

插圖所繪為演變至動脈硬化的過程。血液中的LDL（低密度脂蛋白）穿過內皮細胞層侵入內膜內（**1**）。血液中的LDL增加，LDL就會囤積在內膜而變性（**2**）。當變性的LDL增加，血液中的免疫細胞侵入，將之吸收（**3**）。 中膜平滑肌細胞也有部分移到內膜，協助LDL的吸收（**4**）。

除了發生於以上器官的癌症外，還有形成於腦部的腦瘤（腦癌）、製造血液白血球之組織異常增殖的白血病等。依據衛生福利部癌症登記報告，2016年十大癌症中，男性排名前五分別是：大腸癌、肝及肝內膽管癌、肺暨支氣管及氣管癌、口腔暨口咽及下咽癌、攝護腺癌；女性分別是女性乳癌、大腸癌、肺暨支氣管及氣管癌、甲狀腺癌、肝及肝內膽管癌。

缺血性心臟病

心肌梗塞患者中，每4人有1人死亡

缺血性心臟疾病是提供心臟養分及氧氣的冠狀動脈極端狹窄，或是被堵住的疾病。

其中，冠狀動脈血流暫時性不足的病症是「心絞痛」（也稱狹心症）。血流量更不足，血液無法供應至心臟，引發心臟部分壞死者稱為「心肌梗塞」。

動脈硬化引發冠狀動脈阻塞

心絞痛中，因極度緊張或是劇烈活動時發生者，稱為「勞累型心絞痛」（exertional angina，也稱穩定型心絞痛），而造成勞累型心絞痛的主要原因就是動脈硬化。血液中膽固醇沉積形成的粉瘤（atheroma，也稱動脈粥瘤）囤積在血管內壁，導致供血液流通的部分變狹窄。當過度運動或疲勞時，不管如何增加心臟負擔，因為血管變窄，無法流入充分的血液，就會引起心絞痛。

另一方面，有在睡眠時，沒有精神上、肉體上的負擔也會發生的心絞痛，此稱為「自發型（或安靜型）心絞痛」，目前尚不清楚其致病原因。

心絞痛是血管暫時性變狹窄，一般都能恢復原來的正常狀態，所以幾乎沒有因此喪命的。但是，如果心絞痛的狀態反覆出現，發病時間拉長，就需要特別注意了。血管變窄，血流不順暢的部分形成血栓，倘若完全堵住的話，就惡化成心肌梗塞了。心

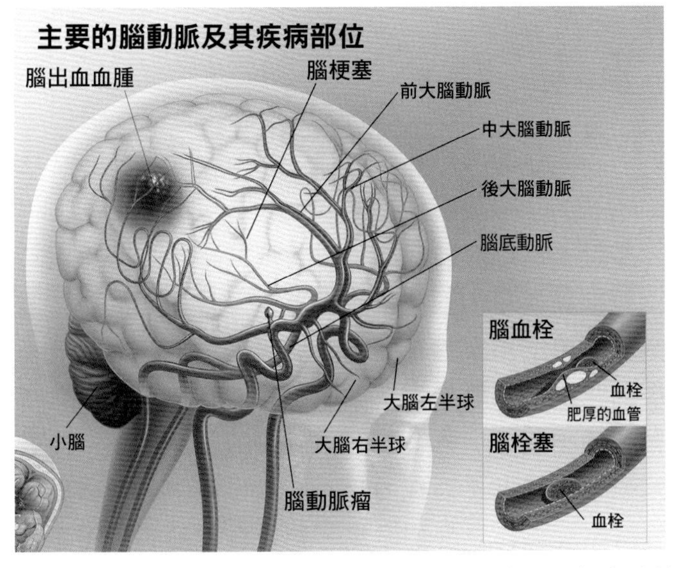

各腦動脈發生腦梗塞時的症狀例

前大腦動脈	・與梗塞位置（位在左腦或右腦）相反側的腳會強烈癱瘓、精神障礙、排尿障礙
中大腦動脈	・與梗塞位置相反側的手會強烈癱瘓、半身知覺障礙 ・顏面、與梗塞位置相反側的手癱瘓、麻痺 ・與梗塞位置同側的半盲症 ・左半球：失語症、無法計算 ・右半球：左邊的空間認知障礙
後大腦動脈	・半身知覺障礙、麻痺感 ・眼球運動異常 ・記憶障礙、與梗塞位置同側的半盲症 ・左半球：可以寫字但無法讀書的失讀症
腦底動脈	・僅單邊癱瘓、兩手腳癱瘓 ・搖晃、運動失調 ・暈眩、吞嚥困難、口齒不清、眼球運動異常、腦神經麻痺

左邊插圖所示為腦內的各種血管和疾病。右表是腦梗塞的情況會因為發生在哪個部位的血管而有不同的症狀。腦血栓是因動脈硬化而變得肥厚的血管壁形成血栓的病症；腦栓塞主要是從心臟流出的血栓堵住血管導致的疾病。

絞痛很難完全治癒，大約有５％會併發心肌梗塞。

過勞、壓力、吸菸過量是導火線

心絞痛時，胸部會痛、有壓迫感，且會心悸。不過，因為心臟靠近胸口，所以肩膀、左腕、頸部、顎部可能也會疼痛。此外，可能也會具有畏冷、盜汗、昏眩等症狀。一旦感覺到異狀，應立即就醫。只要心電圖檢查就能知道是否有心絞痛。

若心肌梗塞發病的話，有4分之１的患者會喪命。最近，隨著動脈硬化的增加，心肌梗塞所導致的死亡也遽增，現在因心臟病死亡的人中，大約有3成是因為缺血性心臟病而亡的。

在預防缺血性心臟病方面，首先就是預防動脈硬化。另外，避開心絞痛的導火線——過勞、壓力、吸菸過量等也很重要。

中風

招致運動暨語言障礙，一旦病情嚴重就很難治癒

因腦血管障礙而導致中樞神經受損，引發運動障礙、言語障礙的疾病統稱「腦血管障礙」（中風）。中風大致可分為腦出血（腦溢血）和腦梗塞。

根據衛福部107年國人死因統計結果顯示，腦血管疾病名列十大死因的第四名。發病數過去比較多的腦出血減少，現在腦梗塞大約是腦出血的２倍。據推測，飲食生活的歐美化，動物性脂肪攝取過剩是腦梗塞增加的原因。

腦血管傷口出血使中樞神經出現障礙

腦出血是腦部血管破裂出血的狀態，這是因為高血壓、年紀增長、營養不足等因素導致血管脆弱所引發的。

腦出血根據血液流出的部位而可分為腦內出血和蜘蛛膜下腔出血。腦內出血是腦內微血管脆弱的部分破裂，該處若在腦的右邊，就是左半身，若在腦的左邊，就是右半身會癱瘓。蜘蛛膜下腔出血是容易發生於血管分枝部分的出血，形成於分歧點的動脈瘤破裂，血液流到大腦及包覆著大腦的蜘蛛膜。腦內出血多發於60歲以上的高齡者，而蜘蛛膜下腔出血則是好發於40～50多歲。

因血塊堵住腦血管所引發的腦梗塞

腦梗塞是腦血管被堵住的狀態，有腦血栓、腦栓塞、暫時性腦缺血發作三種障礙。腦血栓是腦血管的管壁被含有膽固醇的血塊（血栓）黏附堆積，血管堵住的狀態。腦栓塞是形成於心臟、頸動脈等腦以外之部分的血栓，藉著血流運送到腦部而引發的栓塞狀態。暫時性腦缺血發作是小血栓暫時堵住腦血管所引發的狀態，通常不會造成嚴重的障礙，可視為腦血栓和腦栓塞的前兆。

從能夠做到的事情開始，逐漸改善生活習慣

生活習慣病有三階段的預防流程，包含：初級預防、次級預防與三級預防。所謂初級預防就是避免罹患疾病的對策；次級預防是疾病的早期發現、早期治療；三級預防就是防止已經罹患的疾病治癒後再發。在以前，只要發病，一般就會與醫生結下不解之緣。後來，因為「早期發現、早期治療極為重要」的觀念普及開來，現在，防患於未然的初級預防備受重視。

利用健康檢查進行健康層級的檢核

平常我們應該接受定期健康檢查，此相當於以早期發現疾病、早期治療為目標的次級預防。幾乎所有疾病原則上都是愈早期發現愈容易治療，就此意義而言，次級預防十分重要。癌症等疾病特別是這樣，若能在早期發現，便能就當時的病情進行適當的治療。糖尿病也是如此，如果能在早期便展開治療，即使不使用胰島素，僅憑飲食療法和運動療法就能獲得改善。

最近，已經有將健康檢查當成初級預防的手段，重新推動起來。換句話說，不僅只是發現疾病，健康檢查還能用來檢核在健康層級上，身體處於什麼樣的水平。一般人只要健康檢查沒有發現任何異常就會覺得安心，然後又回歸原來的生活方式。倘若我們追求的不是現在的安心，而是希望下次健康檢查時還能保持良好的結果，那麼自然就會修正自己的生活習慣。若這樣的想法能夠滲透到每一個人的話，健康檢查就與初級預防產生密切連結。

日常生活中不經意就在進行預防的工作

讓我們審視一下自己的生活，其實在日常生活中為了不要罹病，會不經意地做些預防，舉例來說，疲倦了，會稍微休息一下。覺得自己太久沒動了，就會去運動。雖然也有美容方面的意義，不過為了不變胖，平常都會控制飲食。另外，也會盡量避免攝取對身體有害的物質。不吃燒焦的東西、不去空氣不好的場所等等，都算是一種預防。

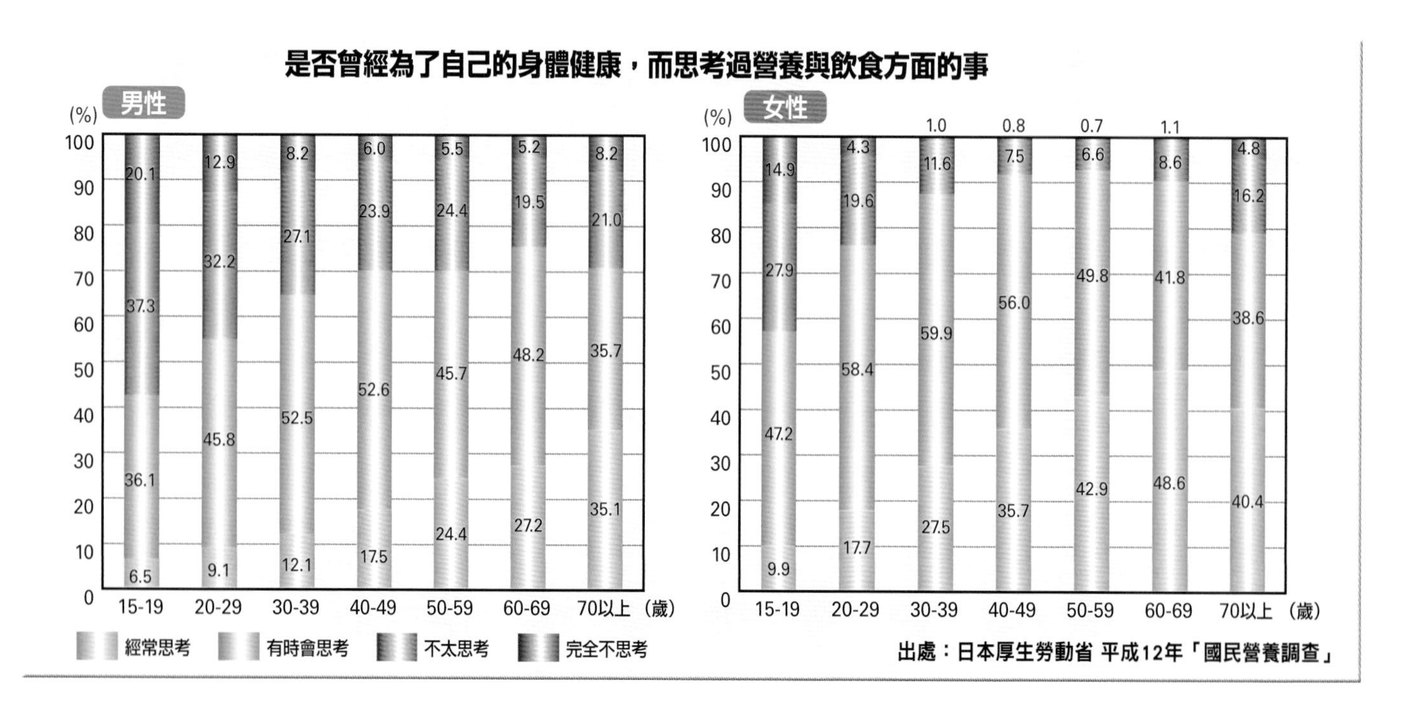

出處：日本厚生勞動省 平成12年「國民營養調查」

根據日本厚生勞動省進行的國民營養調查，對於「是否曾經為了自己的身體健康，而思考過營養與飲食方面的事」這一題，男性約有60%，女性約有80%回答「常常思考」、「有時會思考」，由此可知大家對健康是何等的關心（左頁下方圖表）。

沒有科學根據的民間療法當道

祈求身體健康原來就是人類的本能。抓住這樣的弱點，並且從中牟利的就是很多不肖的民間療法。過去，因為相信民間療法而延誤就醫導致喪命的新聞屢見不鮮，有些民間療法所使用的藥物甚至會導致肝功能障礙，成為社會的一大問題。

像這樣的民間療法幾乎都沒有科學根據，也無嚴謹的驗證過程。很多都僅是不真確的動物實驗或是個人的經驗，卻以充滿科學根據的宣傳文字來吸引人，因此使用的時候必須特別注意。

維生素和礦物質等輔助營養食品也是一樣。人體有必需的營養素，倘若欠缺這些必需營養素就會損及健康。但是，像現在這樣的飽食社會，我們首先應該考慮的是營養均衡的飲食。如果沒有這樣的意識，光是食用輔助營養食品，可能還不知道自己其實已經陷入營養不足的狀態了。

說到營養均衡，以現代人的飲食只要不偏食，根本不必太神經質，也不用太過擔心。

紀錄飲食日記，檢核1天攝取的總熱量

治療與預防生活習慣病的根本，就像它的名字所示的，基本上就是改善生活習慣，特別是以飲食和運動為中心。

在飲食方面，若是擔心膽固醇的話，就要注意脂肪不可攝取過量。若是血壓升高的話，就必須控制鹽分，僅攝取基本的需要量。飲食的另一個基本就是了解自己1天所需的總熱量，讓自己攝取的熱量

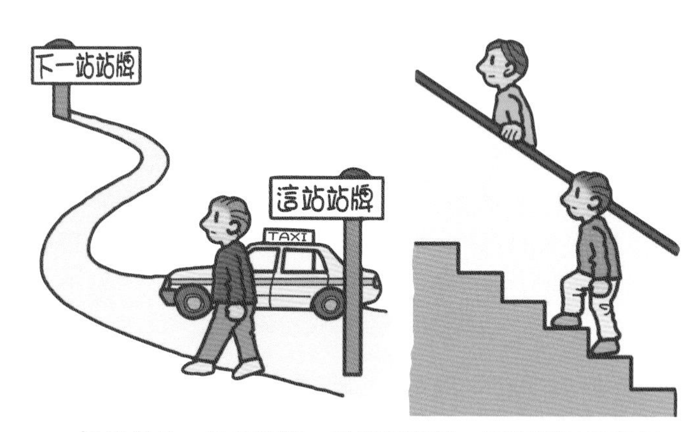

如果僅是一站的距離，乾脆就走路，不要搭計程車了。上下樓時，不要搭電梯，用走的。雖然只是小小的運動，卻能減少罹患死亡四重奏的風險。

不要超過1日之所需。關於這一點，採取寫飲食日記是有效的方法。現在，在菜單上面標註熱量的餐廳和飯館愈來愈多了。便利超商的便當上面也有標示，很方便飲食日記的紀錄。

飲食日記不用太嚴謹，只要將吃下的大致熱量寫在本子上就行了。就算沒有飲食日記，光憑感覺也可以知道我們大概吃了多少熱量的食物。1天、2天忘了紀錄也別太在意，最重要是對自己一天究竟吃下多少熱量，心裡要有個底。

一人默默用餐也會是肥胖的原因

在提到應該吃什麼食物之前，有時吃的方式可能也會是問題。

各位在小的時候可能都聽過媽媽說：「不要看電視！專心吃飯」，事實上這也是導致肥胖的要因之一。我們會感到餓是因為血糖值下降的緣故，而當血糖值升高時，就會覺得飽了。從吃下的食物被消化，到血糖值上升，大約需要30分鐘的時間。如果吃太快的話，在此之前就已經將胃給塞滿了，結果就是吃過量了。

因為這樣的緣故，其實一個人用餐並不好。坐下

來就默默地吃，很容易吃過多。若有人一起用飯，在邊吃邊聊的情況下，血糖值逐漸升高，就會覺得飽了。

1天只進食1～2次也是危險的，容易吃過量。因為進食次數減少，身體為了預防萬一之所需，就會儲存較多的脂肪，相撲選手一天只吃兩餐，每餐要吃「相撲火鍋」就是基於這樣的道理。

從能夠做到的開始，是培養長期運動習慣的訣竅

運動療法與飲食療法同等重要。一開始運動時，首先，儲存在肌肉中的肝醣會分解成葡萄糖而被消耗，這是運動中最剛開始的能量來源。當葡萄糖不足時，接下來血液中的葡萄糖和脂質也被動員。若再繼續運動，連這些熱量來源也變得不足，那麼就由貯存在肝臟中的脂肪和皮下脂肪燃燒，以作為能量來源。像這樣，在剛開始運動的20分鐘以內，血糖是提供能量的來源。超過20分鐘以後，脂肪的能量就被動員了。這也是為什麼如果運動不超過20分鐘，脂肪就不會燃燒。

藉由運動可以消耗醣類和脂肪，因此與肥胖和糖尿病的預防及改善息息相關。甚且還可以讓壞的膽固醇及中性脂肪減少，好的膽固醇增加。提高心肺功能，使血流更為順暢，因此，也有使血壓下降的效果。

以1週消耗2000大卡為目標

那麼，究竟什麼樣的運動才適當呢？運動分為有氧運動和無氧運動2種，其中被認為有效的運動療法的是有氧運動。所謂有氧運動（aerobic exercise）是運動當時所吸入的氧氣足供運動當時身體所需要。代表性例子有快走、慢跑、騎自行車、游泳等。如果是腿和腰不太好的人，游泳應該是最好的選擇。另一方面，無氧運動（anaerobic

運動種類別能量消耗量

運動種類	能量（kcal/kg/分）
散步	0.0464
快走（60m/分）	0.0534
快走（70m/分）	0.0623
快走（80m/分）	0.0747
快走（90m/分）	0.0906
快走（100m/分）	0.1083
慢跑（弱）	0.1384
慢跑（強）	0.1561
自行車（平坦 10km/h）	0.08
自行車（平坦 15km/h）	0.1207
游泳（自由式）	0.3738
游泳（蛙式）	0.1968
上下樓梯	0.1004

年齡別性別修正倍率

年齡	男性	女性
18歲	1.06	0.95
19歲	1.04	0.93
20～29歲	1	0.93
30～39歲	0.96	0.87
40～49歲	0.94	0.85

消耗熱量計算法

例：年齡40多歲、體重65kg的男性，進行了60分鐘的快走運動（80m/分）。

能量（0.0747×65kg×60分鐘）

×

修正倍率（0.94）

＝

273.9kcal

摘自日本厚生勞動省「日本人營養所要量」

exercise）就是像田徑賽中的短跑般幾乎沒有呼吸，短時間一口氣進行的運動，這種運動會導致血壓急速上升，並不適合運動療法。

運動中的能量消耗量以1週消耗2000大卡（每天約290大卡）為目標。依運動種類、年齡、性別，能量的消耗量並不相同，請參考左頁下表計算。

若感覺身體有異狀請立即中止

運動療法的確有效，但若未能正確進行，反而會帶來反效果。一旦感覺身體異狀，請立即中止。血壓非常高的人、心臟脆弱的人、正在接受藥物療法的人，請在諮詢醫師之後再開始。

運動之前務必先做些暖身運動，或屈伸、或是提高柔軟度的伸展，不過，伸展過度也可能會造成肌肉拉傷，讓人中途放棄運動。因此，千萬不要太過於勉強，以安全為要，注意要讓運動生命盡可能的延長。雖然不容易，不過維持長期的運動習慣非常重要。

總之，只要有時間，即使5分鐘、10分鐘都無所謂，讓身體動一動，能量的消耗量總和都會增加，效果會十分顯著。如果太過激進，採取一些勉強的訓練計畫，結果就是無疾而終，反倒不好。

因此，從自己做得到的先開始吧！舉例來說，上下樓時不搭電梯，直接走樓梯。如果只是一站的距離，就不要搭捷運或計程車，從這種小事開始，應該就能養成習慣。

不管是控制飲食或是運動，每天持續是很不容易的事。就這點來看，營養輔助食品就簡便多了。每天只要吃幾錠就行了，簡直就是舉手之勞。然而這樣是不可能得到真正意義上的健康。為了要擁有健康的身體，腳踏實地長期維持正確的生活習慣仍是第一要務。

各位，在死亡四重奏尚未開始演奏之前，讓我們先找出適合自己的方法，努力去實踐吧！

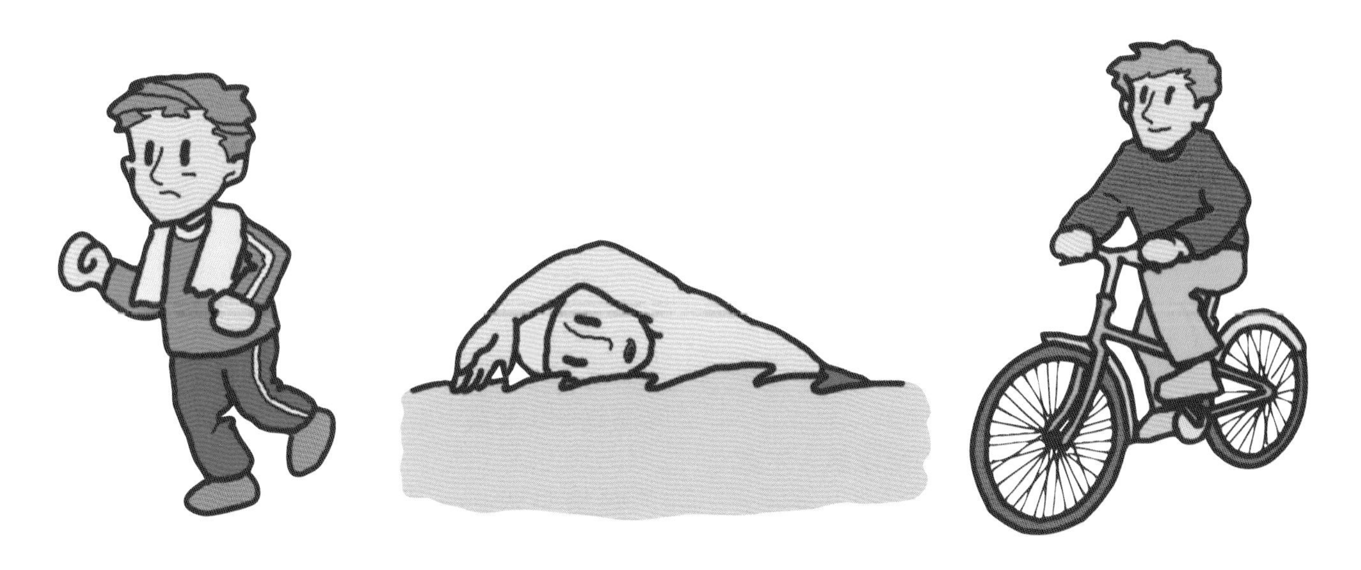

運動療法中，以快走、游泳、騎自行車等有氧運動較為有效。如果對大自然感興趣的人，不妨騎自行車到附近的小山，可以走路兼爬山。像這樣，選擇容易融入興趣與生活的運動是維持長期運動的祕訣。

後記

北村 聖

日本國際醫療福祉大學醫學部 醫學部長．教授
東京大學名譽教授

當我們思考「什麼是健康」時，在此之前可能認為平均壽命應該是最適當的指標。眾所周知日本是全世界數一數二長壽的國家，日本人的平均壽命女性為87.14歲，男性為80.98歲（日本厚生勞動省 平成28年簡易生命表），據推測該數字未來還會更加延長。但是，日本國民應該是不會以長壽為滿足。

高齡者的健康是現今的社會問題之一，特別是認知症（俗稱失智症）、腦梗塞的後遺症癱瘓等問題，讓無法過美滿之老年生活的高齡者年年增加。最近，「健康長壽」的概念也普及開來，今後如何延續健康壽命極為重要。

肉體的健康忽視不得，精神面和「靈性健康」也很重要

說到健康，當然有個人主觀的想法在其中，而世界衛生組織（WHO）所提倡的定義是保持「身體上的健康」、「社會上的健康」、「精神上的健康」，再加上「靈性健康」（spiritual well-being）的狀態。這裡所說的「靈性」跟「精神性」的意義不同，中文是指「生命的價值」、「充實感」等意思。換句話說，健康並非僅是壽命的延長，肉體方面也要能自立，沒有認知症等精神方面的疾病，受社會的認可，並且心靈是豐富的狀態，唯有這些條件具足，才能說是健康。

本書前面已就健康檢查可以衡量之肉體上的健康逐一說明了。但是，這僅是個目標，有些人即使身體上有障礙，但心理上卻是很健康的。

最近，NEET（尼特族，指不安排就學、不就業、不進修或不參加就業輔導的年輕人）、虐待的問題浮上檯面，成為令人頭痛的現象。若論到健康，在現代社會，肉體上的健康自不待言，精神面和靈性健康也可說是極重要的問題。當然，這些並非各自獨立，在相互影響這一點也是非常重要的。

避免罹病的「初級預防」是全世界的共識

疾病的治療固然重要，但是讓自己不要生病的「初級預防」更是現在大家努力的目標。這個趨勢與WHO提倡的健康定義有關，避免罹病的「初級預防」成為世界各國的共識。

日本在2000年由厚生省（當時）制定「21世紀的國民健康營造對策」（健康日本21）。在此之前，1978年推出「第一次國民健康營造對策」的十年計畫，1988年推出10年期的「第二次國民健康營造對策」。而「健康日本21」相當於第三次行動。其特徵是以「健康日本21」為口號，並設定10年後「減少壯年期的死亡」、「延長健康壽命」（過健康生活的期間）等具體可以達到的目標。這也可以說是全世界第一個遵循國際基準的健康增進運動。

2011年，日本政府公布該政策的最終評價。該評價認為大約有 6 成的項目取得「達成目標值」、「雖然未達到目標值，但有改善傾向」的結果。2012年日本政府又發布新的「健康日本21（第二次）」，在此制定了未來10年的目標。

除了健康日本21外，並在2003年施行了健康增進法，除注重營養外，還以運動、飲酒、吸菸等生活習慣的改善為目標。另外，2004年制定了以延長健康壽命為目標的「健康前沿戰略」。自2007年起更進一步發展，制定「新健康前沿戰略」。

「健康日本21」的最終目標是構築一輩子的健康生涯

「健康日本21」的最終目標是營造一輩子的健

康生活。人無法壽終正寢而提早喪命的原因不外乎是癌症和自殺。而人活著卻有障礙，是因中風和心臟疾病所造成。一旦有了肥胖、高血壓、異常血脂症、糖尿病等生活習慣病，就很容易罹患上述這類病症。

誠如其名，生活習慣病是因為平常的生活習慣所引發的，為了不陷入危險狀態，在健康日本21中提倡「戒菸」、「適當的飲食」、「少量飲酒」、「適當運動」。

從2003年5月開始施行「健康增進法」。這是將健康日本21當作根本，用以規定如何更積極推進營造國民健康、預防疾病之方法的法律。擴大車站裡面、百貨公司、飯店等公共場所的禁菸區，這是根據健康增進法的規定。在部分地區甚至違反規定的人還要科罰金。

再者，2018年1月日本厚生勞動省公布了與二手菸相關的「改正健康增進法」。其中包括學校、醫院、兒童福利設施、行政機關等設施都全面禁菸，另外飲食店原則上也是禁菸（已營業的小規模店舖不列入）。違反者將科罰金。

追求健康檢查一元化

在日本，健康檢查混雜了各式各樣的制度。有根據勞動安全衛生法的職場勞動者接受定期健康檢查、根據學校保健法施行學童的健康檢查、根據老人保健法各自治體施行健康檢查和癌症篩檢。

在這些制度中，各自健康檢查的項目也有所不同。另外，受薪階級、學生皆能接受定期健康檢查，家庭主婦的健康檢查卻往往較少。此外，還有個人的全身健康檢查。現在日本政府正在整合這些制度，企圖將制度一元化，謀求有機的協同合作。

健康生活的第一條件就是生活習慣的改善

隨著科學的進步，在傳播媒體上，我們常常可以聽到「基因」、「環境」與健康間的關聯。然而事實上，因飲食過量、酗酒、吸菸、工作壓力、運動不足等生活習慣而發病的「生活習慣病」才是更重要的課題。

日本人的三大死因是癌症、心臟疾病（心絞痛、心肌梗塞等）、腦血管障礙（中風）。一旦身體出現高血壓、肥胖、異常血脂症、糖尿病，罹患三大死因之疾病的可能性就會提高，因此可以將它們視為危險因子。這四個危險因子過去被稱為「成人病」，意思是隨著長大成人而容易罹患的疾病。但是，現在已經知道重要的不是年齡，而是飲食生活、運動習慣和日常的壓力等生活習慣。因此，如今已經「成人病」改以「生活習慣病」來表現。

「生活習慣病」這個詞彙，其意義指明「並非僅是成人的原因，該自行負責的生活習慣才是致病的原因」。飽食造成的過度飲食、因交通工具發達導致運動不足，再加上社會複雜化所帶來精神上的壓力，都成了有害身體健康的危險因子。想要有健康的生活，比什麼都重要的第一要件，就是改善生活習慣。

改善生活習慣的根本就是飲食和運動。不過，單是限制飲食並非好的方式，偶爾一餐不吃更談不上是健康飲食。了解自己一天所需的飲食量是非常重要的，而最好的祕訣是紀錄自己一天所吃的食物。可能的話，將之轉換成熱量（卡路里），一眼就能知道自己吃了多少熱量。現在已經有很多餐廳會在菜單上面標註熱量，經過紀錄，逐漸就能明白自己適當的飲食量。

另外，運動不足的人最常掛在嘴邊的理由就是沒有時間。然而現實中，有運動時間的人應該屬於少數，這只不過是藉口而已。不管在多麼忙碌的狀況下，還是有可以在日常生活中進行的運動。舉例來說，提早一站下車走路回家，不管在哪裡都不搭電梯，上下樓都走樓梯。像這些都是不需要特別抽空就能進行的運動。

生活習慣的改善並不是一朝一夕就能夠完成的工作，每天的重複和累積非常重要，讓我們一起來實行吧！

【 人人伽利略系列 08 】

身體的檢查數值

詳細了解健康檢查的數值意義與疾病訊號

作者／日本Newton Press
執行副總編輯／賴貞秀
翻譯／賴貞秀、黃詩容
校對／邱秋梅
商標設計／吉松薛爾
發行人／周元白
出版者／人人出版股份有限公司
地址／23145 新北市新店區寶橋路235巷6弄6號7樓
電話／（02）2918-3366（代表號）
傳真／（02）2914-0000
網址／www.jjp.com.tw
郵政劃撥帳號／16402311 人人出版股份有限公司
製版印刷／長城製版印刷股份有限公司
電話／（02）2918-3366（代表號）
經銷商／聯合發行股份有限公司
電話／（02）2917-8022
第一版第一刷／2020年 03 月
第一版第二刷／2021年 12 月
定價／新台幣400元
港幣133元

國家圖書館出版品預行編目(CIP)資料

身體的檢查數值：詳細了解健康檢查的數值意義與疾病訊號 / 日本Newton Press作；賴貞秀，黃詩容譯.
第一版.-- 新北市：人人, 2020.03
面； 公分. --（人人伽利略系列；8）
ISBN 978-986-461-209-3（平裝）
1.健康檢查 2.檢驗醫學

412.51 109001919

からだの検査数値

Staff

Editorial Management 木村直之
Art Direction 吉増麻里子

Editorial Staff 遠津早紀子
Writer 遠藤芳文

Photograph

3 高久史麿　7 © カシス－Fotolia.com　8 鞠山 尚　101 東京都がん検診センター

Illustration

Cover Design デザイン室 宮川愛理（イラスト：Newton Press）
4 Newton Press
5 門馬朝久，Newton Press
15 Newton Press
19 藤丸恵美子
25 Newton Press
26 矢田 明
29 藤丸恵美子
30 浅野 仁
31~32 Newton Press
36-37 荻野瑶海
39 金井裕也
41 Newton Press，高橋悦子
42 Newton Press
46-47 Newton Press[BodyParts3D, Copyright © 2008 ライフサイエンス統合データベースセンター licensed by CC表示ー継承 2.1 日本"（http://lifesciencedb.jp/bp3d/info/license/index.html），加筆改変］・Newton Press
49 Newton Press
50 大下 亮
56 Newton Press
58 Newton Press
62 Newton Press
64 Newton Press
69 Newton Press
71 Newton Press
72 矢田 明
74~75 寺田 敬
77 門馬朝久
79 山本 匠
82-83 Newton Press
86 斉藤 修
93 月本事務所（AD：月本佳代美，3D 監修：田内かほり）
96 吉澤公紀・Newton Press
97 Newton Press
98 吉澤公紀
99 Newton Press
102 Newton Press
105 金井裕也
107~108 矢田 明
113 Newton Press
115 Newton Press
117 門馬朝久
119 矢田 明
121 Newton Press
123 Newton Press
125 矢田 明，Newton Press
129 門馬朝久
131 Newton Press
133 目黒市松，金井裕也
135 奥本裕志
137 Newton Press
139 Newton Press
141 矢田 明，目黒市松
143 Newton Press
145 Newton Press
149 Newton Press
151~157 Newton Press
158~159 矢田 明
160~161 Newton Press
163 Newton Press
164 木下真一郎
165 Newton Press
166 門馬朝久
167~169 Newton Press
171 Newton Press
表 4 Newton Press

協助者

監修
高久史麿

執筆
北村 聖